AF340973

ABRÉGE

DE

L'ANATOMIE

DU CORPS HUMAIN,

Où l'on donne une description courte &
exacte des Parties qui le composent,
avec leurs usages.

*Par M. * * * Chirurgien - Juré de Paris.*

Troisiéme Edition, revûë & corrigée.

TOME SECOND.

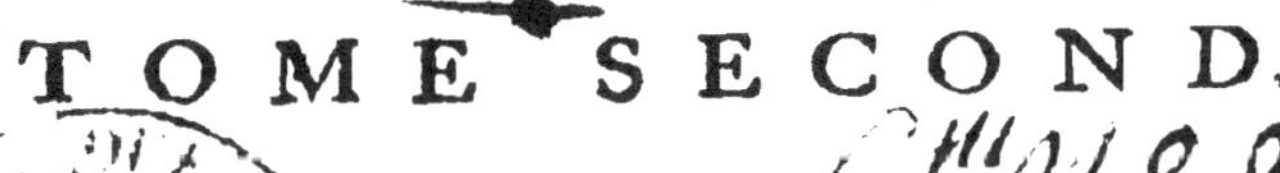

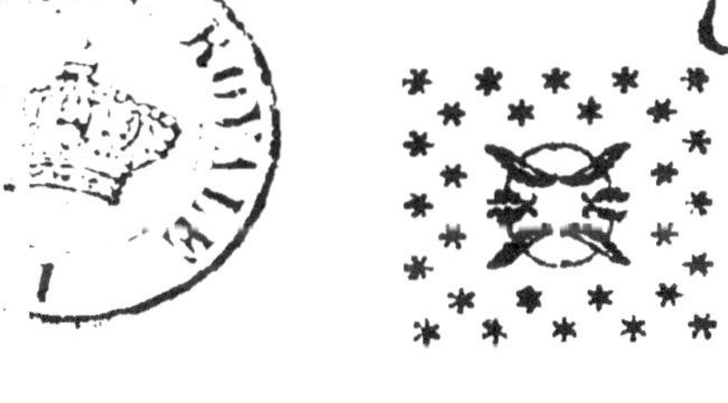

A PARIS,

De l'Imprimerie de P. G. LE MERCIER,
Imprimeur-Libraire ordinaire de la Ville,
ruë S. Jacques, au Livre d'or.

M. DCC. XLVI.

Avec Approbation & Privilége du Roy.

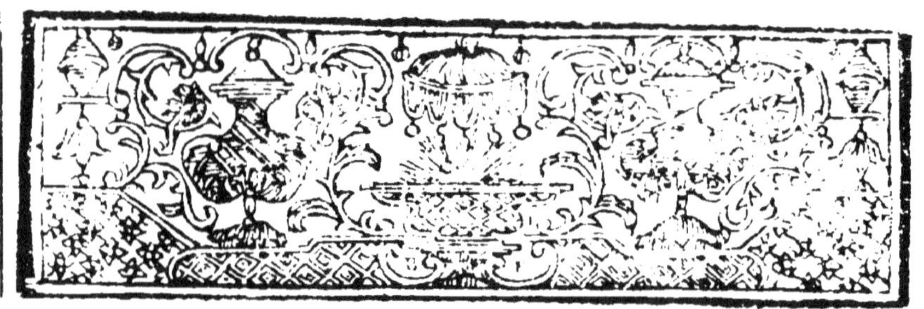

ABRÉGÉ D'ANATOMIE.

SECTION SECONDE.

De la Splanchnologie.

CHAPITRE PREMIER.

Des Envelopes générales du Corps Humain.

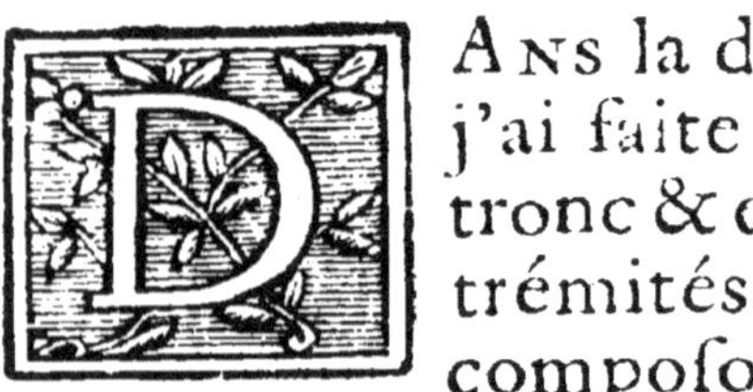

DANS la division générale que j'ai faite du corps humain en tronc & en branches, ou extrémités, j'ai dit que le tronc composoit trois capacités, ou ventres, distingués en supérieur, en moyen, & en inférieur. Le premier est la tête, le second est la poitrine, & le troisiéme, qui a plus d'étenduë que les deux

 A

autres, pris féparément, eft connu fous le nom de ventre inférieur, ou bas-ventre. Les anatomiftes ont donné le nom de *viſcéres* aux organes renfermés dans la poitrine & dans le ventre inférieur ; & quoiqu'ils n'ayent point donné le même nom à ceux qui appartiennent à la tête, ils ne laiſſent pas néanmoins de les décrire, lorſqu'ils traitent des viſcéres ; enforte qu'ils comprennent les uns & les autres fous cette partie de l'anatomie nommée *ſplanchnologie*. Je me conformerai à cet uſage ; mais avant que d'examiner les parties intérieures, l'ordre demande que je traite de celles qui recouvrent tout le corps, & qu'on a nommées pour cela tégumens univerſels, ou envelopes générales.

Les anciens en ont compté juſqu'à cinq, qu'ils ont appellê l'épiderme, ou la fur-peau, le derme, ou la peau, le pannicule charnu, le pannicule adipeux, ou la graiſſe, & la membrane commune des muſcles.

Les modernes réduifent ces cinq tégumens au nombre de deux feulement, qui font la peau, & la graiſſe.

ARTICLE PREMIER.

De la Peau.

LA *Peau* est une espéce de membrane fort épaisse, qui recouvre toutes les parties du corps. Son épaisseur varie néanmoins, étant plus considérable à la tête & au dos, qu'à la face, &c. Elle ne se trouve pas d'un tissu également serré; car il est plus lâche à la partie cheveluë de la tête, & plus serré au dos.

Les modernes ont découvert que la peau étoit composée principalement de quatre parties.

La premiere, ou la plus intérieure, est nommée le cuir. Elle est faite d'un tissu merveilleux de fibres tendineuses & nerveuses, parsemées d'un très-grand nombre de vaisseaux, dont la plûpart sont lymphatiques. Ce tissu peut prêter en tous sens, comme cela se remarque dans la grossesse, &c. & se remettre ensuite dans son premier état.

La seconde partie de la peau est appellée corps papillaire. Elle est composée de plusieurs éminences de différente figure, formées principalement par l'extrémité des nerfs qui se distribuent à la peau. On nomme communément ces éminences les mammelons de la peau, & elles se découvrent assez facilement autour de la pointe des doigts, à la paume de la main, & à la plante du pied, après en avoir enlevé l'épiderme.

La troisiéme partie de la peau a été nommée par *Malpighi*, corps muqueux & réticulaire ; elle se trouve tellement adhérente à l'épiderme, qu'on pourroit regarder ces deux parties comme n'en faisant qu'une, le corps muqueux ne semblant être que la partie intérieure de l'épiderme, & celle-ci, que la surface de ce corps, endurcie & devenuë comme calleuse.

La quatriéme partie de la peau, ou la plus extérieure, est appellée, à raison de la situation *épiderme*, c'est une membrane transparente, & très-mince, plus ou moins cependant, y ayant des endroits où elle se trouve assez épaisse, comme à la paume de la main & à la plante du pied, surtout aux personnes qui vont nuds pieds, ou qui s'occupent à des ouvrages pénibles. Il ne paroît entrer dans la composition de l'épiderme aucune fibre, & l'usage des injections les plus fines, n'a pû jusqu'à présent y faire découvrir aucun vaisseau. Les différentes impressions sur cette membrane n'y excitent aucun sentiment.

La peau est percée dans toute son étencué d'une infinité de très-petits trous, que l'on nomme *pores*. Elle a outre cela des ouvertures que tout le monde connoît, je veux dire, celle des yeux, de la bouche, du nez, de l'anus, &c.

Dans les grandes ouvertures de la peau, on obſerve qu'elle ne ſe termine pas aux bords, ou à la circonférence de la plûpart de ces ouvertures ; la peau s'avance en ſe réfléchiſſant vers l'intérieur des cavités, dont elle a formé l'entrée , & vient s'unir à la membrane qui les tapiſſe ; ce qui s'obſerve très-bien aux narines, & au conduit extérieur de l'oreille, où la peau s'enfonce pour tapiſſer les parois de ce conduit , juſqu'à la membrane du tambour , & l'épiderme s'avance dans cet endroit, juſques ſur cette membrane pour la recouvrir, de ſorte qu'elle y forme une eſpéce de cul-de-ſac, & la peau forme ſeulement un conduit percé dans ſon extrémité , comme je le dirai dans la ſuite.

On remarque ſur la ſurface de la peau un très-grand nombre de lignes, qui ont plus ou moins de profondeur , ſelon les parties où elles ſe trouvent : On les voit ſurtout à la paume de la main , où elles ſont conſidérables; mais on en voit un plus grand nombre ſur toute l'étenduë de la main, & c'eſt principalement de celles-ci dont j'entends parler. A iij

Les lignes qui ſe remarquent à la partie interne & intérieure de chaque doigt,
ſont ſouvent tournées en ſpirales. L'uſage
que l'on donne à tous ces ſillons, eſt de
mettre à couvert les pores qui s'y rencontrent.

On obſerve outre cela des plis qui ſont
formés par toute la peau, & l'on en diſtingue de deux ſortes.

Les premiers ſont ceux qui ſont faits
par l'attache des fibres charnuës & tendineuſes de certains muſcles, au tiſſu même
de la peau, telles ſont les rides du front,
des paupieres, &c.

Les ſeconds, ſont ceux qui ſont formés
par quelques fibres ligamenteuſes ou tendineuſes, qui attachent la peau aux parties voiſines : tels ſont les plis qui ſe remarquent aux différentes jointures des
doigts, &c.

On découvre dans la ſurface interne de
la peau, & principalement de celle qui
couvre le viſage ou les aiſſelles, pluſieurs
petits grains, communément appellés
glandes cutanées, & dont les conduits
excréteurs percent la peau, à côté des
mammelons, ou dans les mammelons mêmes, ſuivant les obſervations de *M. Winſlow*. On a diſtingué ces glandes en deux
claſſes; *Stenon* & *Malpighi* ont appellé les

unes *miliaires* , & les ont regardées comme les sources de la sueur ; M. *Valsalva*,
& M. *Morgagni* ont nommé les autres *se-
bacées*, parce qu'elles séparent une matiere
onctueuse, plus ou moins épaisse ; celles-
ci se découvrent principalement à la peau
qui couvre le crâne, le derriere des oreilles, les paupieres, & le bout du nez , &c.
d'où l'on exprime dans certains sujets
assez facilement cette matiere, en maniere
de petits vers ; on l'appelle en général la
crasse de la peau.

A l'égard des pores de la peau , on en
établit de deux sortes ; les uns sont plus
ou moins sensibles ; tels sont les orifices
des glandes cutanées , & principalement
de celles que j'ai nommé sébacées, & ceux
qui donnent passage aux poils : Les autres
sont imperceptibles à la vûe seule, & ne
se découvrent que par le microscope ; ces
derniers donnent passage à la matiere de
l'insensible transpiration, c'est-à-dire, à
une exhalaison fine, ou une espéce de fumée très - subtile, qui s'échappe pour
l'ordinaire très-imperceptiblement par les
plus petits pores de la peau : On la nomme transpiration cutanée , pour la distinguer de la transpiration pulmonaire qui
vient du poumon, & dont je ferai mention ailleurs.

A iv

Cette évacuation infenfible fe fait fimplement, & fans artifice au travers de la
peau, à peu près comme on voit la fumée
fortir des entrailles d'un animal nouvelle-
ment tué & ouvert. C'eft une décharge
particuliere & continuelle de la férofité du
fang par les vaiffeaux capillaires de la peau.

Cette exhalaifon cutanée fe fait affez
fentir quand on applique le bout des
doigts ou la paume de la main fur la furface d'un miroir, ou autre corps poli ; car
on le voit auffi-tôt terni, & comme couvert d'une vapeur condenfée.

L'évacuation qui fe fait par les plus petits pores de la peau, & celle qui s'échappe continuellement du poûmon, tout in-
fenfibles qu'elles font l'une & l'autre, font
néanmoins fi confidérables, qu'elles fur-
paffent de beaucoup celles qui fe font par
les autres voyes, fuivant les obfervations
de *Sanctorius*, célébre Médecin d'Italie. Il
affure que s'étant pefé avec toutes les circonftances qui peuvent faire varier l'évacuation, il avoit trouvé qu'on diffipe plus
en vingt-quatre heures par la tranfpiration infenfible, qu'on ne rend d'excrémens
groffiers en quinze jours ; cela ne doit pas
s'entendre d'une maniere fi générale, qu'il
n'y ait quelque exception ; car la tranfpiration eft différente fuivant l'âge, le fexe,

la chaleur ou la froideur de l'air, & elle
est plus abondante dans les pays chauds,
que dans ceux qui font froids, dans les
jeunes perfonnes, que dans celles qui font
avancées en âge.

Il n'eft pas difficile de conclure que la
fanté n'eft jamais plus parfaite, que lorfque la tranfpiration fe fait librement, &
que cette évacuation ne peut être fuppri-
mée, ni confidérablement diminuée, fans
que la fanté n'en foit altérée; car les parties qui doivent s'échapper par la tranfpiration, reftant dans le fang, doivent
néceffairement en altérer la bonne difpofition.

Les divers effets que produifent les fric-
tions mercurielles, & l'application des
médicamens fur la peau, ont donné lieu
de croire, qu'outre ces différens pores,
il s'en trouve d'autres qui donnent entrée
aux particules qui fe détachent de ces médicamens, & l'on eft perfuadé aujourd'hui
que ces dernieres ouvertures répondent à
autant de veines capillaires.

On donne à la peau plufieurs ufages.

1°· Etant confidérée comme une membrane, elle fert d'envelope à toutes les
parties du corps.

2°· On la regarde comme l'organe particulier du toucher, par rapport aux dif-

A v

férens mammelons nerveux qui entrent dans sa compofition : c'eft par leur moyen que nous diftinguons les différentes qualités tactiles des corps, je veux dire, leur dureté, leur molleffe, & s'ils font polis, ou s'ils ont des inégalités.

Quant à l'épiderme, on doit la regarder comme très - néceffaire pour modifier l'impreffion que les mammelons reçoivent de la part des corps tactiles, & qui fans fon fecours eût été douloureufe.

On regarde auffi cette membrane comme propre à régler les évacuations qui fe font par les pores de la peau.

La couleur de la peau n'eft pas la même aux habitans de divers pays : elle eft blanche aux Anglois, aux François, &c. bafannée aux Efpagnols, olivâtre aux Egyptiens, & noire aux Maures, &c. Plufieurs Anatomiftes ont crû que la couleur de la peau dépendoit de celle de l'épiderme ; mais les recherches exactes ont fait voir que l'épiderme change peu dans ces divers Peuples, confervant prefque dans tous fa couleur blanche ; je dis confervant prefque dans tous, car on a obfervé que dans les Maures cette membrane n'eft point auffi blanche, que dans la peau d'un François, mais approchante en couleur à celle de la corne brûlée, c'eft-à-dire, jaunâtre. Ce n'eſt donc point la couleur de l'épiderme qui détermine abſolument celle de la peau, mais plûtôt celle du corps muqueux, ſitué au-deſſous, comme les obſervations les plus exactes le font voir. Et s'il eſt vrai que la couleur de la peau dépende princi-palement de celle du corps réticulaire, on doit convenir auſſi que l'épiderme qui la recouvre immédiatement, rend le teint plus ou moins délicat, ſelon qu'il eſt plus ou moins fin *.

DES POILS.

Il n'y a aucune partie de la peau où il ne ſe rencontre des poils, ſi l'on en excepte la paume de la main & la plante du pied ; ceux qui dans l'homme couvrent le men-ton, & dans l'un & l'autre ſexe les aiſſel-les, & les parties extérieures de la géné-ration, ne paroiſſent que vers l'âge de pu-berté, c'eſt-à-dire, environ la quatorziéme année ; tous les autres accompagnent la naiſſance, & on leur donne divers noms, ſuivant les parties où ils ſe rencontrent, comme celui des cheveux, des ſourcils, &c.

* Voyez l'Hiſtoire de l'Académie des Scien-ces, année 1702. & une Explication Phyſique de la couleur des Négres ; Mémoires de Trévoux, Juin 1738.

La partie des poils qui est hors de la peau étant examinée au microscope, paroît transparente, & souvent même avec des petits nœuds. *Bidloo*, Professeur en Anatomie à Leyde, ajoute qu'on y voit pour l'ordinaire des branches ou ramifications. A l'égard de la partie du poil qui est dans la peau, ou sa racine, quelques-uns pensent qu'elle est creuse & vasculeuse, à peu près comme la racine des plumes des oiseaux. Feu M. *Chirac*, premier Médecin du Roy, qui a beaucoup travaillé sur cette matiere, & qui en a même donné un Traité particulier, dit avoir observé, que le corps d'un cheveu n'est fait que de l'assemblage de plusieurs filets réünis ensemble, qui ont leur racine implantée dans une capsule qui est commune à tous ces filets, & en même tems particuliere à chaque cheveu. Cette capsule se trouve renfermée dans l'homme en partie dans la substance de la graisse, & en partie dans l'épaisseur de la peau, & elle paroît être composée de deux membranes, dont l'externe est comme tendineuse, & l'interne au contraire est glanduleuse. C'est dans cette capsule que se trouve renfermée la racine des poils, qui est continuellement arrosée d'une liqueur qui se filtre dans la capsule même ; & cette liqueur

est vraisemblablement la matiere qui est
employée pour leur nourriture & leur accroiſſement.

Des Ongles.

Tout le monde ſçait que les ongles
ſont ces corps, pour la plûpart, tranſpa-
rens, d'une conſiſtence aſſez ferme, &
d'une figure ovalaire, qui ſe remarquent
à l'extrémité des doigts, tant des mains
que des pieds. On y diſtingue deux parties, l'une que l'on nomme la racine de
l'ongle, & l'autre ſon extrémité. Leur
ſubſtance approche de celle de la corne,
ſe trouvant formée comme elle de pluſieurs lames appliquées les unes ſur les autres, & très-étroitement jointes enſemble; ces lames n'ont pas la même longueur,
& ſont arrangées de maniere que les extérieures ſont les plus longues, & les intérieures les plus courtes.

Quelques Auteurs veulent que les lames qui compoſent les ongles, ſoient
faites des mammelons nerveux de la peau,
qui ſe prolongent, & s'endurciſſent à meſure qu'ils approchent de l'extrémité de
l'ongle.

Les principaux uſages des ongles ſont,
1°. De garantir l'extrémité des doigts des

mains contre l'impreſſion des corps durs.
2°· De ſervir à prendre & à pincer les corps
qui échaperoient aiſément par leur peti-
teſſe.

Les ongles des doigts du pied ont cela
de commun avec ceux des doigts de la
main, qu'ils garantiſſent leurs extrémités
des impreſſions des corps durs ; & ſelon
quelques-uns, leur uſage eſt encore d'af-
fermir les pieds quand on marche.

Article II.

De la Graiſſe.

LA *graiſſe* eſt la ſeconde envelope générale du corps; ſon épaiſſeur n'eſt
pas la même dans tous les ſujets, elle varie même dans les différentes parties d'un
même ſujet. On en trouve pour l'ordinaire beaucoup à la face, aux jouës, ſur la
poitrine, au ventre, aux feſſes, à la plante
du pied, & généralement dans les intervalles des muſcles. Elle pénétre auſſi l'intérieur du ventre pour recouvrir le méſentére, les reins, &c. Les endroits où
l'on en trouve peu ordinairement, ſont
tout l'extérieur du crâne, le nez, l'extérieur des oreilles, les bourſes, &c. Enfin,
ceux où il ne s'en rencontre point, ſont
le nombril, les paupieres, &c.

Les Modernes ont découvert que la graiffe étoit faite principalement de l'amas de plufieurs cellules membraneufes, foutenuë fur une membrane, qui leur eft commune, & qu'ils ont nommé adipeufe. Ces cellules font remplies d'un fuc huileux, qui repaffant dans le fang par des conduits particuliers, que *Malpighi* a nommé *vaiffeaux adipeux*, fert à en diminuer l'acrimonie. On ajoute que ce fuc huileux tient lieu de nourriture dans les longues abftinences, & enfin qu'il entretient les différens mufcles du corps dans l'état de foupleffe qui leur eft néceffaire pour réfifter aux fréquens mouvemens qu'ils doivent exécuter.

CHAPITRE II.

Des Envelopes particulieres au Ventre Inférieur, & de l'Epiploon.

Dans la démonftration que l'on fait des vifcéres, ou organes intérieurs, on commence ordinairement par l'examen de ceux qui font renfermés dans le ventre inférieur. Je fuivrai le même ordre dans la defcription que je vais en faire.

On confidére au ventre inférieur fes

régions, & ses parties. Ses régions se divisent en antérieure , & en postérieure :
celle-ci est distinguée en supérieure, que
l'on nomme les lombes, & en inférieure,
qui comprend les fesses.

La région antérieure est nommée *abdomen*. Elle est divisée en trois autres régions connuës sous le nom d'*épigastrique*,
d'*umbilicale*, & d'*hypogastrique*. Chacune
de ces régions est partagée en trois parties, une moyenne, & deux latérales. La
partie moyenne de la région épigastrique , se nomme *épigastre*, & les latérales,
hypochondres. La partie moyenne de la région umbilicale , s'appelle *umbilic*, & les
latérales sont connuës de plusieurs sous le
nom de *régions lombaires*.

La région hypogastrique est divisée
en supérieure & en inférieure. Le milieu
de la région hypogastrique supérieure
retient le nom d'*hypogastre* , & les latérales se nomment les *iles* ou les *flancs*. Le
milieu de la région hypogastrique inférieure se nomme le *pénil*, ou le *pubis* , &
les latérales, les *aînes*.

La région *épigastrique* s'étend depuis
l'appendice xiphoïde, jusqu'à deux travers le doigt au-dessus de l'umbilic.

La région *umbilicale* commence à la
fin de l'épigastrique , & se termine deux

travers de doigt au-deſſous de l'Umbilic.

La **Région** *hypogaſtrique* ſupérieure
commence à la fin de l'Umbilicale, &
s'avance juſqu'au *pubis*.

Comme la connoiſſance de ces differentes régions, ſeroit abſolument inutile, ſi
l'on n'y joignoit celles des organes qui leur
répondent, je ferai l'énumération de ces organes, après avoir décrit les parties qui
compoſent les parois du ventre inférieur,
nommées parties contenantes, pour les diſtinguer de celles qui ſont renfermées dans
cette capacité, & que l'on apelle pour cela
parties contenuës.

On diviſe pour l'ordinaire les parties
contenantes du Ventre inférieur en communes & en propres. Les communes ne
ſont que les envelopes générales du corps,
c'eſt-à-dire, la peau & la graiſſe. Les
propres ſont de differente nature ; les unes
ſont oſſeuſes, les autres charnuës, & il
s'en trouve une qui eſt membraneuſe. En
effet, on obſerve que la paroi ſuperieure
de ce ventre eſt faite d'une cloiſon muſcu-
leuſe, qui le ſépare de la poitrine, & à
laquelle on a donné le nom de diaphragme, & que ſa paroi poſtérieure eſt compoſée des vertebres des lombes, de l'os
ſacrum, du *coccyx*, & de quelques muſ-

cles voisins. Les côtés supérieurs de cette capacité, lui font communs avec les côtés inférieurs de la poitrine, & font formés des fausses-côtes, & de quelques muscles, qui servent à la poitrine, au bras, & au ventre inférieur; les côtés inférieurs font faits par les os innominés couverts dans leurs surfaces, tant interne qu'externe, par de muscles qui appartiennent à la cuisse; enfin, les parties latérales & moyennes de ce ventre, & toute sa paroi antérieure, comprise depuis l'appendice xiphoïde jusqu'aux os *pubis*, font composées par les muscles communément appellés muscles de l'*abdomen*. Le tout est intérieurement revêtu d'une membrane nommée péritoine, & couvert extérieurement de la graisse & de la peau.

Je ne décrirai ici que les muscles de l'*abdomen*, & le péritoine, ayant déja fait mention des autres parties qui composent les parois du ventre inférieur : il faut pourtant en excepter le diaphragme, dont je traiterai en même tems que des poûmons.

Article I.

Des Muscles de l'Abdomen.

LEs muscles de l'abdomen, autrement dits muscles epigaftriques, font pour l'ordinaire au nombre de dix, cinq de chaque côté. Ils ont reçu divers noms, foit par raport à la direction des fibres qui les compofent, foit par rapport à leur figure. Ceux qui tirent leur nom de la direction de leurs fibres, font au nombre de huit, quatre de chaque côté; fçavoir, les deux obliques, le transverfe & le droit : il n'y en a que deux qui tirent leur nom de leur figure, ce font les pyramidaux. Ces dix muscles font féparés les uns des autres, c'eft-à-dire ceux du côté droit de ceux du côté gauche, par une efpéce de bande tendineufe appellée ligne blanche, qui s'étend depuis l'appendice xiphoïde, jufqu'à la fymphyfe des os *pubis* : Elle paroît être formée de l'entrelaffement des fibres aponevrotiques des mufcles obliques & transverfes.

On obferve que la ligne blanche fe trouve beaucoup plus large au-deffus de l'umbilic qu'au deffous, & qu'elle va en diminuant à mefure qu'elle approche de la symphyse des os *pubis*. La ligne blanche est percée à l'endroit du nombril, & on appelle cette ouverture l'anneau **umbilical**, qui laisse passer dans le *fœtus* le cordon qui porte aussi le nom d'*umbilical*.

Le premier des muscles de l'abdomen est nommé *oblique descendant*, *grand oblique* ou *oblique externe*, c'est un muscle large, mince, charnu postérieurement, & aponevrotique dans sa partie antérieure, & dans l'inférieure; c'est par son aponevrose qu'il se perd dans la ligne blanche, sa portion charnuë, se trouvant attachée en haut le long de la lévre externe & inférieure des deux dernieres vrayes côtes, & assez souvent des trois dernieres, & de toutes les fausses, par autant d'appendices charnuës & angulaires, communement appellées *digitations*, dont les trois ou quatre supérieures s'engagent avec de semblables appendices qui appartiennent à un muscle voisin, nommé *grand dentelé*, & les inférieures répondent à des espéces d'appendices particulieres que forme un second muscle du voisinage, appellé *grand dorsal*.

Ce muscle descend ensuite vers les lombes, sans avoir aucune connexion aux vertebres, & vient s'attacher à la lévre externe de la crête de l'os des iles, de-

puis environ son milieu jusqu'à son épine
antérieure & supérieure ; d'où ce muscle
se porte obliquement vers le pubis , par
une large & forte aponevrose , & où il se
termine en se partageant en deux bandes
tendineuses que l'on nomme communément piliers, dont le plus antérieur ou le
supérieur passant devant la symphyse des
os pubis , va se terminer à la partie antérieure de celui de ces deux os , qui est au
côté opposé, en se croisant avec le semblable pilier de l'autre muscle grand oblique;
le second pilier, dit le postérieur ou l'inférieur, va se terminer à la partie supérieure de l'os pubis du même côté , en se glissant derrière le pilier antérieur.

L'intervalle que ces deux piliers laissent
entr'eux, est ce qu'on appelle communément l'anneau du muscle oblique externe , sa figure approche de l'ovale , il a
pour l'ordinaire environ deux travers de
doigt de longueur sur un & demi de largeur, & il se trouve fortifié dans sa partie
supérieure par quelques fibres aponevrotiques d'un muscle voisin, nommé *fascia-lata*, auquel le grand oblique se joint depuis
l'épine antérieure & supérieure de l'os des
Iles , jusques près du pubis , de même
qu'avec le muscle oblique interne , & le
transverse , qui paroissent dans cet en-

droit comme confondus entr'eux ; ces muscles, dans tout ce trajet, n'ayant aucune attache aux os voisins.

L'anneau de l'oblique externe donne paſſage au cordon des vaiſſeaux ſpermatiques dans l'homme, & au ligament rond de la matrice dans la femme. On obſerve que dans la femme l'anneau ſe trouve plus petit, & même un peu plus bas que dans l'homme.

La membrane propre du muſcle oblique externe ſe continuë juſques ſur ſon anneau qu'elle recouvre, & s'avance même ſur les parties qui paſſent par cette ouverture.

Mais outre les parties que j'ai dit paſſer par les anneaux , il arrive aſſez ſouvent que d'autres parties s'y gliſſent, telles que les inteſtins, l'épiploon ; &c. On a vû même une portion de la veſſie s'y gliſſer. La tumeur que l'une , ou l'autre de ces parties forme dans l'aîne , ſe nomme hernie inguinale, qui eſt plus ordinaire dans les hommes que dans les femmes.

L'union des muſcles obliques au transverſe , dans leur partie inférieure , forme une eſpece de corde tendineuſe, que des Anatomiſtes célébres ont regardée comme un ligament particulier , ſous le nom de ligament de *Fallope* ou de *Poupart.* Elle est attachée d'une part à l'épine antérieure & supérieure de l'os des iles, & de l'autre au pubis.

Sous cette corde tendineuse, passent l'extrêmité inférieure du muscle *iliaque*, le tendon du *psoas*, fléchisseurs de la cuisse, & outre cela les vaisseaux cruraux, tant artére, veine, que nerf, avec la graisse & les membranes qui les accompagnent. Cet espace, qui donne passage à toutes ces parties, est ce que l'on nomme communément l'arcade des muscles du bas-ventre, & par laquelle s'échape aussi quelquefois une portion d'intestin ou d'epiploon, qui forme au haut de la cuisse une hernie, appellée crurale, laquelle est très-ordinaire aux femmes, & assez rare aux hommes.

Le scond muscle oblique, ou l'interne, est appellé le *petit oblique* ou l'*ascendant* : il est attaché par en haut au bord des fausses côtes, des deux dernieres vraies, & s'avance jusqu'au cartilage xiphoïde, & par en bas à la crête de l'os des iles jusqu'à son épine antérieure & supérieure entre ses deux lévres, en s'avançant un peu plus postérieurement que l'oblique externe, il s'attache ensuite à la partie supérieure de l'os pubis, & se termine enfin à la ligne blanche par une aponevrose, laquelle se partage en deux lames ou feuillets, un antérieur & un postérieur ; ces deux feuillets embraſſent le muſcle droit, & lui font une gaine particuliere, laquelle ſe trouve fortifiée en devant par ſon union avec l'aponevroſe de l'oblique externe, & par derriere avec celle du muſcle transverſe.

Le muſcle *transverſe* ſe trouve attaché par en haut au bord des fauſſes côtes, des deux dernieres vrayes , & au cartilage xiphoïde, & par ſa partie inférieure à la lévre interne d'une très-grande portion de la crête de l'os des iles, & à la partie ſupérieure de l'os pubis ; il eſt attaché poſtérieurement par une aponevroſe aſſez forte, non-ſeulement aux apophyſes tranſverſes des trois premieres vertebres des lombes, mais encore aux épines de ces mêmes vertebres. La portion du muſcle oblique interne qui répond à cette aponevroſe, s'y trouve tellement unie, qu'elle paroît s'y confondre. Enfin ce muſcle ſe termine à la ligne blanche par une large aponevroſe laquelle s'unit étroitement à la lame poſtérieure de celle de l'oblique interne.

Ces deux muſcles ne laiſſent dans leur partie inférieure aucune ouverure pour le paſſage du cordon ſpermatique , ou du ligament rond de la matrice ; car on obſerve que l'un & l'autre paſſent ſous les dernieres

nieres fibres de ces deux muscles.

Le muscle *droit* est attaché par en haut à la partie inférieure & externe du *sternum*, au cartilage xiphoïde, aux trois dernieres vrayes côtes, & à la premiere des fausses par autant d'appendices charnuës, & en bas à la partie supérieure de l'os pubis par un tendon applati. On considere au muscle droit dans sa portion comprise depuis le cartilage xiphoïde jusqu'à l'umbilic, trois especes de tendons, qui traversent inégalement la partie antérieure de ce muscle, & la partagent en quatre portions : on trouve quelquefois de ces tendons qui pénétrent toute l'épaisseur de ce muscle, on les nomme communément les interfections tendineuses du muscle droit, ou ses énervations, aufquelles la gaine de ce muscle se trouve très-adhérente.

On découvre dans la partie postérieure de ce muscle plusieurs vaisseaux qui s'y distribuent, les principaux font ses artéres & ses veines. L'artére qui se distribue dans sa partie supérieure, est une continuation de celle qui est appellée mammaire interne, & qui vient de la soûclaviere. Celle qui se voit dans l'inférieure, est nommée artére épigaftrique, elle vient de l'iliaque externe, immédiatement à son passage sous l'arcade des muscles

II. Partie. B

du bas-ventre, d'où elle se porte obliquement de bas en haut en passant derriere le cordon spermatique & derriere le ligament rond de la matrice, & va se distribuer à ce muscle, en s'anastomosant avec l'artére mammaire. Ces artéres se trouvent accompagnées d'autant de veines, qui portent le même nom, & elles communiquent aussi entr'elles par leurs ramifications.

La gaine des muscles droits étant ouverte, on apperçoit à leur partie inférieure ceux que l'on a nommés à raison de leur figure, *pyramidaux.* Ils sont attachés par leur portion la plus large à la partie supérieure & antérieure des os pubis, & vont se terminer par plusieurs petits tendons, qui regnent le long de leur partie latérale interne, & par une autre qui se trouve à leur pointe, aux endroits de cette gaine qui leur répondent. Les muscles *pyramidaux* ne se rencontrent pas dans tous les sujets, y en ayant où ces deux muscles manquent, & d'autres où il ne s'en trouve qu'un.

L'*umbilic*, communément appellé le *nombril*, n'est proprement qu'une cicatrice de la peau, & de l'extrêmité du cordon des vaisseaux qui ont servi à la nourriture du *fœtus*, & qui ont passé par cette ou-

verture de la ligne blanche, appellée anneau umbilical, par laquelle s'échappent,
le plus souvent, les parties qui font la hernie nommée *exomphale.*

Les usages des muscles du bas-ventre ou
épigastriques sont distingués en communs
& en propres. Les usages communs à tous
ces muscles sont non seulement de soutenir
les viscéres renfermés dans cette capacité,
mais même de les comprimer plus ou moins
en ceetains tems, suivant nos différens be-
soins. L'arrangement de ces muscles étant
tel que la portion charnuë des uns, répond
à la portion aponevrotique des autres ; il
s'ensuit que la compression qu'ils font sur
les viscéres du bas-ventre, se trouve plus
égale. On peut considérer cette compression en deux tems différens, 1°. dans le
tems que la respiration se fait ; 2°. lorsqu'elle est suspenduë.

Dans le premier cas, les viscéres du bas-
ventre étant pressés pendant l'inspiration par l'action du diaphragme, & pous-
sant ces muscles en dehors, ils les obligent
de s'allonger. Mais le diaphragme se re-
lâchant dans l'expiration, fait place aux
viscéres, & les muscles alors cessant d'ê-
tre allongés, se remettent en leur premier
état. On voit par-là, que les muscles du
bas - ventre sont dans ce cas comme les

antagonistes du diaphragme ; & on peut regarder leur action, de même que celle du diaphragme, comme purement méchanique, c'est-à-dire, dépendante de la seule disposition naturelle de ces organes, & sans que la volonté y ait aucune part. Les compressions que l'estomac & les intestins reçoivent de la part des mouvemens alternaatifs du diaphragme, & des muscles du bas-ventre, quoique douces & légéres, sont néanmoins d'un grand secours pour la digestion des alimens, la distribution du chyle, &c.

Dans le second cas, c'est-à-dire, celui où la respiration se trouve suspendue, ce qui arrive quand on fait quelque effort comme pour aller à la selle, &c. L'air est retenu dans le poûmon, le diaphragme reste en contraction, pendant que les muscles épigastriques, agissant de leur côté, compriment les organes renfermés dans le bas-ventre ; & cela plus ou moins, selon les fonctions que nous voulons exécuter. Dans ce dernier cas ces muscles deviennent les congénéres, ou les auxiliaires du diaphragme, & leur action alors, de même que celle du diaphragme se trouve méchanique, & volontaire en même tems, c'est-à-dire, qu'elle dépend non seulement de leur disposition naturelle, mais encore de la volonté.

Quant aux mouvemens propres, ils regardent principalement les mouvemens du tronc, dont il a été fait mention dans la myologie.

ARTICLE II.

Du Péritoine.

LE *péritoine* eſt la derniere des parties contenantes propre du ventre inférieur : C'eſt une eſpéce de ſac formé d'une membrane aſſez mince, & d'un tiſſu aſſés ſerré, capable néanmoins d'une extenſion conſidérable, comme il ſe voit dans la groſſeſſe, &c. & de ſe remettre dans ſon premier état. Ce ſac renferme la plus grande partie des viſcéres du bas-ventre, mais d'une maniere particuliere. Il ſe trouve dans différens endroits de ſa convexité pluſieurs enfoncemens, qui ſe portant vers l'intérieur de ce ſac, y forment autant de loges particulieres qui contiennent les viſcéres que l'on découvre dans l'intérieur du péritoine ; je veux dire les inteſtins, le ventricule, le foye, la ratte, &c. La facilité que l'on a de diſtinguer tous ces organes, & même d'en obſerver les couleurs, quoiqu'ils ſe trouvent renfermés dans autant de poches particulieres, ne vient ſans doute que du peu d'é-

paiſſeur, ou pour mieux dire, de la transparence des parois de ces mêmes poches.

Il faut auſſi obſerver que les ligamens
qui ſoutiennent la plûpart de ces viſcéres,
ne ſont faits que par autant de replis particuliers du péritoine, accompagnés d'une
portion du tiſſu cellulaire & membraneux
qui recouvre ſa face externe, & dont je parlerai ci-après ; tels ſont les ligamens du
foye, de la ratte, & ceux de la matrice,
qu'on nomme ligamens larges : Le Méſentére lui-même, qui eſt le ligament
commun des inteſtins, eſt formé auſſi par
un repli du péritoine, accompagné de ſon
tiſſu cellulaire.

La face externe du péritoine ſe trouve
couverte dans preſque toute ſon étenduë
d'un tiſſu particulier formé de pluſieurs
cellules membraneuſes ; c'eſt ce que l'on
nomme communément le tiſſu cellulaire du péritoine, au moyen duquel le péritoine ſe joint aux parois du ventre, ſi
l'on n'en excepte les endroits qui répondent aux aponevroſes des muſcles transverſes, & à celle du diaphragme, que le
péritoine touche immédiatement, & auſquelles il ſe trouve très-adhérent. C'eſt
auſſi dans l'épaiſſeur de ce tiſſu cellulaire
que ſe trouvent les autres parties du bas-
ventre, & que l'on peut découvrir ſans

ouvrir le péritoine ; ces parties sont , les reins , les uretéres , la veſſie , l'aorte & la veine-cave inférieures , avec les vaiſſeaux iliaques ; & outre cela dans l'homme les vaiſſeaux ſpermatiques , les déférens , les véſicules ſéminales , &c. A l'égard des vaiſſeaux umbilicaux , qui ſont une vei- ne , & deux artéres , on les trouve cachés dans autant de replis du péritoine.

Ce tiſſu cellulaire forme auſſi quatre allongemens particuliers , dont il y en a deux qui accompagnent les vaiſſeaux cruraux , & les deux autres les Vaiſſeaux ſpermatiques dans l'homme , & les liga- mens ronds de la matrice dans les fem- mes; on en ajoute deux autres , dont l'un embraſſe le col de la veſſie , & l'autre ac- compagne l'inteſtin *rectum.* Au reſte , ce tiſſu cellulaire communique avec celui qui occupe l'intervalle de tous nos orga- nes , & la graiſſe elle-même n'eſt qu'un ſuc huileux renfermé dans les cellules de ce tiſſu.

La face interne du péritoine eſt unie & polie , & ſe trouve continuellement mouillée par une ſéroſité , qui eſt fournie par les trous preſque imperceptibles dont cette membrane eſt percée dans toute ſon étenduë. Cette lymphe eſt néceſſaire pour que les intestins puissent se mouvoir plus aisément, & sans exciter par leur frottement aucune sensation douloureuse.

On voit, par ce que je viens de dire, que le péritoine ne renferme pas seulement en forme de sac, une grande partie des visceres du bas-ventre, mais même qu'il les soutient par les loges particulieres qu'il leur fournit.

Les vaisseaux qui se distribuent au péritoine, sont des nerfs, des artéres, & des veines, tant sanguines, que lymphatiques.

Les nerfs sont des ramifications, des diaphragmatiques, des dorsaux, des lombaires, des paires sacrées, & enfin des plexus mésentériques, tant supérieur, qu'inférieur; en un mot, le péritoine reçoit ses nerfs des parties ausquelles il se trouve attaché.

La même chose s'observe à l'égard des artéres sanguines, qui lui viennent des phréniques, des lombaires, des mésentériques, & des hypogastriques.

Les veines sanguines suivent la route des artéres, dont elles portent le nom, & vont se distribuer dans les troncs voisins, les unes dans la veine-cave, & les autres dans la veine-porte.

A l'égard des lymphatiques, la difficulté de les voir, ne permet pas d'en indiquer la route.

Il faut remarquer que le péritoine n'accompagne point les allongemens extérieurs de sa portion cellulaire, il couvre la base ou le commencement de ces allongemens, & ce n'est que dans le cas de certaines hernies, qu'il les accompagne, en se glissant par les anneaux des muscles obliques externes, par l'arcade du côté de la cuisse, ou par quelque autre ouverture; & ce sont ces allongemens particuliers, & contre nature du péritoine, que l'on nomme sacs herniaires, parce qu'ils renferment immédiatement la portion d'intestin, ou d'épiploon, qui fait la hernie. Je dis dans le cas de certaines hernies, car l'expérience a fait voir que dans celles que l'on nomme *exomphales*, il ne se rencontre point de sac herniaire, non plus que dans les hernies qui se forment à la suite des playes pénétrantes dans la capacité du ventre, &c. C'est une attention que ne doit point négliger le Chirurgien qui entreprend l'opération de ces hernies.

ARTICLE III.

De la situation des Viscéres du bas-ventre par raport à ses différentes Régions.

LE *péritoine* étant ouvert, on découvre tous les viscéres du bas-ventre, & on observe que dans l'hypocondre droit se trouvent situés sur le grand lobe du foye, la vésicule du fiel, & une portion de l'intestin colon. Dans l'hypocondre gauche se trouvent la ratte, une portion de l'intestin colon, de l'épiploon, du fond de l'estomach, & du pancréas.

Dans l'épigastre se voyent les deux orifices de l'estomach avec une partie de son fond, l'intestin *duodenum*, une portion du pancréas, le petit lobe du foye, une partie du colon & de l'épiploon, le tronc de la veine-porte, & de la veine-cave inférieure, & celui de l'aorte avec sa distribution en cœliaque, & en mésentérique supérieure, & enfin le réservoir du chyle.

Dans la région lombaire droite se trouvent une portion de l'intestin *cæcum*, le commencement du colon, le rein droit, la capsule atrabilaire, & le commencement de l'uretére du même côté, avec les vaiſſeaux émulgens. Dans la région lombaire gauche ſe rencontrent une portion du colon, le rein gauche, la capſule atrabilaire, avec le commencement de l'uretére de ce côté-là, & les vaiſſeaux émulgens. Dans la région umbilicale moyenne, ſe trouvent la réunion des vaiſſeaux umbilicaux, les circonvolutions de l'inteſtin *jejunum*, une grande portion du méſentére, & les vaiſſeaux, tant ſanguins, nerveux, que lymphatiques qui le parcourent ; enfin, les troncs de la veinecave & de l'aorte inféricures.

Dans la région iliaque droite ſe voyent la plus grande partie du *cœcum*, avec ſon appendice, les circonvolutions de l'inteſtin *ileum*, les vaiſſeaux iliaques, le progrès de l'uretére de ce côté-la, celui des vaiſſeaux ſpermatiques dans l'homme; & dans la femme outre ces parties, il s'y rencontre une des trompes de fallope, un des ovaires, & un des ligamens larges de la matrice.

Dans la région iliaque gauche ſe trouvent une portion de l'inteſtin *ileum*, les vaiſſeaux iliaques, le progrès de l'uretére du même côté, celui des vaiſſeaux ſpermatiques dans l'homme; & dans la femme outre ces parties, il s'y rencontre la trompe de Fallope, l'ovaire & le ligament large de la matrice de ce côté-là.

Dans la partie moyenne de la région hypogaſtrique ſupérieure, ſe voyent une portion de *l'ileum*, le *rectum*, & la *veſſie* ; & outre cela dans la femme, la matrice ſituée entre ces deux parties.

Dans la partie moyenne de la région hypogaſtrique inférieure, ſe trouvent les parties extérieures de la génération ; & dans les latérales ſe rencontrent pluſieurs glandes lymphatiques, avec les principaux troncs des vaiſſeaux cruraux, tant artéres, veines, que nerfs.

La ſituation des organes renfermés dans la cavité du ventre, telle que je viens de l'indiquer, n'eſt pas ſi conſtante, qu'elle ne change quelquefois ; on conçoit aiſément que l'augmentation du volume de ces organes, ou le relâchement des ligamens ou des liens qui les attachent aux parties voiſines, doit apporter quelque changement à l'égard de leur ſituation naturelle ; & ce changement de ſituation ſera proportionné à l'augmentation du volume des viſcéres, & au relâchement des ligamens qui les attachent. On a vû l'eſtomac s'avancer juſques dans la région umbilicale, & même au-deſſous par l'augmentation de ſon volume : La ratte conſidérablement groſſie, eſt deſcenduë juſques

dans l'hypogaftre, & a été prife pour une
mole. * Mais ce qu'il y a de fingulier,
touchant la fituation des vifcéres du bas-
ventre, & de ceux de la poitrine, c'eft
leur tranfpofition totale qui s'eft vûë quelquefois, quoiqu'affez rarement; on a trouvé le foye dans l'hypocondre gauche, &
la ratte dans le droit; l'orifice fupérieur
de l'eftomac à droit, au lieu d'être à gauche; & ce changement de fituation fe remarquoit auffi à l'égard des inteftins; car
outre que le *duodenum* répondoit à la fituation du pilore qui étoit à gauche; le
cœcum qui doit fe trouver à droit, étoit
auffi placé à gauche. L'aorte occupe la
place de la veine-cave, fe trouvant à
droit, & celle-ci étant à gauche.

L'ouverture de la poitrine montra auffi
le même changement, la pointe du cœur
étant tournée à droit, au lieu de fe trouver à gauche; fon ventricule droit, où la
veine-cave va fe décharger, répondoit à
la fituation de ce vaiffeau, qui étoit du
côté gauche, & l'aorte tournoit fa croffe vers le côté droit pour fe continuer
de ce même côté tout le long des vertebres du dos & des lombes. Mais l'ouverture du cadavre n'eft pas toujours nécef-

* Voyez Ger. Blafii, Obferv. Medic. rarior.
Obf. XIV.

faire pour reconnoître ce déplacement
des viſcéres ; en effet, puiſqu'on peut s'aſſurer de la ſituation du cœur par les mouvemens de ſa pointe ; s'il arrivoit que ces
mouvemens ſe fiſſent ſentir du côté droit,
n'auroit-on pas lieu de préſumer, & même de conclure, que dans cette perſonne
il ſe trouve une pareille tranſpoſition des
viſcéres ?

M. *Malaval* & M. *Foubert* * m'ont aſ-
ſuré avoir trouvé cette tranſpoſition des
viſcéres, tant à l'égard de ceux du bas-
ventre, que de ceux de la poitrine dans
le corps d'un enfant, dont ils firent l'ouverture il y a quelques années : M. *Foubert*
m'en ayant fait voir le foye il y a quelque tems, je reconnus ſans peine, par la
diſpoſition de ſes lobes, qu'il avoit été
trouvé dans l'hypocondre gauche ; car
étant mis ſur une table dans la ſituation la
plus approchante de celle qu'il avoit dans
le corps de cet enfant, & examiné enſuite par ſa partie antérieure, ou du côté de
ſa ſciſſure ; ſon grand lobe avec la véſicule du fiel, placée dans ſa face interne,
ſe trouvoit à gauche, au lieu d'être à droit,
comme il ſe rencontre dans le foye dont
la ſituation a été à l'ordinaire, & le petit

* Chirurgiens Jurés de Paris, ordinaires du
Roy en ſa Cour de Parlement, &c.

lobe étoit à gauche. M. *Boyer* * & M. *Sorbier* ** m'ont affuré avoir vû la même tranfpofition des vifcéres, dans le corps d'un homme, dont ils ont fait l'ouverture.

ARTICLE IV.

De l'Epiploon.

LA prémiere partie qui fe préfente, après avoir ouvert le péritoine, eft celle que l'on nomme *épiploon*, & vulgairement la *coëffe*. C'eft une membrane trèsmince, parfemée ordinairement dans toute fon étenduë, de plufieurs bandes graiffeufes, qui cachent les principales ramifi cations des vaiffeaux qui fe diftribuent dans fa fubftance.

L'*épiploon* s'étend pour l'ordinaire depuis le fond de l'eftomach jufqu'à la région umbilicale , en defcendant néanmoins un peu plus bas du côté gauche, que du côté droit, en couvrant dans toute cette étenduë les inteftins qui lui répon-

* Médecin de la Faculté de Paris, & ordinaire du Roi en fa Cour du Parlement.
** Chirurgien Juré de Paris, & Chirurgien Major de la Gendarmerie.
Voyez les Obfervations Chirur. de Saviard, Paris 1702. Thom. Barthol. Hift. Anat. rarior. Cent. II. Hift. XXIX.

dent, & en s'infinuant même dans les vuides que l'eftomac & les inteftins laiffent entr'eux. *

La figure de l'*épiploon* approche affez de celle d'une gibeciere, dont l'ouverture eft en haut, & le fond en bas ; il eft compofé principalement de deux lames, une antérieure, & une poftérieure. Il eft attaché par fa lame antérieure au fond de l'eftomac, au *duodenum* & à la *ratte*, & par la poftérieure au *colon*. Les vaiffeaux de l'*épiploon* lui viennent de différentes fources, les artéres lui font fournies par le tronc cœliaque, les nerfs lui viennent de la huitiéme paire, & de l'intercoftal, & fes veines vont fe décharger dans la veine-porte.

Il fe rencontre dans la petite courbure de l'eftomac entre fes deux orifices une membrane toute femblable à l'*épiploon* ; c'eft pourquoi on l'a nommée petit *épiploon* : elle eft attachée non-feulement à la petite courbure de l'eftomac, mais même dans la partie cave du foye, à une éminence de ce vifcére, communément appellée le lobe de Spigélius.

M. *Winflow* a découvert du côté de la partie cave du foye, derriere le tronc de la veine-porte, une ouverture affez confi-

* Voyez M. Petit, Mém de l'Académie Royale des Scienc. 1725.

dérable, & par laquelle on peut souffler dans le grand & dans le petit *épiploon*, & les gonfler tous deux en même tems, s'ils ne sont point trop chargés de graisse.

Quant aux usages de l'*épiploon*, on ne peut douter que la graisse dont il est chargé, n'ait les mêmes usages que celle qui est répanduë dans tout le corps, c'est-à-dire, d'entretenir la souplesse des fibres charnuës des muscles voisins ; par exemple , celles du ventricule & des intestins *colon* & *duodenum*, ausquels l'*épiploon* se trouve attaché ; & en repassant dans la masse du sang d'en diminuer l'acrimonie, & peut-être même, suivant le sentiment de quelques-uns, de fournir aux différentes parties du corps la matiere de leur nourriture, quand elle leur manque d'ailleurs ; on doit ajouter que l'*épiploon* aide à la préparation de la bile, en fournissant au sang , qui est distribué au Foye par la veine-porte , quantité de parties sulphureuses ; on doit remarquer enfin que l'*épiploon* , en remplissant exactément les vuides que l'estomac & les intestins laissent entr'eux , rend la compression que ces différens organes doivent recevoir de la part des muscles du bas-ventre plus douce & plus égale , & par conséquent plus avantageuse ; tant pour la digestion des alimens , que pour la distribution du chyle.

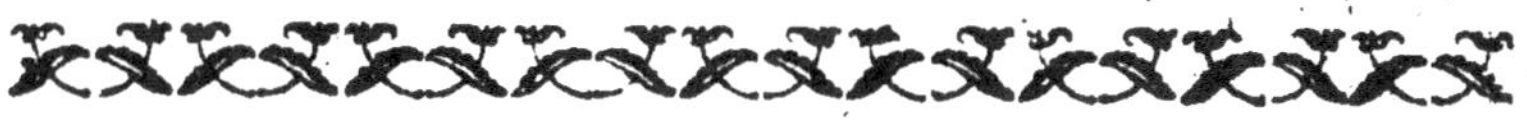

CHAPITRE III.

Des Organes qui servent à la digestion des alimens.

LEs organes qui servent à la digestion des alimens, sont en grand nombre; les uns se trouvent dans la bouche, & les autres comprennent tout le conduit qui s'étend depuis le fond de la bouche, jusqu'à l'anus.

ARTICLE PREMIER.

Des Organes qui sont dans la Bouche.

LA *Bouche* comprend ce grand espace qui s'étend depuis les lévres jusqu'aux vertebres du col; on l'a divisée en deux parties, une antérieure, & l'autre postérieure; la premiere, qui s'étend depuis les lévres jusqu'à la luette, se nomme proprement la bouche; & la seconde, qui est comprise depuis la luette jusqu'aux vertebres du col, est appellée le gosier.

On considére dans la bouche, outre les lévres qui en ferment l'entrée, les dents, les gencives, une partie de la langue, avec fòn ligament antérieur appellé le *frein* ; les orifices qui viennent des glandes *falivaires* , la luette , avec la cloifon charnuë à laquelle elle fe trouve attachée, & enfin les glandes dites *amygdales*.

Dans le gofier fe trouvent les ouvertures des foffes nafales , avec les orifices de deux conduits qui répondent dans l'oreille interieure ; enfin, la bafe dans la langue , avec les ouvertures de deux autres conduits, dont l'un répond à l'eftomach, & l'autre aux poûmons.

Les *lévres* font formées principalement de l'extrêmité des mufcles qui fervent à les mouvoir ; elles ont un grand nombre de vaiffeaux fanguins , & font couvertes d'une membrane fort fine parfemée de plufieurs mammelons nerveux. Cette membrane eft une continuation de celle qui tapiffe l'intérieur de la bouche ; la réunion des lévres fe nomme leur commiffure.

Les dents font diftinguées , comme j'ai dit dans l'Oftéologie , en incifives , en canines & en molaires , elles font reçuës dans autant de cavités creufées fur le bord des mâchoires. Ces cavités, nommées alvéoles, font tapiffées du périofte, & les dents y font affermies par la gencive, qui eſt formée d'un tiſſu particulier, élaſtique, couvert de la membrane interne dé la bouche, & parſemé d'un grand nombre de vaiſſeaux ſanguins, qui donnent à cette ſubſtance une couleur rouge.

La *Langue* eſt un organe capable d'une infinité de mouvemens ; ſa ſubſtance eſt preſque toute charnuë ; elle a une baſe & une pointe. Sur la ſurface ſupérieure de la langue ſe trouvent pluſieurs glandes & pluſieurs mammelons nerveux, qui ſont couverts d'une membrane très-fine.

Les glandes qui fourniſſent la ſalive ſont en grand nombre. Il y en a ſix conſidérables, trois de chaque côté ; les premieres ſont appellées *parotides*, les ſecondes *maxillaires*, & les troiſiémes *ſublinguales*.

Les *parotides* ſont ſituées immédiatement au-deſſous des oreilles ; elles rempliſſent l'eſpace qui eſt entre les angles de la mâchoire inférieure, & le conduit cartilagineux des oreilles ; leur canal excréteur paſſe par le milieu de la joue ſur la ſurface externe du muſcle Maſſeter, & vient percer le Buccinateur pour s'ouvrir dans la bouche vis-à-vis la ſeconde, où la troiſiéme dent molaire ſupérieure, à deux travers de doigt environ de la commiſſure des lévres.

Les *glandes maxillaires* font placées à la face interne de la mâchoire inférieure, près de fes angles ; le conduit excréteur qui part de chacune de ces glandes, va s'ouvrir dans la bouche, immédiatement à côté dû ligament antérieur de la lague par un fimple orifice.

Les *fubliguales* reçoivent leur nom de leur fituation au-deffous de la langue, elles fe déchargent dans la bouche par plufieurs conduits excréteurs, dont les orifices fe découvrent antérieurement entre la langue & les gencives.

Il fe trouve deux autres glandes falivaires fituées entre le mufcle Maffeter, & le buccinateur, & dont les conduits très-déliés vont s'ouvrir dans la bouche vis-à-vis les dernieres dents molaires. M. *Heifter* les nomme *glandes molaires*.

On obferve enfin derriere la membrane qui recouvre intérieurement les jouës, les lèvres, le palais, la cloifon du palais, & la luette, plufieurs grains glanduleux qui fourniffent auffi la falive par autant de conduits excréteurs très-courts qui s'ouvrent dans la bouche. Ces glandes tirent leur nom de leur fituation, c'eft pourquoi on les nomme *buccales*, *labiales*, *palatines*, &c.

A toutes ces différentes fources de la

falive, on doit ajouter l'ouverture qui fe remarque affez fouvent au milieu de la bafe de la langue, que plufieurs regardent comme le rendez-vous des conduits qui viennent de quelques-unes des glandes de la langue.

A l'égard de la cloifon du palais, que quelques-uns appellent la valvule du gofier, elle eft en partie charnuë, & en partie glanduleufe. Cette cloifon eft attachée par devant très-étroitement au palais, & elle fe termine par derriere par quatre productions en forme de piliers ou d'arcades, dont les antérieures s'uniffent aux côtés de la bafe de la langue, & les autres fe perdent dans les parois du pharynx ; c'eft entre ces productions que fe découvrent de chaque côté les orifices de deux glandes nommées *amygdales*, furnommées les *tonfiles*, qui fourniffent une humeur beaucoup plus épaiffe que la falive.

Au milieu du bord poftérieur de la cloifon, fe voit un corps de figure prefque conique, qui paroît même être un prolongement de cette cloifon, c'eft ce que l'on nomme la luette.

La cavité qui eft derriere la cloifon, & qui s'avance jufqu'aux vertebres du col, fe nomme, comme j'ai dit, le gofier.

Les orifices des differens conduits que

j'ai dit s'y remarquer, peuvent être diftingués, eu égard à leur fituation, en fupérieurs & en inférieurs; de ces derniers,
l'antérieur répond au conduit appellé
trachée-artére, qui va aux poûmons, &
le poftérieur à celui que l'on nomme œfophage qui va à l'eftomac.

Le premier de ces orifices eft connu
fous le nom de glotte, il eft fermé lorfque nous avalons, par une efpéce de valvule nommée épiglotte ; & le fecond
n'eft proprement que le commencement
de l'œfophage.

Quant aux autres ouvertures qui fe découvrent dans le gofier, & qu'on peut
nommer fupérieures, eu égard à leur fituation, elles font au nombre de quatre;
fçavoir, deux qui répondent dans les cavités du nez, & que quelques-uns nomment les narines poftérieures, & deux autres qui communiquent aux oreilles. Ces
dernieres font les extrémités de deux
conduits connus fous le nom de trompes
d'Euftache.

La langue eft attachée par fa bafe à
l'os hyoïde, qui lui fert d'appui, & outre cela à la partie fupérieure de la trachée-artére, connuë fous le nom de larynx.

La communication qui fe trouve du

nez avec le gosier, donne lieu à une question qui paroît assez de conséquence. On
demande s'il y auroit du danger de donner par le nez des bouillons, de la boisson, ou autre liquide. Il arrive quelquefois que les glandes amigdales grossissent
jusqu'au point de fermer le passage de la
bouche au gosier ; la langue devient si
épaisse, qu'elle remplit entierement la capacité de la bouche. On voit des convul-
sions des muscles de la mâchoire inférieure, où les dents sont tellement serrées les
unes contre les autres, qu'on ne sçauroit
rien faire entrer dans la bouche, &c. Dans
tous ces cas la voye du nez seroit d'un
grand usage, si l'on pouvoit sans danger,
porter par cette voye des alimens liquides,
&c. dans le gosier ; parce que du gosier,
ils pourroient ensuite descendre dans l'estomac. Par ce moyen on soutiendroit le
malade, pendant qu'on travailleroit à rendre le passage de la bouche libre.

M. *Littre* * a fait plusieurs expériences, tant sur des hommes, que sur des
animaux, soit morts, soit vivans, qui
fournissent des éclaircissemens sur la question proposée. Eu égard à la disposition

* Médecin de la Faculté de Paris, &c. Voyez
les Mémoires de l'Académie des Sciences, année
17.8.

naturelle

naturelle des parties, dont je viens de parler, la liqueur peut par cette voye passer dans le conduit de l'œsophage ; mais une portion de cette même liqueur peut aussi tomber dans la glotte, qui se trouve toujours ouverte, excepté dans le tems que nous avallons, car elle est peu éloignée de la cloison du palais, d'où cette liqueur descend du nez dans le gosier, & se trouve outre cela placée au milieu de l'entrée du gosier, & située même plus bas, & plus en arriere que la cloison du palais ; & l'experience fait voir qu'une portion de la liqueur versée par le nez dans le gosier, tombe quelquefois dans la glotte, la toux qui s'ensuit, en est une preuve ; puisqu'on ne peut l'attribuer qu'à l'irritation que cette liqueur cause à la membrane interne du Larynx, qu'on sçait d'un sentiment très-exquis, & le véritable siége de la toux ; & n'éprouve-t'on pas tous les jours que si en mangeant, ou buvant, il tombe dans la glotte la moindre parcelle d'alimens ou d'une boisson la plus insipide, nous toussons, & même avec de grands efforts, & que la toux dure jusqu'à ce que cette parcelle d'alimens ou de boisson, soit sortie? Or, n'y a-t'il pas à craindre que de tels efforts, surtout dans des malades, déja affoiblis & épuisés par leur maladie, ou lorſqu'ils ont la poitrine bien engagée, ne les fatiguent extrêmement, & qu'ils ne leur cauſent des accidens fâcheux, & même la mort, comme M. *Littre* dit l'avoir vû deux fois, & cela à force de touſſer, & faire des efforts pour cracher.

Mais, quelque dangereux qu'il ſoit de faire prendre du bouillon ou autre liqueur par la voye du nez, on doit convenir néanmoins qu'excepté les deux cas que je viens de citer, je veux dire l'épuiſement ou la foibleſſe du malade, qui eſt une ſuite de ſa maladie, ou lorſque le poûmon eſt très-engagé, on peut tenter cette voye lorſque le paſſage de la bouche au goſier ſe trouve embarraſſé, & même quand il eſt libre, ſi les malades ſont ſans connoiſſance, ou obſtinés à ne vouloir rien prendre par la bouche ; car outre que c'eſt le moyen de fournir au corps dequoi le nourrir, & peut-être même de le guérir de ſes maladies ; l'expérience a fait voir plus d'une fois qu'on a tenté cette voye, ſans qu'il ſoit arrivé le moindre inconvenient, & les malades en ont reçu de grands ſoulagemens, en prenant les précautions ſuivantes.

1°· La tête du malade ne doit point être beaucoup penchée en arriere, parce que l'œfophage étant alors gêné , les bouillons, &c. n'auroient pas la liberté de defcendre le long de ce conduit, & ils pourroient entrer dans la glotte.

2°· On tiendra ferme la tête & le refte du corps du malade pendant l'opération, autrement le bouillon ou autre liqueur , venant à s'éparpiller dans le gofier, à l'occafion du mouvement , une partie pourroit tomber dans la glotte.

3°· On doit obferver de verfer doucement dans le nez le bouillon, la boiffon , afin que ces liqueurs defcendant enfuite dans le gofier, coulent le long de la luette, ou du moins qu'elles s'en écartent peu, & ne parviennent point jufqu'à la glotte ; car fi ces liqueurs tomboient dedans, elles pourroient fuffoquer le malade , ou le fatiguer extrêmement, comme j'ai dit ci-devant.

4°· Il faut verfer ces liqueurs en petite quantité à la fois, s'arrêter même de tems en tems, & furtout fi le malade touffe, de crainte que le lieu deftiné à recevoir d'abord ces liqueurs, & qui eft très-petit , ne s'engorge, & qu'elles ne s'épanchent dans la glotte.

On doit obferver enfin que les bouillons, &c. ne doivent être ni trop chauds, ni trop froids , ni falés, ni âcres, &c.

d'autant que par ces qualités ils irriteroient trop la membrane interne du larynx, & par conséquent exciteroient des toux plus violentes & plus fâcheuses.

ARTICLE II.

De l'Œsophage.

LE conduit qui, du fond de la bouche, s'étend jusqu'à l'anus, peut être distingué en trois parties. On a nommé œsophage la portion de ce conduit comprise depuis le fond de la bouche jusqu'au diaphragme. La seconde qui est une espéce de sac a été nommé le ventricule ou l'estomac, & le troisiéme qui s'étend depuis le ventricule jusqu'à l'anus, comprend tous les intestins vulgairement appellés les boyaux.

La partie supérieure de l'œsophage se trouve dilatée à peu près comme le pavillon d'un entonnoir, & cette portion dilatée est appellée pharynx.

L'œsophage descend le long du col, étant placé derriere la trachée-artére, en se portant néanmoins un peu à gauche, à mesure qu'il approche de la poitrine où il entre, & se continuant le long des vertebres du dos, vient traverser la portion

charnuë du diaphragme qui lui répond, &
& se termine enfin à l'estomach.

L'œsophage est composé de plusieurs
tuniques ou membranes, de vaisseaux, tant
sanguins, nerveux, que lymphatiques.
On y rencontre aussi des grains glanduleux.

La premiere ou la plus extérieure de ces
tuniques lui est commune avec celle des
parties voisines, & semble être une continuation de la membrane qui tapisse l'intérieur de la poitrine, & que l'on nomme
la pleure. La seconde est charnuë, composée de deux plans de fibres, dont les plus
extérieures font longitudinales, & les plus
intérieures, circulaires. Cette seconde
tunique est suivie d'une troisiéme, que l'on
nomme nerveuse, elle paroît formée de
plusieurs filets tendineux qui s'entrecroifent en divers sens. Enfin la quatriéme,
communément appellée la veloutée, est
fort molasse, elle est très-poreuse & toujours enduite d'une lymphe visqueuse,
fournie par les grains glanduleux cachés
derriere. Elle forme conjointement avec
la nerveuse plusieurs plis qui suivent la
longueur de ce conduit.

L'œsophage reçoit ses artéres des carotides, de l'aorte inférieure, & des intercostales; ses veines vont se décharger

dans les jugulaires , dans l'azygos & dans la coronaire ſtomachique. Les nerfs lui viennent de la huitiéme paire.

On a vû des ſujets où l'œſophage ſe partageoit en deux portions égales, depuis la premiere vraye côte juſqu'à la ſixiéme, où ces portions ſe réüniſſoient pour ne former qu'un ſeul canal qui ſe perdoit à l'ordinaire dans l'eſtomac. *a* On en a vû auſſi où l'œſophage s'eſt trouvé conſidérablement dilaté au-deſſus du diaphragme , où il formoit une poche, laquelle alloit ſe perdre par un conduit fort étroit dans le ventricule qui ſe trouvoit dans ſon état ordinaire.

A R T I C L E I I I.

Du Ventricule.

LE ventricule, appellé communément l'eſtomac, eſt un ſac membraneux ſitué immédiatement ſous le diaphragme, dans la région épigaſtrique, entre le foye & la ratte, occupant la plus grande partie de l'hypocondre gauche.

On ne doit point être ſurpris, ſi l'eſtomac étant conſidérablement augmenté en volume, deſcend plus bas que la région

a Voyez Blaſii, Obſ. Med. rarior.

épigaftrique, & qu'il s'étende même au-
deffous de l'umbilicale, comme je l'ai dit
ci-deffus. Mais il paroît étonnant qu'à
l'occafion d'une playe faite au diaphragme, & d'une étenduë même affez médiocre, l'eftomac fe gliffe en entier dans la
poitrine; c'eft néanmoins ce que l'expérience a fait voir. *Ambroife Paré* dit avoir
trouvé *a* dans la poitrine l'eftomac, qui
avoit paffé par une playe faite au centre
nerveux du diaphragme, quoiqu'elle n'eût
guéres plus d'un pouce de longueur. *b Fabricius Hildanus* rapporte une obfervation
femblable; & ce qu'il y a encore de plus
furprenant, c'eft de rencontrer l'eftomac
dans la poitrine fans aucun veftige de
playe au diaphragme. *Riviere* dit *c* avoir
trouvé dans la partie droite de la poitrine,
l'eftomac occupant la place du lobe du
poûmon, qui manquoit de ce côté-là,
fans que la perfonne qui avoit cette fituation contre nature de ces organes, n'en
ait jamais fenti les effets, ayant joui
pendant un très-long tems de la fanté

a Voyez *Amb. Paré*, Liv. X. des playes en
particulier.

b Voyez Fabricius Hildanus, Obf. Centur.
11. Obf. XXXIII.

c Voyez Riviere, Obf. Centur. IV. Obf.
LXVII.

la plus parfaite. *Thomas Bartholin* dit *a* avoir aussi trouvé dans la poitrine l'estomac recouvert par l'épiploon. Il y a tout lieu de croire que ces deux derniers cas extraordinaires dépendoient du vice de la premiere conformation. J'ajoute un troisiéme cas extraordinaire, qui paroît aussi dépendre du vice de la premiere conformation. M. Mouton le Jeune, *b* faisant l'anatomie d'un fœtus à terme, fut très-surpris à l'ouverture du bas-ventre, de n'y point trouver l'estomac, ni la ratte, ce qui le détermina à ouvrir la poitrine, où l'estomac & la ratte se montrerent à découvert du côté gauche, occupant la place du lobe du poûmon qui manquoit de ce côté, & dont il n'y avoit aucn vestige. Ayant examiné si le diaphragme n'avoit point quelque ouverture extraordinaire, il en découvrit une qui avoit environ un pouce & demi d'étenduë, & située à côté de celle qui donne passage à l'œsophage ; il reconnut aussi qu'un lobe du foye qui étoit comme isolé dans ce sujet, se trouvant presque séparé des autres, avoit aussi

a Voyez T. Bartholin. Hist. Anat. Centur. VI. Hist. LV.

b Chir. Juré de Paris, & ancien Prévôt de sa Compagnie.

paſſé par cette ouverture. M. Courtois, *a*
qui étoit preſent à cette diſſection, m'a
dit avoir vû ce fait ſingulier, avec toutes
ces circonſtances. *b*

On doit conſidérer au ventricule, ſa figure, ſa grandeur, ſes vaiſſeaux & ſa ſubſtance. La figure du ventricule approche
aſſez de celle d'une cornemuſe, ayant un
fond, & deux orifices ; mais cette figure
s'eſt trouvée quelquefois changée ; car on
a vû l'eſtomac être partagé en deux portions, formant comme deux poches unies
par un conduit fort étroit par lequel ces
deux portions communiquoient entr'elles. *c*

Le fond eſt toute cette capacité qui ſe
trouve entre les orifices, il forme comme
deux culs-de-ſac, dont le plus conſidérable
eſt à gauche, & l'autre à droite. Des orifices, l'un eſt à gauche & ſe nomme *cardia*,
& l'autre à droite, & eſt appellé *pylore*. Le
premier répond à l'œſophage, & le ſecond
qui eſt beaucoup plus petit, répond aux inteſtins, & permet la ſortie des alimens ou
autres ſubſtances qui ſont dans le ventricule. La capacité de l'eſtomac n'eſt pas tou-

a Chir. Juré de Paris, & ancien Prévôt de ſa
Compagnie.
b Voyez Mem. de l'Ac. R. des Scien. an. 1729.
c Voyez Blaſii, Obſ. Med. rarior.

jours la même : On obferve en général qu'elle eft moindre aux femmes qu'aux hommes. On conçoit aifément que l'eftomac étant membraneux peut prêter aifément ; ainfi quoiqu'ordinairement, ce fac ne contienne guéres que cinq pintes de liqueur, on a vû néanmoins des eftomacs en contenir beaucoup plus, & même jufqu'à neuf pintes. Cet organe fe trouve très-diminué dans les perfonnes qui ont été long-tems fans manger. M. *Ruych* dit avoir trouvé l'eftomac n'avoir guéres plus d'étenduë qu'un infteftin, dans le corps d'un homme qui mourut à la fuite d'une longue abftinence des alimens.

On confidére auffi au ventricule deux faces diftinguées communément en intérieure & en poftérieure, & deux courbures ; fçavoir, une grande qui régne tout le long du fond du ventricule, en s'étendant d'un orifice à l'autre, & une petite qui s'étend auffi d'un orifice à l'autre, mais qui eft oppofée à la premiere.

Le ventricule eft fitué obliquement, & de telle maniere que fon orifice gauche eft toujours beaucoup plus élevé que celui qui eft à droit. On obferve outre cela, & principalement lorfque le ventricule eft plein, que fa grande courbure eft placée en devant, & la petite en arriére, & que fes

faces communément appellées antérieure
& postérieure, se trouvent pour lors supérieure & inférieure ; ce qui fait faire un pli
ou un coude à l'œsophage dans l'endroit
où il se joint à l'estomac.

La substance du ventricule est composée de même que celle de l'œsophage, de
plusieurs membranes ou tuniques. La
plus extérieure paroît être non seulement
la continuation du *péritoine*, mais même
du petit & du grand *épiploon*. La seconde
est *musculeuse*. Elle est faite de plusieurs
plans que l'on peut distinguer en trois ; le
plus extérieur a ses fibres longitudinales,
qui s'étendent d'un orifice à l'autre, le second plan a ses fibres plus fortes que celles
du plan extérieur. Ces fibres sont nommées circulaires, parce qu'elles embrassent toute la rondeur de l'estomac ; mais
étant examinées avec soin, on trouve
qu'elles sont plutôt des segmens de cercles qui s'unissent d'espace en espace, que
des cercles entiers ; elles forment sur le
grand cul-de-sac de ce viscére, comme
une espéce de tourbillon dont le centre est
sur le milieu du cul-de-sac. Le troisiéme
plan, dont les fibres sont obliques, se
trouve situé entre les deux premiers, & il
forme sur l'orifice supérieur du ventricule deux trousseaux particuliers en forme de

bandes, qui entourent cet orifice, en se croisant tant sur la partie antérieure que sur la postérieure. *a*

La troisiéme tunique de l'estomac est appellée *nerveuse*, elle est faite d'un tissu assez serré de plusieurs filets très-fins qui se croisent obliquement. Ces filets paroissent comme tendineux. Cette membrane soutient par sa convexité un très-grand nombre de ramifications de vaisseaux, tant sanguins, que nerveux. Quelques Auteurs font une Membrane particuliere de cet assemblage de vaisseaux, & la nomment *vasculeuse*. La tunique nerveuse a plus d'étenduë que les deux autres membranes. Aussi remarque-t'on qu'elle forme conjointement avec la derniere tunique appellée veloutée, plusieurs plis qui s'é-tendent pour la plûpart suivant la longueur de l'estomac.

La quatriéme tunique de l'estomac est appellée veloutée, parce qu'étant vûë dans l'eau, elle paroît avoir quelque ressemblance au velour. On l'a aussi nommée tunique fongeuse, elle est faite de plusieurs filamens comme un cotton très-fin. On y découvre un grand nombre de petits trous qui répondent à autant de pe-

a Voyez là-dessus M. Helvétius, Memoires de l'Académie Royale des Sciences, ann. 1718.

tites glandes cachées derriere, qui fournissent la lymphe *stomacale*, ou le *suc gastri-
que*. Ces glandes se découvrent plus aisément dans l'estomac du porc , que dans
celui de l'homme ; on ne laisse pas néanmoins de les découvrir dans ce dernier,
plus aisement à la vérité dans certains sujets que dans d'autres. Ces deux membranes forment aussi à l'endroit du Pylore un
repli particulier que l'on nomme communément la valvule du Pylore, & dont la
figure approche de la circulaire : Elle
laisse dans son milieu une ouverture pour
la sortie des alimens ou autres substances
qui sont dans l'estomac,

Il ne reste plus à remarquer dans le ventricule , que ses vaisseaux , qui sont de trois
sortes , sanguins , nerveux & lymphatiques. Quant aux sanguins , les artéres
sont fournies à ce viscere par le tronc
cœliaque , il en reçoit aussi quelquefois
de la Méfenterique supérieure ; les veines
vont se rendre à la veine porte. Tous ces
vaisseaux ont des noms particuliers qu'ils
tirent ou de la partie de l'estomac à laquelle ils se distribuent , ou de leur peu
de longueur, comme ceux que l'on nomme *Vasa brevia*, vaisseaux courts.

Les nerfs lui font fournis par la huitiéme paire. Ces nerfs se distribuent en plus

grande quantité à l'orifice ſupérieur, que dans le reſte de ſon étenduë ; d'où vient que les moindres impreſſions y ſont très-douloureuſes. Les veines lymphatiques vont ſe décharger dans le réſervoir du Chyle.

A R T I C L E IV.

Des Inteſtins.

LE conduit qui s'étend depuis le ventricule juſqu'à l'anus, comprend tous les inteſtins , vulgairement appellés les *boyaux* ; on les a diſtingués, eu égard à leur différente capacité , en gréles, & en gros. Les gréles ſont au nombre de trois, nommés *duodenum* , *jejunum* , & *ileum* : Les gros ſont en pareil nombre, appellés *cæcum*, *colon*, & *rectum*.

Tous les inteſtins , excepté le *duodenum* , ſont attachés à un corps membraneux appellé *méſentére* , qu'on a diſtingué en deux parties. On a nommé *méſe-ræon* la portion du *méſentere* qui attache les inteſtins gréles, & on a donné le nom de *méſocolon* à celle qui attache les gros inteſtins.

Le méſentere eſt compoſé de deux lames , entre leſquelles ſe trouvent un tiſſu

cellulaire , un grand nombre de vaiffeaux, & enfin plufieurs glandes conglobées.

Les vaiffeaux qui fe diftribuent au méfentere , & par fon moyen aux inteftins,
font des artéres , des veines tant fanguines , que lymphatiques , & laétées, &
enfin des nerfs. Ces vaiffeaux rampent entre les deux membranes dont le Méfentere eft compofé. Les artéres viennent de
l'aorte inférieure. On les nomme méfen-
teriques , de même que les veines , qui
vont fe décharger dans la veine-porte ;
les nerfs lui font fournis par la huitiéme
paire & l'inter-coftal. Je parlerai ailleurs
des veines lymphatiques & des laétées, de
même que des glandes conglobées.

Le méfentere eft formé par un repli
particulier du péritoine. Sa portion nommée *Méféræon* eft attachée aux vertebres
fupérieures des lombes ; elle defcend o-
bliquement en s'approchant des inteftins
gréles, aufquels elle fe termine, & de telle
maniere que les deux lames qui la compofent, fe féparent pour embraffer ces inteftins. Cette portion du méfentere forme plufieurs plis dans fa circonférence ,
& par ce moyen il contient dans un petit
efpace une longueur plus confidérable
d'inteftins.

La portion du méfentere appellée *méfo-colon* paroît n'être qu'un allongement de la premiere. Le *méfocolon* commence vers la fin de l'*ileum*, d'où fe portant de droit à gauche, il va gagner le *colon*, auquel il s'attache dans toute fon étenduë, & fe continuant meme jufqu'au baffin, il s'attache auffi au *rectum*. Quelques-uns nomment cette derniere portion *méfo-rectum*.

Les inteftins font compofés de plufieurs tuniques ou membranes, de vaiffeaux fanguins, nerveux & lymphatiques ; on y découvre auffi un grand nombre de glandes conglomérées.

Il y a plufieurs tuniques aux inteftins, arrangées de même que celles du ventricule; fçavoir, une membraneufe, une charnuë, une nerveufe & une veloutée, aufquelles quelques anatomiftes en ajoûtent deux autres, qu'ils nomment cellulaire & vafculeufe. L'arragement de toutes ces tuniques eft tel, que la membraneufe eft la premiere ou la plus extérieure, la cellulaire la feconde, la charnuë la troifiéme, la vafculeufe la quatriéme, la nerveufe la cinquiéme, & la veloutee la fixiéme.

La premiere tunique des inteftins ou la plus extérieure, eft une expenfion du méfentere. On doit donc concevoir que le méfentere fe termine dans toute fa circonférence par un tuyau membraneux qui loge le conduit inteſtinal. Au deſſous de cette tunique on trouve un tiſſu cellulaire, chargé quelquefois de beaucoup de graiſſe dans certains ſujets.

La ſeconde tunique eſt charnuë, compoſée de deux plans de fibres. Les plus extérieures ſont longitudinales, & les plus intérieures circulaires ; celles-ci ſont plus remarquables que les premieres. On obſerve ſous la tunique charnuë un réſeau merveilleux, formé par les ramifications d'un grand nombre de vaiſſeaux, tant ſanguins, nerveux, que lymphatiques. C'eſt de ce réſeau que quelques-uns ont fait une membrane particuliere qu'ils ont nommée *vaſculeuſe*.

La troiſiéme tunique eſt appellée nerveuſe : elle ſe trouve compoſée de même que celle du ventricule de pluſieurs filets blancs qui paroiſſent tendineux, & qui ſe croiſent obliquement les uns les autres.

La quatriéme eſt nommée veloutée, par le rapport qu'on a cru y trouver avec du velours. *M Helvétius* a découvert ſur cette membrane, par le moyen de la macération un très-grand nombre de mammelons ſpongieux, dont la plûpart ſe trouvent applatis. Ces deux membranes ont plus de longueur que les premieres ; auſſi forment-elles dans la cavité des inteſtins gréles , & principalement dans celle du *duodenum*, & du *jejunum*, pluſieurs replis , dont la figure approche de celle d'un croiſ-fant. Ces différens replis ſont nommés valvules *conniventes*.

Le premier des inteſtins gréles eſt nom-mé *duodenum* , à raiſon de ſa longueur, qui eſt environ de douze travers de doigt. Cet inteſtin commence au pylore, & ſe termine ſur le corps de la deuxiéme verte-bre des lombes, où commence le *jejunum*. Le *duodenum* forme dans ſa route. trois contours différens. On remarque dans ſa cavité les orifices d'un grand nombre de petites glandes , communément appellées les glandes de *Brunnerus*. On y découvre auſſi à quatre travers de doigt environ du pylore, l'embouchure des conduits cho-lidoque & pancréatique, qui pour l'ordi-naire eſt commune à ces deux conduits. Cet inteſtin a une artére & une veine par-ticuliere appellées *duodenales* ; l'artere vient de la cœliaque , & la veine ſe dé-charge dans le tronc de la veine-porte. Le *duodenum* n'eſt point attaché comme les autres au *méſerœon* ; il eſt renfermé dans un eſpace triangulaire que le *méſocolon* forme dans cet endroit.

Le ſecond des inteſtins gréles eſt nommé *jejunum*, parce que le plus ſouvent on le trouve vuide; il occupe la région umbilicale & moyenne. On y remarque intérieurement pluſieurs valvules conniventes, & en différens endroits des paquets de glandes appellés les glandes de *Peyer*. Cet inteſtin a un plus grand nombre de vaiſſeaux ſanguins que les autres, d'où vient que ſa couleur eſt plus rouge.

Le troiſiéme des inteſtins gréles eſt nommé *ileum*; celui-ci occupe les régions iliaques, & même une partie du baſſin. On trouve dans le commencement de cet inteſtin beaucoup de valvules conniventes : elles deviennent enſuite moins fréquentes, & vers ſa fin il ne s'en rencontre aucune, mais ſeulement quelques plis ou rides longitudinales. On trouve auſſi dans la cavité de cet inteſtin, & principalement dans ſa fin, pluſieurs paquets de glandes de *Peyer*. Cet inteſtin eſt le plus long des trois gréles.

On eſt fort partagé ſur l'endroit où l'on doit en fixer le commencement. Quelques-uns n'ayant égard qu'à la couleur du *jejunum*, qui eſt plus rouge que celle de l'*ileum*, prennent pour le commencement de l'*ileum* la portion du conduit qui eſt la moins rouge. D'autres n'ayant égard qu'à la ſituation de ces inteſtins, donnent le nom de *jejunum* à la portion du conduit qui eſt ſituée principalement dans la région umbilicale, & appellent *ileum* la portion reſtante qui occupe principalement les régions iliaques.

L'inteſtin *ileum* ſe porte un peu obliquement de gauche à droite, pour ſe terminer dans le premier des gros, appellé *cœcum*.

Le *cœcum* eſt une poche ronde en forme de cul-de-ſac, qui ſe remarque à la fin de l'*ileum*, & au commencement du *colon*; ſa longueur & ſa largeur ſont à peu pres de trois ou quatre travers de doigt. Cette poche eſt ſituée au côté droit, immédiatement au-deſſus de l'os des iles, & ſe trouve attachée au moyen du péritoine à la partie inférieure du rein du même côté.

L'inteſtin *ileum* s'ouvre dans la partie ſupérieure du *cœcum*, où commence préciſément le colon. On remarque à l'embouchure de l'*ileum* deux replis formés par le *cœcum*, par le *colon*, & par l'*ileum*, qui s'inſinuë entre deux, où il eſt retenu non ſeulement par ſa membrane externe, mais encore par le premier plan de ſa tunique charnuë; ces deux replis compoſent ce que l'on nomme communément la valvule du *colon*, laquelle empêche que les matieres qui ſont dans les gros inteſtins ne reviennent dans les gréles.

On obſerve dans le *cœcum*, outre la valvule dont je viens de parler, l'orifice d'un conduit membraneux, qui peut à peine recevoir dans ſa cavité le tuyau d'une moyenne plume à écrire. Ce conduit, dont la longueur eſt d'environ cinq à ſix travers de doig, doit être regardé comme une continuation du *cœcum* même. On le nomme communément l'appendice vermiforme du *cœcum*; elle eſt attachée ſuivant ſa longueur à une membrane qui lui tient lieu de méſentére. La membrane interne de cette appendice ſe trouve percée d'une infinité de petits trous qui répondent à autant de petites glandes.

Il eſt fait mention dans un recueil d'obſervations * d'un inteſtin *cœcum* ſurnuméraire; on ne dit rien de ſa ſtructure particuliere, on ajoute ſeulement qu'il étoit attaché au *jejunum*: Il y a apparence que ce *cœcum* n'étoit autre qu'un appendice, ou eſpéce de cul-de-ſac allongé, comme on en trouve quelquefois, quoiqu'aſſez rarement, qui ſe détachent de l'inteſtin *ileum*, ou du *jejunum*. Leur compoſition paroît la même que celle de l'in

* Voyez Miſcell. Medico Phyſica Acad. Nat. curioſ. German. Paris 1672. Obſ. XXIX.

teſtin avec lequel ces appendices communiquent ; on pourroit les nommer appendices digitales, à raiſon de leur figure, qui a quelque rapport à celle d'un doigt de gand, ayant dans leur commencement une eſpéce de valvule.

Le *colon* eſt le ſecond des gros inteſtins ; il commence au *cœcum*, vis-à-vis le rein droit, & s'attache aux membranes qui le recouvrent ; il monte enſuite ſous la partie concave du foye, touche à la véſicule, qui lui communique la couleur de la bile qu'elle contient, continuë ſon chemin le long de la partie inférieure de l'eſtomac, & s'avance juſqu'à la ratte, à laquelle il s'attache auſſi par le moyen de l'*épiploon*. La portion du *colon* qui paſſe transverſalement dans la région épigaſtrique, ſe nomme l'arc du *colon* ; c'eſt principalement à cette portion du *colon* que s'attache l'*épiploon*. Le *colon* deſcend enſuite ſur le rein gauche en ſe joignant aux membranes qui le recouvrent, & vient gagner la partie inférieure de l'os des iles, d'où il remonte en ſe portant un peu à droit, & forme dans ce trajet deux contours aſſez ſemblables à ceux d'une S Romaine, & il ſe termine enfin au *rectum*. La portion de cet inteſtin compriſe depuis le rein gauche juſqu'au *rectum*, a le plus ſouvent moins de largeur que le reſte de ſon étenduë.

On découvre ſur la ſurface de cet inteſtin des appendices graiſſeuſes, qui ſont plus ou moins conſidérables ſuivant l'embonpoint du ſujet. On voit auſſi trois bandes ligamenteuſes qui régnent ſur ſa longueur, auſſi bien que ſur le *cœcum*. Ces bandes ſemblent tirer leurs principes de l'appendice même du *cœcum*, où elles ſe réuniſſent; elles ſont charnuës, & tiennent lieu de fibres longitudinales au *cœcum* & au *colon*; elles ſont attachées à ces deux inteſtins de telle maniere, qu'elles ſemblent les froncer, c'eſt-à-dire, qu'elles leur font faire d'eſpace en eſpace pluſieurs replis qui ſe portent du côté de l'intérieur de ces inteſtins, & y forment autant d'eſpeces de valvules en forme de croiſſant, qui ne s'étendent que d'une bande à l'autre. On découvre dans l'intérieur de ces inteſtins des glandes qui ſont de la même nature que celles des inteſtins gréles: elles n'en différent ſeulement qu'en ce qu'elles ne ſont point par paquets, mais une à une, c'eſt pourquoi on les nomme *ſolitaires*.

Le dernier des gros inteſtins eſt appellé *rectum*, il commence à la fin du *colon*, vis-à-vis la derniere vertebre des lombes, defcend le long de l'os *facrum* & du *coc-cyx*, & s'avance même environ un pouce au-delà, fans faire aucune circonvolution. Les membranes de cet inteftin font plus épaiffes que celles d'aucun autre; on n'y remarque point de valvules, mais feule-ment quelques rides. On découvre fur la fin de cet inteftin plufieurs ouvertures ou lacunes, lefquelles répondent à autant de glandes, qui fourniffent une humeur pro-pre à adoucir les acretés & les froiffemens que pourroient caufer les excrémens en-durcis. On y voit auffi plufieurs petits replis fémi-lunaires.

La largeur du *rectum* eft de trois travers de doigt; on le trouve quelquefois même plus large, cela dépend du long féjour que les excrémens ont fait dans fa cavité. Les connexions de cet inteftin font avec l'os *facrum* & le *coccyx*, & outre cela dans l'homme avec la veffie, la glande proftate, & les véficules féminales, & dans la femme avec le conduit nommé Vagin. Cet inteftin eft entouré de beaucoup de graiffe, & principalement dans fon extré-mité; & c'eft cette extrémité qui forme l'*anus*, auquel on confidére trois mufcles particuliers Le premier, qui eft le plus confidérable des trois, fe nomme le fphinc-ter de l'*anus*. Ce mufcle embraffe l'extré-

mité

mité du *rectum*, l'espace d'environ trois travers de doigt, & s'avance même un bon pouce au-delà de la fin de cet intestin, pour s'attacher à la peau qui fait le tour de l'*anus*. Ce muscle en agiffant ferme exactement l'extrémité du *rectum*, & s'oppofe à la fortie continuelle des excrémens. Il a fes attaches fixes à la partie interne du *coccyx*, & fe partage enfuite en deux portions qui embraffent l'extrémité du *rectum*, & viennent communiquer dans l'homme avec les mufcles du conduit de la veffie, nommés accélérateurs, & dans la femme avec ceux qui embraffent le commencement du vagin. Les fibres de ce mufcle fe confondent avec les circulaires de la membrane charnuë du *rectum*.

Plufieurs Anatomiftes font deux mufcles, des deux portions du fphincter de l'anus, nommant fphincter extérieur, ou cutané, la portion qui s'attache à la peau qui fait le tour de l'anus ; & fphincter intérieur, ou inteftinal, celui qui embraffe l'extrémité du *rectum*. La figure du premier eft ovale, fe trouvant attaché par fa partie fupérieure à l'extrémité du *coccyx*, au moyen d'une appendice en partie charnuë & tendineufe, & par l'inférieure auffi par une appendice femblable à la peau du périnée.

II. Partie. D

74 Les deux autres muſcles de l'*anus* ſont nommés ſes releveurs; ils ont leurs attaches fixes de chaque côté par un principe aſſez large, non-ſeulement à la partie interne & ſupérieure de l'os *pubis*, mais même à la partie interne de l'*ilium*, un peu au-deſſus de l'endroit où il ſe joint avec l'*iſchion*, & enfin à l'épine de ce dernier. Les fibres de ce muſcle ſe rapprochent en maniere de rayon de la circonférence vers le centre, en ſe portant vers la partie poſtérieure du *rectum* qu'elles embraſſent en ſe confondant avec celles de ſon ſphincter. Les fibres des muſcles releveurs embraſſent auſſi dans l'homme le col de la veſſie, les glandes proſtates ſupérieures, & les véſicules ſéminales; & dans la femme le vagin.

Le principal uſage des muſcles releveurs eſt de ſoutenir le fondement ou l'extrémité du *rectum* pendant que l'on va à la ſelle.

A R T I C L E V.

Des Routes du Chyle.

S I l'on ouvre un chien vivant, ou récemment tué, deux ou trois heures après l'avoir fait manger, on découvre ſur la ſurface des inteſtins, mais principalement des gréles, un grand nombre de petits vaiſſeaux blancs, appellés veines lactées, qui ſe gliſſent entre les deux membranes du méſentére, communiquent les uns avec les autres, & s'avancent vers un corps glanduleux placé dans ſon milieu, & que l'on appelle le pancréas d'*Aſellius*, du nom de celui qui découvrit les veines lactées en l'année 1622. C'eſt dans ce corps glanduleux que les veines lactées viennent ſe rendre, & on voit naître de ſa ſubſtance d'autres veines lactées, qui ne différent des premieres, qu'en ce qu'elles paroiſſent être en plus petit nombre, & d'un volume un peu plus conſidérable. On les a nommées ſecondaires, pour les diſtinguer des premieres, qui ſe portent des inteſtins dans le pancréas d'*Aſellius*.

Les veines lactées ſecondaires vont ſe décharger dans une poche membraneuſe & cellulaire, qui eſt placée pour l'ordinaire ſur le corps de la premiere vertebre des lombes, & cachée en partie par l'appendice droite du diaphragme. On nomme cette poche le réſervoir du chyle, ou le réſervoir de *Pecquet*, célébre Anatomiſte François, qui en fit la découverte en l'année 1651.

On voit ſortir de la partie ſupérieure de ce réſervoir un vaiſſean blanc, &

quelquefois deux qui se réunissent le plus souvent à trois travers de doigt environ de leur origine, pour ne former ensemble qu'un même conduit, appellé thorachique, qui s'avance antérieurement le long des vertébres du dos, placé entre l'aorte inférieure, & la veine appellée *azygos*; & étant parvenu environ à la cinquiéme vertebre du dos, ce conduit, qui auparavant s'avançoit le long du milieu du corps de ces vertebres, se détourne un peu à gauche pour venir se décharger dans une grosse veine, nommée, à raison de sa situation, *soûclaviere* gauche.

Les veines lactées, le réservoir & le conduit thorachique se découvrent dans l'homme, de même que dans le chien, mais il faut pour cela qu'il ait pris des alimens trois ou quatre heures avant sa mort. On regarde comme une condition essentielle pour voir ces vaisseaux, d'ouvrir le sujet immédiatement après la mort; cependant je les ai vûs & démontrés deux fois dans l'homme trois jours après la mort.

Les veines lactées ne se découvrent pas seulement sur les intestins gréles; on en trouve aussi sur les gros, c'est-à-dire, sur le *cœcum* & le *colon*, & c'est par le moyen de ces dernieres que l'on explique comment il eſt poſſible de nourrir pendant pluſieurs jours , quelquefois même un mois, les malades par le ſecours ſeul des lavemens nourriſſans.

On obſerve dans l'homme que les glandes du méſentére ſe trouvent parſemées dans toute ſon étenduë, au lieu d'être raſſemblées en un ſeul corps, comme elles le font dans le chien.

On remarque auſſi que le conduit thorachique fait dans certains ſujets pluſieurs contours ſur lui-même, ce qui augmente de beaucoup la longueur de ce conduit.

Les veines lactées & le canal thorachique ont intérieurement pluſieurs valvules, qui ſont diſpoſées de maniere qu'elles s'oppoſent au retour du chyle, qui des inteſtins ſe porte au réſervoir, de-là dans le canal thorachique, & enfin dans la veine ſoûclaviere gauche. Il ſe trouve auſſi à l'embouchure du conduit thorachique dans la veine ſoûclaviere, une valvule qui a dans le chien la forme d'un croiſſant, dont la partie convexe eſt tournée du côté de l'aiſſelle, & la partie concave du côté oppoſé. On voit par la diſpoſition de cette valvule qu'elle permet au chyle d'entrer dans la veine ſoûclaviere, & empêche en même tems que ſon cours ne ſoit interrompu par le paſſage du ſang dans cette veine.

D iij

La figure de cette valvule n'eſt pas auſſi aiſée à déterminer dans l'homme, à raiſon de ſon peu d'étenduë, l'orifice du conduit thorachique ſe trouvant très-petit. *Adolphe Vedelius* prétend qu'il y ait deux valvules placées vis-à-vis l'une l'autre. M. du *Vernoy*, Membre de l'Académie de Petersbourg, aſſure qu'il y en a une d'une figure différente des autres valvules, approchant néanmoins de la circulaire. On a vû des ſujets où le canal thorachique & le réſervoir ſe ſont trouvés doubles, un de chaque côté.

On obſerve dans l'homme que le conduit thorachique paſſe derriere la veine ſoûclaviere gauche, en faiſant une eſpéce d'arcade, & ſe portant enſuite de derriere en devant, & un peu de haut en bas, il vient ſe décharger dans cette veine immédiatement au côté extérieur de la jugulaire interne.

Les veines lactées, tant premieres que ſecondaires, ſont autant de vaiſſeaux lymphatiques, c'eſt-à-dire, qu'elles reçoivent en tout tems la lymphe qui revient des inteſtins & du méſentére, & après la digeſtion elles reçoivent auſſi le chyle, qui ſe mêlant à la lymphe qu'il rencontre dans ces vaiſſeaux, en devient plus fluide, & par conſéquent plus propre à couler vers le réſervoir.

Le réservoir ne reçoit pas feulement la lymphe & le chyle, qui lui viennent des veines lactées, il reçoit auffi toute la lymphe qui eft apportée par les veines lymphatiques des extrémités inférieures , & par celles des vifcéres du bas-ventre; & le réfervoir s'en décharge enfuite dans le canal thorachique.

De la digestion des Alimens.

Les pertes continuelles que notre corps fouffre, tant par l'infenfible tranfpiration , que par les autres évacuations, nous mettent dans la néceffité de chercher dans les alimens dequoi les réparer. Nous allons examiner les préparations que les alimens reçoivent pour opérer ce remplacement : on peut réduire ces préparations à trois principales. La premiere fe fait dans la bouche, la feconde dans le ventricule, & la troifiéme dans le premier des inteftins gréles.

Les alimens font divifés dans la bouche pendant la maftication, tant par l'action des dents, que par leur mêlange avec la falive ; ils paffent enfuite dans le pharynx , où la langue, en s'élevant & fe portant en arriere, les oblige d'entrer ; par ce mouvement l'*épiglotte* eft abaiffée, & la *glotte* fermée.

La cloiſon du palais, ou le voile du palais, empêche en s'élevant que les alimens n'entrent dans les foſſes naſales, & la luette fait paſſer ſur les côtés ceux qui ſe portent directement vers la *glotte*.

Les alimens qui ont été pouſſés dans le pharynx, ſont obligés de ſuivre la route de l'œſophage, d'où ils deſcendent dans l'eſtomac, & cela moins par leur propre poids, que par les compreſſions ſucceſſives qu'ils reçoivent, tant de la part du muſcle *œſophagien*, qui eſt au commencement de ce conduit, que par les fibres circulaires de ſa tunique charnuë.

Les alimens ayant ſéjourné quelque tems dans le ventricule, y ſont réduits en une pâte molle, de couleur griſâtre, & dont le goût & l'odeur tire ordinairement ſur l'aigre.

L'opinion la plus généralement reçuë ſur la cauſe de ce changement, eſt celle où l'on prétend qu'il dépend non-ſeulement de la ſalive qui coule continuellement par l'œſophage, mais encore de la liqueur gaſtrique fournie par les glandes de l'eſtomac : l'expérience prouve que ces liqueurs ne ſont pas ſimplement aqueuſes, mais chargées de parties actives & pénétrantes, dont l'action ne ſe borne pas aux molecules, ou parties intégrantes des alimens ; el le s'étend encore plus loin, & va jufqu'aux parties effentielles , ou principes mêmes qui les compofent , & dont elle change l'arrangement naturel. Par cette décompofition les alimens changent de nature, & ne font plus après la digeftion ce qu'ils étoient auparavant. On ajoute que l'action de cès liqueurs a befoin d'être fecondée de la contraction douce des fibres charnues du ventricule , & de l'action fucceffive du diaphragme , & des mufcles du bas-ventre.

A mefure que la divifion des alimens augmente dans le ventricule , ce qui s'y trouve de plus atténué s'en échappe par le pylore , pour entrer dans le *duodenum.* La fortie des alimens par le pylore , fe trouve favorifée par la fituation oblique de l'eftomac, & par la douce contraction de fa tunique charnuë.

Cette pâte molle & grisâtre, en laquelle je viens de dire que les alimens font changés dans l'eftomac , étant dans le *duodenum*, s'y mêle avec la bile , le fuc inteftinal, & le pancréatique, qu'elle y trouve, par ce mélange elle acquiert une nouvelle perfection, elle devient blanche, douce, liquide, & étant preffée par le mouvement vermiculaire des inteftins, & roulant lentement dans leur cavité à caufe des val-

D v

vules, que j'ai dit s'y rencontrer, elle laisse échapper dans les orifices des veines lactées, ce qu'elle contient de plus subtil & de plus épuré ; sçavoir, le chyle, qui doit servir à réparer ce que nous perdons par les évacuations.

On conçoit aisément que la matiere de la nourriture, ou cette pâte alimentaire, ayant parcouru toute l'étenduë des intestins gréles, & s'étant dépouillée dans tout ce chemin, de ce qu'elle contenoit de plus fluide & de plus épuré, elle doit devenir plus épaisse à mesure qu'elle passe dans les gros intestins ; ce n'est plus alors qu'une matiere grossiere que l'on peut regarder comme le marc des alimens, & qui laisse échapper dans les veines lactées qui répondent au *cœcum* & au *colon*, le peu de chyle qui lui reste. La valvule qui est au commencement du *colon*, empêche cette matiere grossiere de rentrer dans les intestins gréles, & la longueur, la courbure, & les cellules de cet intestin lui permettent de s'y amasser en quantité, afin qu'on ne soit pas obligé d'aller trop fréquemment à la selle. Quant à la lymphe fournie par les glandes solitaires des gros intestins, elle facilite le passage de cette matiere grossiere dans leur cavité, & le *sphincter*, que j'ai dit fermer l'extrêmité du *rectum*, em-

pêche qu'elle ne s'évacuë continuellement ; en effet, elle ne s'échappe que lorfque ce reffort fe trouve forcé , non feulement par le poids des excrémens, mais plus
encore par la contraction de la tunique
charnuë du *rectum*, jointe à celle des mufcles du bas-ventre & du diaphragme.

Le chyle, que j'ai dit être fourni par la
matiere alimentaire dans les veines lactées, s'infinuë dans les orifices de ces vaiffeaux qui répondent , fuivant M. *Helvetius* , dans les mammelons fpongieux de
la tunique veloutée, ou bien au bord flo-
tant des valvules conniventes , felon les
obfervations de M. *du Vernoy* , & continuant fa route dans ces vaiffeaux , il va fe
rendre dans les glandes conglobées répanduës dans toute l'étenduë du méfentére ; & ayant traverfé ces glandes, il enfile la route des veines lactées fecondai-
res, pour fe décharger dans le réfervoir de
Pecquet , & dans le canal thorachique,
& fe rendre enfin dans la veine foûclaviere, où s'étant mêlé avec le fang qui y
circule, & circulant avec lui, il en acquiert
peu à peu le caractére & les proprietés ; en
un mot, fe convertit en véritable fang. Ce
fang , après plufieurs circulations réïterées , doit changer encore de nature , &
former les différentes humeurs qui s'en

ſéparent, je veux dire, la lymphe nourri-
ciere, la bile, la ſalive, &c.

On concevra aiſément la cauſe qui fait
avancer le chyle depuis les inteſtins, juſqu'à la veine ſoûclaviere, lorſqu'on fera
attention, 1°. Que tous les vaiſſeaux qu'il
parcourt dans cette route, ſont munis d'eſpace en eſpace de valvules, ou ſoupapes,
dont la ſtructure favoriſe le tranſport de
cette liqueur vers cette veine. 2°. Que ces
vaiſſeaux ſont avoiſinés par des organes,
qui font ſur leurs parois des compreſſions
légeres, mais réïterées ; tels ſont les artéres méſentériques, par rapport aux veines lactées ; & l'aorte, par rapport au
canal thorachique, & au réſervoir ; à
quoi on doit ajouter le diaphragme, qui
comprime à chaque inſpiration le réſervoir, ſans compter l'action des muſcles
du bas-ventre, dont on ſçait que les con-
tractions ſuccédent à celles du diaphragme, ſi l'on en excepte le tems des efforts,
comme je l'ai dit ailleurs. On doit obſerver enfin que les vaiſſeaux lactés ne ſont
jamais vuides, la lymphe y paſſant toujours, ſoit avec le chyle, ſoit qu'il n'y en
ait point.

Avant que d'examiner la ſtructure des
viſcéres, où ſe font les ſécrétions des
différentes humeurs qui concourent au

maintien de l'œconomie animale, je crois devoir dire ici un mot des sécrétions en général.

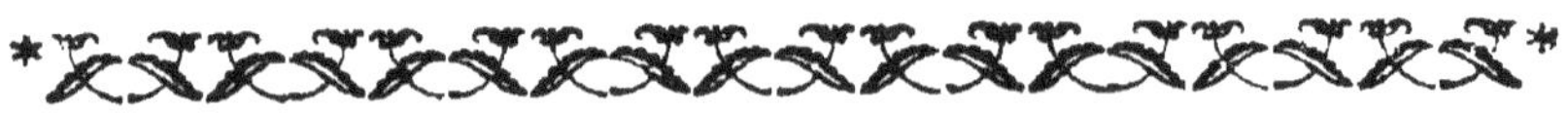

CHAPITRE IV.

Des Sécrétions en général.

LE Sang n'est pas seulement composé de sa partie rouge, de sa partie lymphatique, & de sa sérosité, il y a encore plusieurs humeurs qui s'y trouvent confonduës. Ces différentes humeurs s'en séparent par des organes particuliers appellés *glandes*, & la séparation de ces liqueurs d'avec le reste du sang , a été nommé *sécrétion*.

Les *sécrétions* supposent deux conditions, l'une de la part du sang , & l'autre de la part de l'organe.

Plusieurs habiles physiciens pensent que toutes les humeurs sont formellement contenuës dans le sang , & selon quelques-uns, elles doivent leur production principalement à ce mouvement du sang , qu'ils appellent mouvement de *fermentation*. Il est donc nécessaire, pour que ces humeurs soient fournies par le sang, que ce mouvement, de même que les autres qu'ils y reconnoiſſent ; ſçavoir , celui de *fluidité* , & celui de *truſion*, ou le *progreſſif*, ſoient bien reglés.

A l'égard des organes appellés glandes, nous en avons reconnu de deux ſortes avec pluſieurs Anatomiſtes, les unes *conglomé-rées*, & les autres *conglobées* : celles-ci n'ont d'autre uſage, que celui de recevoir & de perfectionner la lymphe, en atténuant ſes parties ; telles ſont les *glandes* des *aiſſelles*, des *aînes*, &c. Il y a auſſi des *glandes con-globées* , qui outre la lymphe qui leur eſt apportée par les veines lymphatiques des parties voiſines , reçoivent encore le *chyle* après la digeſtion des alimens , pour le perfectionner auſſi ; telles ſont les glandes du *méſentere*.

Les glandes *conglomérées* ſont deſtinées à ſéparer du ſang les différentes humeurs qui s'y trouvent confonduës ; comme le *foye*, qui ſépare la *bile* ; les *parotides*, qui ſéparent une partie de la *ſalive* ; les *reins*, qui ſéparent l'*urine*, &c.

Pour concevoir de quelle maniere les glandes *conglomérées* ſont capables de ſé-parer ces différentes liqueurs , on doit les conſidérer, avec pluſieurs Phyſiciens cé-lébres, comme autant de pelotons formés principalement de pluſieurs vaiſſeaux particuliers, appellés *ſécrétoires* , & *excré-*

toires, & d'un grand nombre de nerfs ,
d'artéres & de veines , tant fanguines ,
que lymphatiques. On doit obferver en
même tems, 1°· Que les artéres fanguines
& les lymphatiques, font continuës avec
les veines de même genre , c'eft-à-dire,
que les artéres fanguines font continuës
aux veines fanguines , & les artéres lymphatiques aux veines lymphatiques. 2°· Que
le vaiffeau fécrétoire prend fon origine à
l'endroit de l'union de l'artére lymphatique avec la veine de même nom. Enfin ,
que l'artére lymphatique prend naiffance
des artéres capillaires - fanguines. M.
Winflow * dit avoir obfervé que le vaiffeau
fécrétoire, qui fait la plus grande partie
du tiffu de la *glande*, eft garni intérieurement d'un velouté , ou plûtôt d'une efpece de *duvet* ou de *bourre* , que l'on exprime mieux par ce mot Latin *tomentum*,
& que ce *duvet* eft coloré différemment ,
fuivant la nature de la liqueur qui doit
être féparée dans les *glandes*. Si l'on fuppofe avec cet habile Anatomifte, 1°· Que
le *duvet* du vaiffeau *fécrétoire* eft pénétré ou imbu dès la premiere conformation d'autant d'humeurs différentes qu'il
y a de glandes. 2°· Que l'on faffe atten-

---

* Voyez Mémoires de l'Académie des Sciences , année 1711.

tion qu'un morceau de papier gris, qui n'eſt qu'un amas de filamens ſerrés les uns contre les autres, étant une fois imbibé d'huile ou d'eau, ne laiſſe couler à travers ſon tiſſu que la liqueur ſemblable à celle dont il a été pénétré, de même qu'un morceau de drap imbu d'huile étant plongé dans un vaiſſeau plein d'un mélange d'huile & d'eau, ne laiſſe paſſer, au travers de ſon tiſſu, que les parties de l'huile, ſans ſe laiſſer pénétrer par celles de l'eau. De-là on pourra, ce ſemble, ſe former quelque idée de la maniere dont les humeurs ſe ſéparent au travers du vaiſſeau ſécrétoire de la glande. En effet, le rapport de ſtructure qui paroît ſe trouver en général entre le tiſſu filamenteux qui compoſe la ſubſtance du papier gris, ou du drap, & celui du *duvet* qui remplit la cavité du vaiſſeau *ſécrétoire* ; ce rapport, dis-je, doit faire préſumer que la même méchanique ſe paſſe dans les glandes & dans le papier gris, ou le morceau de drap, & que la même cauſe qui empêche l'eau de traverſer le papier, ou le drap déja imbu d'huile, fera que des différentes liqueurs confonduës dans la maſſe du ſang, qui arriveront à l'orifice du vaiſſeau *ſécrétoire*, il n'y aura que celle qui ſera *analogue*, *homogène*, ou ſemblable à l'humeur dont le *duvet* ſera imbu dès la premiere conformation qui y entrera.

On doit donc concevoir que le fang chargé de différentes humeurs qui doivent fe féparer par les *glandes*, étant porté dans ces *organes* par l'artére fanguine, fournira dans l'artére lymphatique qui lui eft continuë, une partie de la lymphe qu'il contient, laquelle étant chargée des differentes humeurs qui doivent fe féparer, laiffera échapper dans l'orifice du vaiffeau *fécrétoire* l'humeur analogue à celle dont le *duvet* fe trouvera imbu, pendant que les autres humeurs, qui n'auront aucun rapport avec celle-ci, fuivront la route de la veine lymphatique, qui s'en déchargera enfuite dans la maffe du fang, pour qu'elles foient tranfmifes dans les glandes qui doivent les féparer.

La liqueur qui s'eft introduite dans le vaiffeau *fécrétoire*, continue à coulerdans fes differentes ramifications, & vient gagner le vaiffeau *excrétoire*. Il arrive quelquefois que le vaiffeau *fécretoire* ne répond à aucun vaiffeau *excrétoire*, & il dépofe pour lors la liqueur qu'il contient dans des réfervoirs particuliers en forme de *véficules*, comme il fe remarque à l'égard des glandes de l'*eftomac*, des *inteftins*, &c. Quelques-uns penfent que le vaiffeau *fé-*

crétoire prend naiſſance dans la courbure
que l'artére ſanguine forme en s'uniſſant
avec la veine ſanguine ; mais, comme le
remarque M. *Helvetius*, une liqueur pour
ſe filtrer conſtamment par un même vaiſſeau, paroît avoir beſoin d'un mouvenrent
doux & paiſible, ce qui n'arriveroit point
ſi le vaiſſeau *ſécrétoire* tiroit ſon origine
des vaiſſeaux ſanguins.

Les humeurs ſéparées par les glandes
conglomérées, ſont diſtinguées en trois
claſſes. On a donné aux humeurs de la
premiere claſſe, le nom de *récrémens*, ou
d'humeurs *récrémentielles*. Ce ſont celles
qui ayant été une fois ſéparées de la maſſe
du ſang, s'y remêlent de nouveau pour
différens uſages ; tels ſont le ſuc huileux
renfermé dans les cellules de la moëlle,
la liqueur du péricarde, celle des ventricules du cerveau, du cervelet, &c.

La ſeconde claſſe contient les humeurs
connuës ſous le nom d'humeurs *excrémen-*
titielles, c'eſt-à-dire, celles qui ayant été
une fois ſéparées de la maſſe du ſang, ne
s'y remêlent plus, où ſi elles s'y remêlent,
ce qui eſt contre nature, l'animal en ſouf-
fre pour l'ordinaire quelque altération; telles ſont l'urine, la matiére de l'inſenſible
tranſpiration, celle de la ſueur, &c.

La troiſiéme claſſe renferme une ſorte

d'humeurs, qui eſt en partie *récrémentitiel-
le* , & en partie *excrémentitielle* , c'eſt-à-
dire, qu'une portion de ces humeurs rentre dans la maſſe du ſang, tandis que l'autre portion ne s'y remêle point , mais eſt
rejettée hors des voyes de la circulation ;
telles ſont la *ſalive* , la *bile* , les *ſucs gaſtrique* , *inteſtinal* , *pancréatique* , &c.

CHAPITRE V.

Du Foye.

LE *Foye* eſt une glande conglomérée
d'un volume fort conſidérable, d'une
couleur de rouge brun, & d'une conſiſtance aſſez ferme. Il occupe non ſeulement la
plus grande partie de l'hypocondre droit ,
mais encore la portion antérieure de la région épigaſtrique moyenne , il s'avance
même juſques dans l'hypocondre gauche ;
ce qui arrive plus ordinairement dans le
fœtus , où le volume de ce viſcére eſt plus
conſidérable à proportion que dans les
adultes.

Le *foye* déborde pour l'ordinaire la partie antérieure des fauſſes côtes environ de
deux travers de doigt, plus ou moins ce-

pendant, suivant que le diaphragme auquel il eſt attaché, & dont il ſuit les mouvemens, ſe trouve plus abaiſſé du côté du
ventre, ou plus élevé du côté de la poitrine, & que l'eſtomac & les inteſtins
ſont plus ou moins pleins, & il s'avance
par en bas juſqu'à la derniere des fauſſes
côtes.

On diviſe pour l'ordinaire le foye en
deux parties latérales, que l'on appelle
lobes, dont l'un eſt à droit, & l'autre à
gauche ; cette diviſion eſt marquée ſur ſa
ſurface ſupérieure ou convexe par un ligament membraneux, & ſur ſa ſurface
concave ou inférieure par une ligne enfoncée, communément appellée la ſciſſure
du foye ; elle traverſe la partie inférieure
de ce viſcére, & ſon commencement répond à l'extrêmité antérieure de la portion cartilagineuſe de la premiere fauſſe
côte ; cette ſciſſure eſt changée quelquefois en un canal.

Le lobe qui eſt à droit, eſt le plus
grand, & celui qui eſt à gauche eſt le plus
petit ; auſſi a-t'on nommé celui qui eſt à
droit, le grand lobe du foye, & celui qui
eſt à gauche le petit ; la ſituation particuliere de ces lobes eſt telle, que le grand
paroît ſitué perpendiculairement, & le
petit transverſalement, celui-ci couvrant
une bonne partie de l'eſtomac.

La figure du foye n'eſt point réguliere , elle s'accommode à la conformation
des parties qui lui ſont voiſines ; c'eſt pourquoi il eſt convexe & uni dans ſa ſurface
ſupérieure pour s'accommoder à la concavité unie du diaphragme , auquel il eſt
attaché , & dont il ſuit tous les mouvemens. Sa ſurface inférieure eſt concave &
inégale, ayant des éminences & des cavités, tant pour s'accommoder à la convexité des organes qui lui ſont voiſins, que pour
répondre aux cavités ou intervalles que ces
organes laiſſent entr'eux.

Les éminences appartiennent au grand
lobe du foye. La principale de ces éminences eſt triangulaire : *Spigelius* en a fait
mention le premier ſous le nom de *petit
lobe* ; ceux qui la regardent comme un
lobe particulier , la nomment le *petit lobe*
de *Spigelius*. Il ſe trouve ſur le devant une
autre éminence moins ſaillante , mais plus
lêgere. Les Anciens ont donné le nom de
portes à ces éminences.

Il y a pluſieurs enfoncemens dans la partie concave. Le premier eſt la ſciſſure du
foye , qui fait la ſéparation de ſes lobes
en traverſant ſa partie concave. Le ſecond
enfoncement eſt ſur le devant dans le grand
lobe ; il loge la véſicule du fiel. Il ſe
voit ſur la partie poſtérieure un léger en-

foncement qui répond à une portion du
rein droit. Il y a aussi sur le petit lobe
un autre enfoncement qui répond à l'estomac, sur lequel ce lobe s'avance. Il se
trouve au bord postérieur du foye une
grande échancrure, laquelle est commune aux deux lobes, & fait place à l'épine
du dos, & à l'extrêmité de l'œsophage,
il s'y remarque enfin postérieurement un
petit enfoncement qui facilite le passage
de la veine-cave. Le foye se termine
postérieurement dans la plus grande partie de son étenduë par un bord qui est
fort arrondi, à à la différence de celui de
sa partie antérieure, qui est mince & aigu.

Le foye est attaché aux parties voisines, mais principalement au diaphragme,
par le moyen de quatre ligamens ; sçavoir, le *suspensoire*, le *coronaire*, & les
deux *latéraux*.

Le *suspensoire* est celui qui fait le partage de la surface convexe du foye en deux
lobes. Ce ligament n'est que la continuation de ce répli du péritoine qui loge la
veine umbilicale. Il est attaché par sa
partie inférieure tout le long de la surface
convexe du foye, qui répond directement
à sa scissure, & il distingue par-là le grand
lobe d'avec le petit, il s'avance même

ardevant jusqu'au commencement de la
cissure, où il communique avec une capsule particuliere, dont je parlerai ci-après,
& en s'attachant dans tout ce trajet, non-
seulement à l'appendice du *sternum*, nommée *xiphoïde*, mais même aux portions du
diaphragme qui lui répondent, & se termine enfin environ le milieu de la partie
supérieure & postérieure du foye à son ligament nommé *coronaire*. Ce ligament
moyen s'attache aussi obliquement le long
de la partie supérieure & postérieure de la
gaine du muscle droit.

Le ligament *coronaire* n'est point un ligament particulier ; on donne ce nom à
l'attache immédiate de la surface postérieure & supérieure du foye, & principalement de son grand lobe, avec la portion aponevrotique du diaphragme qui
lui répond ; de sorte que la substance du
foye, & celle du diaphragme s'entretou-
chent dans cet endroit, & les membranes
de l'un & de l'autre s'unissent à la circonférence de cette attache. Ce ligament n'a
qu'environ deux travers de doigt d'étenduë.

A l'égard des ligamens *latéraux*, ils se remarquent tout le long du bord postérieur
du petit lobe, & de la portion du grand,
qui n'est pas immédiatement colée au dia-

phragme. Ces ligamens font formés de la duplicature de la membrane du foye, qui, au lieu de fe terminer au bord poftérieur de ce vifcére, s'avance environ un pouce au-delà, tout le long de ce bord, & vient s'unir enfuite à la portion de la membrane du diaphragme qui eft vis-à-vis. On peut concevoir par ce que je viens de dire, que le foye fe trouve attaché par tout fon bord poftérieur aux portions du diaphragme qui lui répondent, obfervant que l'attache de la portion moyenne de ce bord poftérieur eft immédiate, & que l'attache du refte de fon étenduë eft médiate. Quelques-uns ajoutent à ces ligamens l'attache immédiate du foye au tronc de la veine-cave inférieure, qui va au cœur en traverfant le diaphragme, auquel elle eft auffi très-étroitement unie. Aucun de ces ligamens ne fert à fufpendre le foye, mais feulement à le maintenir dans fa fituation, & à l'empêcher, pour ainfi-dire, de balotter. Le foye eft principalement foutenu par la plénitude de l'eftomac & des inteftins, qui le font eux-mêmes par les mufcles de l'*abdomen*. Auffi remarque-t'on que fi le foye eft abandonné à fon propre poids par la vacuité de ces organes, il caufe un tiraillement fuivi d'une fenfation douloureufe.

A

A l'égard de la veine umbilicale, quelques anatomistes l'ont mise aussi au rang des ligamens du foye , & lui ont donné l'usage d'empêcher que ce viscére ne remontât trop du côté du diaphragme : Tous les Anatomistes ne conviennent pas de cet usage, plusieurs même le nient.

Le foye se trouve recouvert d'une membrane assez mince, qui est néanmoins composée de deux lames; & c'est entre ces deux lames que rampe un très-grand nombre de vaisseaux lymphatiques , qui se remarquent tant sur la surface convexe, que sur la surface concave de ce viscére. La lame interne de cette membrane semble pénétrer la substance du foye , pour le partager en un grand nombre de petits lobes , qui ne se distinguent pas à beaucoup près si aisément dans l'homme , que dans le porc.

La substance du foye est faite de l'assemblage d'un grand nombre de vaisseaux de tout genre , qui paroissent tous se distribuer à une infinité de petits corps assez semblables à de petits grains ou vésicules, dont l'intérieur paroît être garni d'une espece de velouté. M. *Winslow* les nomme grains *pulpeux*.

Les vaisseaux qui se distribuent à ces grains *pulpeux*, peuvent être distingués en

II. Partie. F

ceux qui y portent quelque liqueur, & en
ceux qui en rapportent ; les premiers font
les ramifications de l'artére *hépatique*, celles de la veine-porte, & des nerfs *hépati-*
ques. L'artére *hépatique* eft une branche
du tronc *cœliaque* , que l'aorte fournit à
fon entrée dans le ventre inférieur.

La veine porte eft un tronc de veine
affez confidérable, formé par deux branches principales, dont l'une reçoit le fang
qui revient de la ratte , du pancréas , &
d'une partie de l'eftomac, & on nomme
cette branche veine *fplénique* ; l'autre reçoit celui qui revient des inteftins & du
méfentére, & on nomme celle-ci méfentérique. Ce tronc de veine pénétre la
fubftance du foye par fa partie cave , &
avant fon entrée il forme comme deux
autres branches, l'une à droit, & l'autre
à gauche ; c'eft le partage du tronc de la
veine-porte en ces deux branches, que
l'on nomme le finus de la veine-porte.
De ces deux branches s'en détachent plufieurs autres d'un volume moins confidérable, qui fourniffent une infinité de rameaux qui vont fe perdre aux véficules
du foye.

Parmi les vaiffeaux qui rapportent de
ces véficules, on doit premierement com-
ter les rameaux des veines qui répon-

dent à la veine cave & qui s'y déchargent du réfidu du fang que la veine - porte avoit dépofé dans le foye. Ces rameaux vont former par leur union trois branches confidérables appellés veines *hépatiques*, qui vont fe terminer dans le tronc de la veine cave inférieure , immédiatement au-deffous du diaphragme, par trois ouvertures différentes, dont la plus confidérable répond au grand lobe, la moyenne au petit lobe , & la plus petite au lobule de *Spigelius.*

Il y a lieu de croire que ces mêmes veines rapportent auffi le réfidu du fang qui avoit été fourni par l'artére *hépatique*, puifqu'on n'en découvre aucune qui réponde immédiatement à cette artére.

Les veines lymphatiques du foye fe découvrent fur fa furface concave & fur la convéxe, où elles forment un rézeau merveilleux. Ces veines vont fe rendre pour la plûpart dans le réfervoir du chyle.

Les grains *pulpeux* qui fe trouvent dans la fubftance du foye fourniffent chacun en particulier un vaiffeau, qui eft proprement le conduit excrétoire de ces véficules. Ces conduits , qui font en très - grand nombre , communiquent les uns aux autres dans la fubftance du foye. On les nomme communément *pores biliaires* ; & l'union de ces conduits forme celui que l'on nomme *hépatique* , dont la longueur est d'environ deux travers de doigt ; il vient s'unir à celui de la vésicule du fiel , dont je parlerai ci-après, pour n'en former ensemble qu'un seul qui va se décharger dans le *duodenum*.

Il faut remarquer que toutes les branches & rameaux, tant de l'artére hépatique & de la veine-porte , que des nerfs & des pores biliaires, se trouvent renfermés dans une membrane , qui leur est commune nommée capsule de *Glisson* , du nom de celui qui l'a découverte : Cet Auteur l'a crû charnuë ; mais quand on l'examine avec soin, on découvre que ce n'est qu'une continuation de la membrane qui a recouvert le foye. Les ramifications des veines lymphatiques , & celles des veines sanguines nommées *hépatiques*, ne sont point renfermées dans cette capsule.

La vésicule du fiel est une poche membraneuse , d'une figure approchante de celle d'une poire, ayant un fond & un col , & même un conduit particulier. Le volume ordinaire de cette vésicule n'excéde guére celui d'un petit œuf de poule. Elle est située dans la partie concave du grand lobe du foye , dans un enfoncement aſſez ſouvent en forme d'échancrure, qui ſe trouve à ſon bord antérieur à deux travers de doigt environ de la ſciſſure. Elle déborde quelquefois le foye ; mais ſurtout lorſque ſon volume ordinaire eſt augmenté par la bile retenuë, ou par quelqu'autre cauſe.

La ſituation de la véſicule eſt telle que quand on eſt debout, elle eſt dans un plan un peu incliné de derriere en devant ; & quand on eſt couché ſur le dos, elle eſt preſque toute renverſée. Son fond eſt plus bas quand on eſt couché ſur le côté droit, & il ſe trouve obliquement en haut quand on eſt couché ſur le côté gauche. Ces ſituations varient encore ſelon les différens dégrés de ces attitudes. C'eſt une remarque de M. *Winſlow*. On obſerve que la véſicule du fiel ne ſe trouve attachée pour l'ordinaire au foye que par le tiers de ſa longueur & de ſa circonférence. Cette véſicule touche à l'inteſtin *colon*, & lui communique la couleur de la liqueur qu'elle contient.

Le conduit, qui eſt une continuation du col de la véſicule, ſe nomme *cyſtique*. Sa longueur eſt d'environ deux travers de doigt ; il vient s'ouvrir conjointement avec le conduit *hépatique* dan le canal commun nommé *cholidoque*. Ces deux

conduits se rapprochent l'un de l'autre, &
s'unissent même par le moyen de quelques
fibres membraneuses , ensorte qu'ils ne
forment point un Y majuscule , comme
quelques-uns l'ont avancé.

Le conduit de la vésicule ne décrit pas
une ligne droite avec le col ; car on remarque que dès son commencement il fait un
coude par le moyen d'un petit ligament
membraneux, qui est attaché extérieurement à l'un & à l'autre. De l'union du conduit *hépatique* avec le *cystique* , il en résulte un troisiéme canal , que l'on appelle
conduit *commun,* ou *cholidoque.* Celui-ci,
dont la longueur est d'environ quatre travers de doigt, vient gagner la partie postérieure de l'intestin *duodenum* , & après
avoir percé obliquement ses différentes
membranes, il s'ouvre dans sa cavité quatre travers de doigt environ au-dessous du
pylore.

La vésicule du fiel est composée de
plusieurs membranes ou tuniques , qui
sont dans le même ordre que celles de l'estomac. La premiere, ou la plus extérieure
paroît une continuation de celle qui a recouvert toute la substance du foye. La seconde est musculeuse, elle est faite de plusieurs fibres charnuës disposées en trois
plans différens; de ces fibres, les premieres

font longitudinales, les fecondes obliques, & les troifiémes circulaires.

Il fe rencontre entre ces deux tuniques un tiffu cellulaire, qui pénétre même l'intervalle des fibres charnuës. La troifiéme tunique eft nerveufe, & la quatriéme veloutée. Sur la furface externe de la tunique nerveufe fe voit un rézeau merveilleux, formé par les vaiffeaux fanguins, par les nerveux, & par les lymphatiques, qui fe diftribuent à la véficule. Les artéres & veines fanguines font nommées *cyftiques*. Les artéres font des ramifications de l'*hépatique*, & les veines vont fe décharger dans la veine-porte. Les veines lymphatiques vont fe rendre au réfervoir du chyle. A l'égard des nerfs, ce font des rameaux du *plexus hépatique*.

On découvre dans la furface interne de la véficule du fiel, plufieurs petites foffes femblables à celles qui fe trouvent dans les ruches des mouches à miel ; ces foffes font formées par autant de replis de la tunique veloutée. On y découvre auffi, fuivant les obfervations de quelques Anatomiftes modernes, les embouchures de plufieurs conduits, qui au lieu de fe rendre dans le canal *hépatique*, fe déchargent dans la cavité de la véficule ; on les nomme canaux *hépati-cystiques*.

Le col de la véficule du fiel & fon conduit fe trouvent auffi garnis en dedans de plufieurs replis , formés par la membrane interne; ces plis font tous enfemble, fuivant l'obfervation de M. *Heifter* , une efpece de rampe fpirale en dedans , & font paroître en dehors dans quelques fujets un contour de vis , principalement quand le col & le conduit font remplis ou gonflés.

C'eft dans le foye que la bile eft féparée; & l'on fe perfuade que les grains glanduleux découverts par *Malpighi*, & répandus dans toute fa fubftance, en font les véritables filtres, lorfqu'on fait attention, 1°· Que tous ces grains glanduleux font autant de véficules garnies au dedans, fuivant l'obfervation de M. *Winflow*, d'un velouté pareil à celui qu'il dit fe trouver dans tous les conduits fécrétoires. 2°· Que tous les différens vaiffeaux qui fe diftribuent dans le foye, vont fe rendre comme à leur terme à toutes ces véficules.

On peut donc concevoir que de ces vaiffeaux , les uns apportent à ces veficules les liqueurs qu'ils contiennent , & que les autres y reçoivent celles dont ils font chargés pour les tranfmettre ailleurs : les premiers font les nerfs , les ramifications

de la veine-porte, & celles de l'artére hépatique; les seconds sont les veines hépatiques, les veines lymphatiques, & les
pores biliaires, ou conduits excréteurs de
ces vésicules.

En comparant la grande quantité de bile
séparée dans le foye, au volume des vaisseaux qui s'y rendent, il y a lieu de présumer que la veine-porte fournit à ce viscére la bile qui s'y filtre, & l'artére hépatique le sang dont il a besoin pour sa
nourriture, & on se le persuade lorsqu'on
fait réfléxion sur la nature de la bile, &
sur celle des organes, où la veine-porte a
puisé le sang qu'elle contient. La bile est
une liqueur jaune, amére, & d'une consistance assez fluide, composée non seulement
de sérosité & de sels, mais encore de parties huileuses. Le tout ensemble forme une
liqueur dont la nature approche beaucoup
de celle du savon, car elle en a à peu près
le même goût ; & elle enleve de même les
tâches des habits les plus anciennes. Quant
aux organes d'où les différens rameaux de
la veine-porte reviennent, & où ils ont
puisé, pour ainsi dire, la bile qu'elle contient, ce sont l'*épiploon*, le *ventricule*, les
intestins, le *pancréas*, le *mésentére*, & la *ratte*.

La bile qui a été séparée dans le foye est
reprise par les pores biliaires, qui vont s'en

décharger en partie dans le conduit hépatique, & en partie dans la véſicule, communément appellée la véſicule du fiel, par les pores biliaires qui y répondent, & que l'on a nommés *conduits hépati-cyſtiques*. La bile qui eſt fournie au conduit hépatique ſe décharge continuellement, quoique plus ou moins lentement, dans l'inteſtin *duodenum* par l'entremiſe du conduit cholidoque, avec lequel il communique ; au lieu que celle qui eſt déchargée dans la véſicule par les conduits *hépaticyſtiques*, n'en ſort que dans certains tems, & le plus ordinaire c'eſt celui de la digeſtion des alimens ; car étant alors comprimée par l'eſtomanc, la bile s'échappe par ſon conduit cyſtique dans le cholidoque, ſe mêle avec celle qui eſt apportée par le conduit hépatique, & entre enſuite dans le *duodenum*. Le mélange de la bile de la véſicule avec celle du conduit hépatique n'étoit point inutile pour la parfaite digeſtion; car on trouve ces deux biles différentes l'une de l'autre, celle de la véſicule étant plus jaune, plus épaiſſe, & même plus amére que celle du conduit hépatique, ce qu'on ne peut vraiſemblablement attribuer qu'au ſéjour de la bile dans la véſicule.

Quelques-uns veulent que la bile qui eſt

dans la véficule, lui foit fournie par le conduit hépatique, cette bile remontant, difent-ils, par le conduit cyftique, lorfque le *duodenum* fe trouve gonflé, & que le conduit cholidoque n'a point la liberté de s'y décharger, à raifon de la compreffion qu'il reçoit pour lors par les membranes de cet inteftin.

Il s'eft trouvé plus d'une fois des concrétions pierreufes dans la véficule formées par l'épaiffiffement & le defféchement de la bile; ce qui eft prouvé par la nature de ces pierres, car elles confevent la couleur & le goût de la bile, & elles s'enflâment lorfqu'on les expofe au feu; on a vû même de ces pierres qui ayant traverfé le conduit cyftique, & le cholidoque, font parvenuës jufques dans l'inteftin *duodenum*, & le malade les a renduës par les felles. *

La bile retenuë dans la véficule donne lieu à fon gonflement, qui fe trouve quelquefois fi confidérable, qu'elle fait tumeur en dehors, qui pourroit être prife pour un abcès, fi l'on n'y faifoit attention. C'eft une obfervation de M. *Petit.*

* Voyez Joan. Bapt. Bianchi , Hift. Hepart. editio 3.

CHAPITRE VI.

Du Pancréas.

LE *Pancréas* eſt une glande conglomérée, d'une figure approchante de
celle de la langue d'un chien, de couleur
d'un rouge très-pâle, & d'une conſiſtence
aſſez ferme, ſitué dans la région épigaſtrique, le long de la partie inférieure de
l'eſtomac, en ſe portant transverſalement
depuis l'inteſtin *duodenum*, auquel il eſt
attaché par ſa propre ſubſtance, juſqu'auprès de la ratte, à laquelle il n'eſt joint
que par des vaiſſeaux ou des membranes.
La ſituation du pancréas eſt telle, qu'on
peut y conſidérer deux faces, une ſupérieure & une inférieure; deux bords, un
antérieur & un poſtérieur; & deux extrêmités, l'une à droit, & l'autre à gauche;
celle-ci eſt moins conſidérable que la premiere, qui touche au *duodenum*.

Le pancréas eſt recouvert de deux membranes, que l'on peut diſtinguer en commune & en propre; la commune eſt faite
des deux feuillets du méſocolon, entre leſquels le pancréas eſt ſitué. Sa membrane

propre couvre immédiatement fa fubftance, qui eſt compoſée de pluſieurs grains glanduleux, parſemés d'une infinité de vaiſſeaux, dont les uns portent au pancréas, les autres en rapportent : ceux qui fourniſſent au pancréas quelque liqueur, ſont les artéres & les nerfs : ceux qui en raportent, ſont les veines, tant ſanguines que lymphatiques, & les conduits excréteurs des glandes.

Les artéres ſont des diſtributions du tronc cœliaque, & principalement de la branche nommée ſplénique. Les nerfs lui ſont fournis par la huitiéme paire & l'intercoſtal. A l'égard des veines ſanguines, elles vont ſe décharger dans celle qui revient de la ratte, appellée ſplénique.

Les conduits excréteurs du Pancréas ſont en grand nombre ; il y a lieu de croire que leur nombre égale celui des grains glanduleux qui entrent dans ſa compoſition. Tous ces conduits s'uniſſent les uns aux autres, & de leur union il en réſulte un qui leur eſt commun, & dans lequel ils ſe déchargent de la liqueur qu'ils ont reçuë des glandes. Ce conduit eſt appellé *pancréatique*, ou *conduit* de *Virſungus*, du nom de celui qui en a fait la découverte ; il régne tout le long du pancréas, vers le milieu environ de son épaisseur, & va se décharger dans le *duodenum*, en traversant ses tuniques, & le plus souvent par une ouverture qui est commune avec le conduit cholidoque. Il arrive quelquefois que le *conduit pancréatique* se termine dans la fin du cholidoque. On a vû des sujets, où le *conduit pancréatique* s'est trouvé double. *

A l'extrêmité du pancréas, du côté du *duodenum* se trouve joint un corps glanduleux de la même nature que le pancréas ; c'est pourquoi on le regarde comme un second pancréas. Ce dernier n'a gueres plus d'un pouce & demi de longueur sur autant de largeur ; on y découvre un conduit excréteur commun qui vient se décharger aussi dans le *duodenum*, un peu au-dessous de l'insertion du conduit du grand pancréas. Quelquefois au lieu de se décharger dans le *duodenum*, il vient s'ouvrir dans le conduit même du pancréas.

L'usage du pancréas est de séparer une liqueur que l'on nomme *suc pancréatique*, qui est de la nature de la salive, & sert conjointement avec la bile à perfectionner le chyle.

* Voyez Blasii, Observ. Medic. rarior.

CHAPITRE VII.

De la Ratte.

LA *Ratte* eſt un viſcére d'une conſiſtence molaſſe, & facile à s'étendre, d'une couleur bleuâtre tirant un peu ſur le rouge ; elle eſt ſituée obliquement dans l'hypocondre gauche ſous le diaphragme, entre les fauſſes côtes & l'eſtomac, & immédiatement au-deſſus du rein gauche.

La figure de la ratte approche de l'ovale un peu allongé, ayant pour l'ordinaire environ ſept à huit travers de doigt de longueur ſur quatre ou cinq de largeur.

La ratte eſt maintenuë dans ſa ſituation, non ſeulement par l'appui que lui fourniſſent les viſcéres voiſins, mais encore par des ligamens membraneux qui l'attachent au diaphragme, & quelquefois même à l'eſtomac. On peut ajouter qu'elle eſt attachée outre cela avec l'eſtomac, le colon & le rein gauche, au moyen de l'épiploon, & même par des vaiſſeaux, ſoit ſanguins, ſoit nerveux, qui de la ratte ſe portent dans les parties voiſines. Malgré ces differens moyens, qui ſemblent devoir fixer la ratte dans sa situation naturelle ; on l'a vûë néanmoins descendre jusques dans l'hypogastre, comme j'ai dit ci-dessus ; mais c'est à la vérité dans un état contre nature de ce viscére.

On considére à la ratte ses faces, ses bords, & ses extrêmités : elle a deux faces ; l'interne qui est tournée du côté de l'estomac, se trouve inégalement concave ; & l'externe qui est tournée du côté des côtes, est convexe, pour s'accommoder à leur concavité. De ses extrêmités l'une est antérieure, & l'autre est postérieure, & ses bords sont distingués en supérieur & en inférieur. J'ai dit que la face interne étoit inégalement concave ; car elle se trouve partagée en deux autres petites faces par une espéce de rainure ou sillon qui régne dans toute sa longueur, & c'est par cette rainure que les vaisseaux parculiers à la ratte pénétrent sa substance.

Ces vaisseaux sont des artéres & des veines, tant sanguines que lymphatiques. L'artére principale de la ratte est nommée splénique, elle tire son origine du tronc cœliaque ; la veine reçoit le même nom, & elle va se décharger dans le tronc de la veine-porte, en se glissant le long de la face inférieure du pancréas. On ne découvre que très-peu de vaisseaux lymphatiques fur la ratte humaine , au lieu qu'il s'en trouve un très-grand nombre fur la ratte de Veau , fur laquelle ces vaiſſeaux font un rézeau merveilleux. Les nerfs de la ratte font en grand nombre , ils viennent du plexus ſplénique , qui eſt formé , comme je dirai ailleurs , par la huitiéme paire & l'intercoſtal.

On obſerve que l'artére ſplénique, dont le volume eſt conſidérable par raport à celui de la ratte, va en ſerpentant vers ce viſcére.

Les artéres, les veines & les nerfs étant entrés dans la ratte, s'y diviſent & ſubdiviſent en un grand nombre de ramifications , & s'y accompagnent par tout juſqu'aux dernieres extrêmités de leur diviſion ; elles y font enfermées dans une capſule cellulaire commune. On trouve dans toute l'étenduë de la ratte , entre ces differentes ramifications, un épanchement univerſel de ſang extravaſé & arrêté dans une eſpéce de tiſſu cotoneux, & très-fin qui ſe trouve épanoui dans toute l'étenduë de la ratte, & qui ſe termine enfin en des cellules preſque imperceptibles qui communiquent enſemble ; ces cellules ſont très-viſibles dans la ratte du mouton.

Il faut obſerver que dans la ratte du veau, & dans celle du mouton , on ne trouve point de ramifications veineuſes.

La veine splénique étant entrée dans la ratte, fait d'abord environ un pouce de chemin ; après quoi au lieu de veine, on n'y voit que des sinuosités entrouvertes par tout, & disposées en maniere de rameaux.

La ratte du veau se trouve couverte de deux membranes ; au lieu que celle de l'homme n'en a qu'une, qui est même d'un tissu fort serré, & capable de retenir l'air qu'on pousse dans sa substance.

L'usage de la ratte est très-difficile à déterminer ; on peut penser néanmoins que le sang en traversant la substance de ce viscére, y reçoit une altération particuliere par le retardement méchanique de son cours, & que par l'action du grand nombre de nerfs qui s'y distribuent, il s'y développe d'une maniere à devenir plus propre à la sécrétion de la bile qui doit se faire dans le foye.

CHAPITRE VIII.

Des Capsules atrabilaires.

LEs capsules atrabilaires, appellées aussi les reins succenturiaux, & les

glandes rénales font deux parties glan-
duleufes , fituées une de chaque côté, un
peu obliquement à la partie fupérieure un
peu interne du rein qu'elles embraffent
pour l'ordinaire , étant jointes au rein
par un tiffu cellulaire affez fin , & elles
font recouvertes par l'enveloppe extérieure du rein même , appellée membrane
adipeufe, parce qu'elle eft pour l'ordinaire chargée de graiffe.

La fubftance des capfules atrabilaires
eft molaffe & fpongieufe, recouverte d'une
membrane très-mince, & leur couleur eft
d'un jaune plus ou moins foncé. Le volume de ces glandes n'eft point le même
dans tous les âges ; car on obferve que dans
le fœtus, leur volume égale celui du rein ,
quelquefois même il eft plus confidérable.
Leur figure eft moins réguliere dans l'a-
dulte que dans le fœtus : la figure qu'elles
ont dans celui-ci, approche affez de la partie fupérieure d'un cafque ; l'on peut y
diftinguer trois faces, trois bords, & deux
pointes.

Chaque capfule atrabilaire a des nerfs ,
une artére & une veine , tant fanguines
que lymphatiques. Dans l'épaiffeur de
chaque capfule atrabilaire , on remarque
une cavité fort étroite, plus ou moins cependant fuivant l'âge , & dans laquelle on

trouve une humeur d'un jaune plus ou moins foncé. On obferve que la veine communique dans la cavité de la capfule, enforte qu'en foufflant dans cette cavité l'air pénétre dans cette veine.

On ne connoît point les ufages des capfules atrabilaires, ni ceux de l'humeur qu'elles renferment.

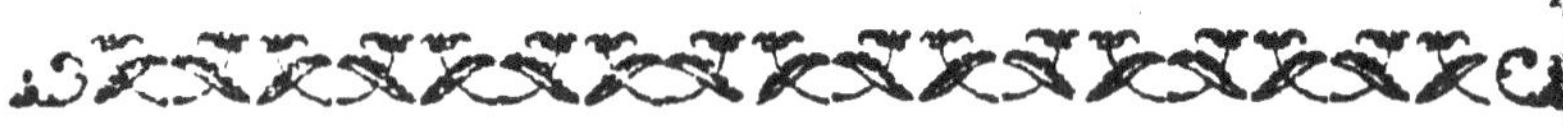

CHAPITRE IX.

Des Reins, des Urtéres & de la Veſſie.

LEs reins font deux glandes conglomérées, d'une confiftence ferme, & d'une couleur rouge brun ; leur fituation ordinaire eft poftérieurement dans les régions lombaires, hors du fac du péritoine, & dans fon tiffu cellulaire, l'un à droit, & l'autre à gauche, entre la derniere des fauffes côtes, & l'os des iles ; le droit s'appuye fur la partie inférieure du foyé, & la gauche fe trouve immédiatement fous la ratte ; celui-ci eft pour l'ordinaire un peu plus élevé que l'autre.

On a vu des fujets où les deux reins fe trouvoient unis par leur partie inférieure ; on a vu auffi un des reins fe trouver

dans l'hypogastre, & l'autre conserver sa
situation ordinaire. *Blasius* dit avoir vu un
sujet qui avoit trois reins ; sçavoir , deux
du côté gauche, & un du coté droit , &
chacun avoit son uretére particulier. *

Le volume ordinaire de chaque rein
est d'environ cinq à six travers de doigt de
longueur sur trois de largeur, & un demi
d'épaisseur. Leur figure approche assez de
celle d'une féve d'haricot. Les Anatomistes les plus exacts distinguent à chaque
rein, ses faces, ses bords, & ses extrémités. Ses faces sont antérieure & postérieure ; elles sont l'une & l'autre , comme
partagées dans le fœtus en plusieurs lobes
joints les uns aux autres; mais dans les adultes, ces deux faces sont fort unies, & la postérieure se trouve outre cela un peu arrondie.

Le rein a deux bords, l'un qui est tourné du côté des vertebres , c'est-à-dire ,
vers le milieu du corps , & l'autre du côté opposé. Ce dernier est convexe & arrondi ; le premier au contraire est cave &
échancré vers son milieu , & dans cette
échancrure se voit un enfoncement creusé
dans la substance du rein même ; c'est par
cet enfoncement ou sinuosité que passent
les vaisseaux qui pénétrent l'intérieur

* Voyez Ger. Blasii, Obs. Med. rarior.

du rein. Les extrêmités du rein font fupérieure & inférieure ; on a obfervé que la fupérieure a moins de volume que l'inférieure.

Avant que d'exaimner la fubftance du
rein, je vais dire un mot des vaiffeaux qui
la pénétrent. Ces vaiffeaux font diftingués,
en ceux qui fourniffent au rein, & en ceux
qui en rapportent. Les vaiffeaux qui fourniffent au rein, font les artéres & les nerfs :
ceux qui en rapportent, font les veines,
tant fanguines que lymphatiques, & l'u-
retére, ou le conduit excréteur du rein.

Les artéres qui fe diftribuent aux
reins, fe nomment *émulgentes*, ou *rénales* ; il y en a deux pour l'ordinaire, une
pour chaque rein ; elles fortent de l'aorte inférieure prefque vis-à-vis des reins, &
fe portant un peu obliquement de haut en
bas, elles viennent les pénétrer par l'enfoncement qui fe remarque au milieu de leur
échancrure, & fe diftribuent dans toute
leur fubftance, en formant plufieurs arcades, dont il fe détache quantité de rameaux capillaires qui s'avancent jufqu'à la
furface externe des reins, où ils forment
comme autant de petites étoiles ; d'où
vient que M. *Ruyfch* a nommé l'extérieur
des reins, *fubftance étoilée*.

Les nerfs font fournis aux reins par le

plexus renal de chaque côté. Ils entrent dans le rein par le même endroit que les artéres , & les accompagnent dans toutes leurs diſtributions.

Les veines ſanguines commencent dans la ſubſtance des reins par pluſieurs rameaux capillaires, qui accompagnent ceux des artéres. Ces rameaux forment enſuite par leur union des branches , & enfin le tronc des veines *émulgentes* qui vont ſe décharger dans la veine-cave inférieure.

A l'égard des veines lymphatiques, elles ſortent de toute la ſubſtance du rein par pluſieurs rameaux qui ſe réuniſſent en un ou deux troncs, leſquels paſſent le long des veines *émulgentes* pour aller ſe décharger enſuite dans le réſervoir du chyle.

Le cinquiéme vaiſſeau qui appartient au rein, ſe nomme uretére. C'eſt un conduit membraneux qui reçoit l'urine à meſure qu'elle eſt ſéparée dans le rein , pour s'en décharger enſuite dans la veſſie.

Le rein ſe trouve recouvert de deux envelopes ; la premiere , n'eſt autre choſe que le tiſſu cellulaire du péritoine, chargé de beaucoup de graiſſe dans les perſonnes qui ont de l'embonpoint. On nomme communément cette envelope membrane *adipeuſe,* ou la membrane commune du

rein , parce qu'elle recouvre non feulement le rein , mais encore la capfule
atrabilaire du même côté. Cette envelope étant enlevée, on découvre celle qui
eft propre au rein , c'eft une membrane
qui entoure le rein de toute part ; elle
eft faite de deux lames qui font unies par
un tiffu cellulaire fort fin. La plus extérieure touche à l'envelope commune , &
la plus intérieure fe trouve étroitement
unie à la fubftance du rein ; celle-ci fournit aux vaiffeaux qui pénétrent le rein ,
une graine qui leur eft commune ; c'eft
entre ces deux lames que rampent les
vaiffeaux lymphatiques.

Le rein eft compofé de trois fubftances
différentes. Celle qui approche le plus de
fa furface externe , fe nomme *corticale* ,
celle qui fuit eft appellée *cannelée* , ou *tu-
buleufe* , & la troifiéme eft dite *mammelonée*. Ces trois fubftances étant examinées
avec foin , on découvre que la premiere
eft formée de l'affemblage d'une infinité
de vaiffeaux fanguins & nerveux , parmi
lefquels *Malpighi* dit fe trouver plufieurs
petits grains glanduleux. La feconde eft
faite d'un grand nombre de conduits que
Bellini a nommés *tuyaux urinaires* , & qui
vont former la troifiéme fubftance appellée *mammelonée* , laquelle eft compofée de
dix

dix à douze éminences nommées *mamme-lons*, dont la figure approche de la Pyramidale, ayant chacune une baſe, & une pointe mouſſe ; celle-ci répond dans une cavité creuſée dans le rein du côté de ſon échancrure, & par laquelle s'introduit l'extrémité d'un conduit membraneux, appellé *uretére*, qui vient tapiſſer cette cavitê, que l'on a nommée le *baſſinet*, & former enſuite pluſieurs productions, ou allongemens qui vont embraſſer en maniere d'entonnoirs chaque mammelon. Il ſe trouve quelquefois deux mammelons renfermés dans un même entonnoir.

Il n'y a pour l'ordinaire que deux *uretéres*, un pour chaque rein ; ce ſont deux conduits membraneux, dont le volume ordinaire eſt à peu près comme un tuyau de plume ; ils ſe trouvent néanmoins un peu plus dilatés auprès des reins, où ils ſe partagent pour l'ordinaire en deux branches. Ces conduits s'étendent depuis les reins juſqu'à la veſſie, en s'y portant obliquement, & avec très-peu d'inflexion, & viennent s'y terminer poſtérieurement à deux pouces environ au-deſſus de ſon col, & à pareille diſtance l'un de l'autre. L'inſertion des *uretéres* dans la veſſie eſt oblique, comme je le dirai ci-après. Les *uretéres* ſont compoſés de différentes membranes ou tuniques, dont le peu d'épaisseur ne permet guéres de déterminer la nature ; on croit néanmoins qu'elles ont beaucoup de rapport à celle des intestins.

La *veſſie* eſt une eſpece de ſac membraneux, ſitué dans la partie antérieure du baſſin, immédiatement derriere les os *pubis*, au-deſſus deſquels elle s'éleve quand elle eſt pleine. Sa figure aproche d'un ovale racourci, ſe trouvant plus large en devant & en arriere, que d'un côté à l'autre, & plus large en bas qu'en haut lorſqu'elle eſt pleine.

La veſſie ne conſerve pas toujours ſa figure ordinaire, cette figure pouvant changer par les compreſſions qu'elle reçoit des parties voiſines ; ce qui arrive plus ſouvent aux femmes qu'aux hommes, & ſur tout à celles qui ont eu des enfans. Son volume ſe trouve quelquefois auſſi plus augmenté dans les uns que dans les autres ; ce qui dépend de la quantité d'urine qui aura ſéjourné dans ſa cavité. La ſituation de la veſſie dans le baſſin, eſt hors du ſac du péritoine ; cette membrane ne ſe trouvant attachée qu'à ſa partie poſtérieure & ſupérieure : on voit par-là comment il eſt poſſible d'ouvrir la veſſie à ſa partie antérieure, pour tirer une pierre contenuë dans ſa cavité, ſans intéreſſer le péritoine, & ſans donner lieu par conſéquent à l'iſ-ſuë d'aucun inteſtin. La portion la plus étenduë de la veſſie ſe nomme ſon fond, ou ſon corps, & ſa portion la plus étroite, qui eſt un allongement de ſa partie anté-rieure & inférieure, s'appelle ſon col.

La veſſie eſt compoſée de pluſieurs membranes ou tuniques ; la plus exté-rieure lui vient du péritoine, elle ne cou-vre que ſa partie poſtérieure & ſupérieure, le reſte de la veſſie ſe trouvant renfermé dans ſon tiſſu cellulaire. La portion du péritoine, qui couvre la partie poſtérieu-re de la veſſie, y fait un pli transverſal fort ſaillant, pendant que la veſſie eſt vui-de, mais qui s'efface à meſure qu'elle ſe remplit; ce pli s'avance ſur les côtés de la veſſie, & y forme comme deux ligamens latéraux.

La ſeconde tunique de la veſſie eſt charnuë; elle eſt faite de pluſieurs plans de fibres ; les plus extérieures ſont lon-gitudinales, les moyennes ſont obliques, & les plus intérieures transverſales. La troiſiéme, appellée nerveuſe, ſe trouve compoſée, de même que celle des inteſ-tins, de pluſieurs fibres tendineuſes qui ſe croiſent obliquement. On en ajoute une quatriéme, que l'on dit répondre à la

membrane veloutée des intestins, mais
que l'on ne découvre qu'avec peine.

La membrane nerveuse fait dans l'intérieur de la vessie plusieurs éminences ou
rides irrégulieres, qui se remarquent principalement lorsque la vessie n'a point été
trop distenduë, & qu'elle se trouve encore dans une espece de contraction. Toute la face interne de la vessie se trouve
percée d'une infinite de très-petits trous,
par où découle une lymphe mucilagineuse qui garantit la vessie de l'impression
trop vive de l'urine.

On considere aussi dans la face interne de
la vessie, & dans la partie inférieure de
son corps, trois ouvertures assez considérables, dont l'une est antérieure, & les
deux autres sont postérieures ; celles-ci
sont les orifices des *uretéres* qui ont traversé obliquement de haut en bas les membranes de la vessie : ces deux ouvertures
sont un peu ovales, & se trouvent même
plus étroites que les *uretéres* le sont immédiatement avant leur entrée. La troisiéme
ouverture répond au col de la vessie, &
au conduit qui lui est continu, nommé
uréthre, lequel va se terminer dans l'homme à l'extrémité du gland, & dans la
femme à la partie supérieure de la vulve,
en passant dans l'un & dans l'autre sous les

os *pubis* & à travers un ligament membraneux & triangulaire, qui eſt attaché par
deux de ſes bords aux branches inférieures
des os *pubis*, & ſe continuë le long de
leur arcade cartilagineuſe juſqu'à la ſym-
phyſe, où il ſe termine.

Je parlerai de la compoſition & des connexions de l'*uréthre*, en traitant des parties génitales de l'un & de l'autre ſexe ;
je m'arrêterai ſeulement ici à la longueur
de ce conduit, à ſa direction, & à ſa capacité, qui ſe trouvent fort différentes
dans l'homme & dans la femme ; car on
obſerve dans le premier que l'*uréthre* a environ dix à douze pouces de longueur, &
qu'il fait deux courbures, approchantes
de celles d'une S Romaine ; au lieu que
dans la femme ce conduit à peine a-t'il
deux pouces d'étenduë, & ne forme qu'une
ſeule courbure, qui eſt même aſſez légere.
On remarque encore que la capacité de
l'*uréthre* eſt plus conſidérable dans la femme, que dans l'homme.

Les principales connexions de la veſſie
dans l'homme, ſont avec l'inteſtin *rectum*, & les véſicules ſéminales ; & dans la
femme avec le *vagin*, & outre cela dans
l'un & l'autre ſexe avec les os *pubis*, non
ſeulement par pluſieurs fibres ligamenteuſes, mais encore par quelques petits trouſ-

seaux de fibres charnues qui en viennent, & qui se portant obliquement au col de la vessie, l'embrassent par leur entre-croisement, en se confondant avec les fibres transverses de sa tunique charnue; c'est l'entre-croisement de ces fibres charnues sur le col de la vessie, que M. *Winslow* soupçonne être son véritable *sphincter*, qui se trouve fortifié par quelques fibres du *sphincter* de l'*anus*.

Il se rencontre au milieu de la partie supérieure du fond de la vessie un cordon ligamenteux, appellé *ouraque*, qui va se terminer au nombril; ce cordon paroît comme une continuation des membranes de la vessie; il est accompagné de deux artéres nommées umbilicales, dont l'usage particulier regarde le *fœtus*; elles viennent des iliaques internes, ou hypogastiques, & se portant le long des parties latérales de la vessie, à qui elles fournissent, dès leur commencement quelques rameaux, elles vont se terminer au nombril: La cavité de ces artéres se trouve anéantie dans une grande portion de leur étendue, ce n'est que dans le *fœtus* où elle se rencontre, comme je le dirai en son lieu. Les veines de la vessie répondent aux artéres qui s'y sont distribués; à l'égard des nerfs, ceux que l'on nomme *cruraux*, lui fourniſſent quelques rameaux, de même que les *ſacrés* ; elle reçoit auſſi quelques filets du *plexus* méſentérique inférieur.

Quant à l'uſage des parties que je viens de décrire, les reins ſéparent de la maſſe du ſang cette liqueur excrémentitielle, que l'on nomme *urine* ; c'eſt dans la partie corticale du rein, & auſſi ſelon quelques-uns dans leur ſubſtance *tubuleuſe* que ſe fait cette ſécretion. L'urine paſſe enſuite dans les mammelons, où elle eſt reçue dans les petits entonnoirs que j'ai dit les embraſſer, & enfin dans le baſſinet qui s'en décharge par les *uretéres* dans la veſſie.

L'urine qui eſt déchargée dans la veſſie, n'en ſort que dans certains tems, à cauſe du *ſphincter* qui embraſſe ſon col, & qui comme un reſſort bandé, ferme l'ouverture que j'ai dit y répondre ; & elle y ſéjourne juſqu'à ce que par les impreſſions vives qu'elle fait ſur les parois de la veſſie, elle ait donné lieu à la contraction des fibres charnuës de ſon corps, laquelle contraction étant jointe à celle du diaphragme & des muſcles de l'abdomen, qui agiſſent en même tems, ſe trouve plus forte que celle du *ſphincter*, & l'oblige à céder, ce qui donne à l'urine la liberté de s'échapper.   F iv

On voit par-là que la sortie de l'urine contenuë dans la veffie, fuppofe non feulement une difpofition dans les fibres charnuës de fon corps à pouvoir fe contraƈter, mais encore une flexibilité dans les fibres de fon *fphinƈter*, qui lui permette de céder : en effet, l'expérience fait voir tous les jours, que la *rétention d'urine*, que quelques-uns confondent mal-à-propos avec la fuppreffion, laquelle fuppofe un défaut de filtration de cette liqueur par les reins, que cette rétention, dis-je, arrive également par le relâchement des fibres charnuës du corps de la veffie, que par l'inflammation de fon *fphinƈter*. Mais en vain l'urine fortiroit-elle aifément de la veffie, fi fon conduit, nommé *uréthre*, ne lui permettoit de s'échapper au-dehors ; il eft donc néceffaire que la cavité de ce conduit foit libre de tout corps étranger, même de ceux qui étant dans le voifinage, feroient capables de comprimer ce canal au point de diminuer ou d'anéantir, pour ainfi dire, fa cavité.

L'évacuation de l'urine eft après la tranfpiration, celle qui eft la plus confidérable.   La matiere qui s'échappe dans ces deux évacuations, & dans la fueur, eft à peu près de même nature ; on ne doit donc point s'étonner fi elles ont tant de

apport entr'elles, & fi l'une devient plus
bondante à proportion que l'autre dimi-
uë.

L'analife de l'urine fait voir que cette
iqueur eft un mélange de différentes par-
:ies, entre lefquelles celles qui font aqueu-
es, dominent fur les parties falines, ful-
phureufes & terreftres, qui s'y rencontrent
en quantité plus ou moins égale.

Lorfque les urines font dans leur état
naturel, elles ont la fluidité de l'eau commune; mais elles font plus pefantes: Elles ont une odeur qui n'eft ni bonne ni
mauvaife par elle-même, excepté qu'elle eft un peu fade: Leur chaleur eft fi
tempérée, qu'elles ne fe font prefque
point fentir lorfqu'on les rend, fuppofé
qu'il n'y ait point d'affection vicieufe au
conduit.

La couleur des urines varie beaucoup,
& cette variété dépend non feulement de
l'âge, du tempérament, & de la nature des
alimens, tant folides que liquides, mais
encore des faifons & d'autres circonftances; on peut dire néanmoins que leur couleur la plus ordinaire, eft d'un jaune ci-
tron, plus ou moins foncé.

CHAPITRE X.

Des Organes de l'Homme qui servent à la Génération.

ON peut diftinguer les organes de l'homme qui ont part à la génération, en trois Claffes, eu égard à leurs différentes fonctions. La premiere, comprend ceux qui féparent la fémence. Sous la feconde, font renfermés ceux qui la confervent pendant quelque tems, ou qui lui fervent de réfervoir; & la troifiéme enfin renferme les organes qui font deftinés à tranfmettre la fémence dans les parties de la femme.

Les organes de la premiere Claffe font les tefticules; ceux de la feconde font les véficules féminales; dans la troifiéme Claffe font comprifes toutes les parties qui compofent la verge.

ARTICLE PREMIER.

Des Tefticules.

LEs tefticules font deux corps glanduleux, fitués pour l'ordinaire hors du ventre, & dans une enveloppe commune

vulgairement appellée les bourses. Je dis
que les testicules sont situés pour l'ordinaire hors du ventre, & dans les bourses ;
car on voit des sujets quoique très-rarement, où ces organes restent cachés dans
le bas-ventre, & d'ailleurs il arrive assez
souvent aux enfans du premier âge, que
les testicules se trouvent près des anneaux des muscles obliques externes, &
quelquefois dans les anneaux même ; ce
qui en a imposé, & a donné lieu à quelques-uns de regarder la tumeur formée par
le testicule, comme une hernie inguinale,
& dans cette idée ils ont employé très-
mal-à-propos le bandage dont on se sert
dans cette maladie.

Blasius dit avoir trouvé dans un homme
de trente ans, trois testicules ; sçavoir,
deux du côté droit, & un du côté gauche, qui avoient chacun leur vaisseau particulier, & avoient aussi le même volume
& la même conformation. *a*

La figure des testicules est ovale, un
peu applatie des deux côtés, ensorte qu'on
peut y considérer deux faces, une interne
& une externe; deux bords, l'un supérieur
& l'autre inférieur; deux extrémités, une
antérieure & une postérieure. Quant au
volume le plus ordinaire du testicule dans

a Voyez Blasii, Obs. Med. rarior.

un sujet adulte, il approche affez de celui d'un œuf de Pigeon.

Les tefticules font recouverts de plufieurs membranes ou enveloppes, que les Auteurs ont diftinguées en communes, & en propres. La premiere des membranes communes eft connuë des Anatomiftes fous le nom de *fcrotum*; ce n'eft qu'une continuation de la peau, parfemée dans cet endroit de plufieurs de ces glandes que j'ai nommées fébacées & de quantité d'oignons de poils. Elle fe trouve partagée extérieurement en deux parties, une à droite, & l'autre à gauche, par une ligne un peu faillante & inégale en forme de couture, d'où lui vient le nom de *raphé*, laquelle s'étend depuis le ligament qui retient le prépuce attaché au gland jufqu'à l'anus, & on nomme *périnée* l'efpace compris entre les bourfes & l'anus.

Le *fcrotum* eft revêtu au dedans d'une membrane charnuë (qu'on doit regarder comme un véritable mufcle cutané) qui fe trouve attachée par une efpece d'expanfion apponevrotique à la branche inférieure des os pubis; on nomme cette membrane charnuë *dartos*, elle fournit, fuivant les obfervations de M. *Rau*, une enveloppe particuliere à chaque tefticule; & de l'adoffement ou union de ces deux enveloppes charnuës, se forme une cloison qui est attachée d'une part à l'uréthre & de l'autre à la portion du *scrotum* qui est vis-à-vis le *raphé*. C'est à la contraction du *dartos* que l'on doit attribuer les rides & le resserrement des bourses, qui arrivent principalement quand on s'expose au froid, ou que l'on sort du bain.

Le *scrotum* & le *dartos* reçoivent leurs artéres des hypogastriques ; il y en a une qui se distribuë sur la cloison : Les veines accompagnent les artéres , & vont se décharger dans les veines hypogastriques : Les nerfs viennent des paires sacrées.

Les membranes propres à chaque testicule sont au nombre de trois. La premiere est nommée vaginale ; elle est faite de plusieurs cellules membraneuses , qui sont continuës au tissu cellulaire du péritoine ; elle recouvre non seulement tous les vaisseaux particuliers au testicule, en s'y attachant étroitement, mais même le corps du testicule. Cette membrane se trouve recouverte (principalement le long de sa partie latérale externe , opposée à la cloison du *scrotum*) de l'expansion d'un muscle nommé *crémaster* , ou suspenseur du testicule , qui vient non seulement de la partie inférieure du muscle oblique in-

terne, mais encore de la corde tendineuse ou ligament de Fallope, formée, comme j'ai déja dit, de l'union des muscles
obliques, & transverse dans leur partie inférieure. Ce muscle descend le long de la
tunique vaginale, & à mesure qu'il approche des testicules, les fibres charnuës
qui le composent s'écartent, & leur expansion semble former une espece de membrane, que plusieurs Anatomistes ont nommée *érythroïde* ou rougeatre, laquelle est
étroitement unie à la vaginale. La tunique vaginale s'attache dans sa partie inférieure à la cloison du *scrotum*, par des fibres
membraneuses assez fortes. Au-dessous de
la tunique vaginale se remarque un sac
particulier au corps du testicule, auquel
on a donné le nom de *peritestes*, parce
qu'il entoure cet organe de toutes parts,
étant seulement attaché à l'épi-didyme.
Enfin, la derniere membrane propre au
testicule, & qui touche immédiatement
sa substance, est nommée *albuginée*; elle
est d'un tissu fort serré, sa surface externe
est unie & polie, & de sa face interne se
détachent plusieurs feuillets membraneux
qui pénétrent la substance du testicule,
en formant plusieurs petites cloisons qui
le partagent comme en autant de petites
portions. Toutes ces cloisons se réunissent

comme à un seul point, qui se continue
dans toute la longueur du testicule, non
dans son milieu, mais en s'approchant vers
un de ses bords. *Hygmore* a prétendu que
la réunion de toutes ces cloisons formoit
un cylindre creux ou tuyau commun,
dans lequel les vaisseaux de la substance
du testicule communiquoient : on nomme cet endroit le corps d'*Hygmore*. Cette
membrane après avoir recouvert le testicule, semble se prolonger pour renfermer
aussi l'épi-didyme, dont je parlerai ci-
après.

Le testicule est une glande conglomérée, qui a ses vaisseaux particuliers ;
sçavoir, des nerfs, des artéres & des veines, tant sanguines, que lymphatiques,
& des vaisseaux sécrétoires, & excrétoi-
res.

Les artéres qui vont aux testicules
font nommées spermatiques ; elles tirent
leur origine pour l'ordinaire de la partie
antérieure de l'aorte, environ un pouce
au-dessous des *émulgentes*; à peu de distan-
ce de leur origine, ces artéres s'unissent
par le moyen du tissu cellulaire, avec les
veines spermatiques, & non par des
anastomoses, comme *Leal Lealis* l'a prétendu ; parvenuës ensuite près des anneaux des muscles obliques externes, elles

fe joignent auffi aux nerfs des tefticules,
de même qu'aux conduits nommés défé-
rents qui en reviennent; & tous ces vaiffeaux qui font joints enfemble par la tunique vaginale, dans laquelle ils font renfermés, compofent ce que l'on nomme
communément le cordon des vaiffeaux
fpermatiques. Outre les ramifications col-
latérales que les artéres fpermatiques fourniffent en defcendant, lorfqu'elles font parvenuës à quelque diftance du tefticule,
elles fe partagent en deux branches principales dont l'une va fe diftribuer dans la
fubftance même du tefticule, & l'autre à
l'épi-didyme.

Les veines fpermatiques tirent leur
origine de la fubftance même des tefticules par un grand nombre de rameaux très-
fins, & de l'union de ces rameaux, il en
eft produit des branches plus confidérables, qui communiquent les unes avec les
autres en différents endroits; & comme
ces branches font plus nombreufes du côté
des tefticules, & qu'elles vont enfuite en
diminuant, à mefure qu'elles approchent
de la veine-cave, elles forment une efpéce de corps, qu'on a nommé pyramidal à
caufe de fa figure; on l'a auffi appellé corps
pampiniforme. La veine fpermatique du
côté droit, fe décharge pour l'ordinaire

immédiatement dans le tronc de la veine-cave inférieure, environ un pouce au-dessous de l'*émulgente*, & celle du côté gauche va se rendre dans l'*émulgente* du même côté.

Les veines lymphatiques qui reviennent des testicules, suivent la route des veines sanguines, & elles se découvrent en grand nombre dans l'animal vivant.

À l'égard des nerfs qui se distribuent aux testicules, ils suivent la route des artéres, & sont fournis par le *plexus* renal du même côté, & par la premiere paire lombaire.

La substance des testicules est vasculeuse; elle est faite principalement d'une infinité de vaisseaux très-fins, qui laissent appercevoir la couleur de la liqueur qu'ils contiennent; ces vaisseaux sont contournés en différentes façons, & forment plusieurs paquets, qui sont soutenus par les cloisons membraneuses que j'ai dit être fournies par la tunique *albuginée*. On apperçoit sur le bord supérieur du testicule un corps long, & dont la figure approche de celle d'une chenille; on l'a nommé *Epi-Didyme*, à cause de sa situation; on l'a aussi appellé *Parastate*, il est recouvert de même que le testicule par la tunique *albuginée*. A l'ouverture de cette membrane, on découvre la sub-stance de l'*épi-didyme*, qui eſt la même, que celle du teſticule ; & les vaiſſeaux qui la compoſent font une infinité de contours ſerpentins. L'*épi-didyme* ſe ter-mine dans ſes extrêmités par deux émi-nences dont la plus conſidérable ſe nom-me la tête de l'*épi-didyme*, & la moindre eſt appellée la queuë ; & c'eſt à cette derniere éminence que commence de cha-que côté, le conduit *deférent*, qui remonte tout le long des vaiſſeaux ſpermatiques, & après avoir paſſé par l'anneau de l'o-blique externe & ſous les dernieres fibres de l'oblique interne & du transverſe, il ſe ſépare de ces vaiſſeaux, pour venir gagner la partie poſtérieure & inférieure de la veſſie, en ſe gliſſant dans l'intervalle des deux véſicules appellées ſéminales, qui y ſont placées, & dans leſquelles ces con-duits ſe déchargent. Dans ce trajet ils paſ-ſent derriere l'uretére du même côté, avec lequel ils ſe croiſent.

A R T I C L E I I.

Des Véficules féminales.

LEs véficules féminales font deux réfervoirs membraneux & cellulaires,
fitués à la partie poftérieure & inférieure
de la veffie. Leur longueur ordinaire eft
de trois travers de doigt, & leur largeur
d'un pouce. Leur figure approche affez
de celle d'une petite poire applatie. Leur
partie la plus large fe nomme le fond, &
la plus étroite le col, auquel fe trouve continu un conduit particulier appellé éja-
culateur.

C'eft dans le col des véficules féminales que viennent fe rendre les vaiffeaux
déferents. Les deux conduits affez grêles
de ces véficules, appellés éjaculateurs,
viennent fe perdre dans l'uréthre, près
du col de la veffie, après avoir traverfé un
corps glanduleux d'une confiftence affez
ferme, qui embraffe le col de la veffie &
le commencement de l'uréthre ; on connoît ce corps glanduleux fous le nom de
proftrates, lefquelles ont été appellées fupérieures pour les diftinguer de deux autres glandes nommées *proftates inférieures*,
à caufe de leur fituation.

Les proſtates ſupérieures ſont deux glandes conglomérées, qui ſont tellement unies l'une à l'autre, qu'elles n'en forment qu'une ſeule, dont les canaux excréteurs, au nombre de dix à douze, s'ouvrent dans l'uréthre autour d'une petite éminence de figure preſque ovale, ſituée au commencement de ce conduit ; à laquelle on a donné le nom de *veru-montanum.* On remarque dans le milieu de cette éminence, les embouchures ou les orifices des conduits nommés éjaculateurs.

<h2 style="text-align:center">A R T I C L E   I I I.</h2>

<h3 style="text-align:center">*Des Parties qui compoſent la Verge.*</h3>

LEs parties qui compoſent la verge, peuvent être diſtinguées, eu égard à leur ſituation, en contenantes & en contenuës.

Parmi les contenantes on compte la peau, le tiſſu cellulaire qui ſe remarque au-deſſous, & enfin une membrane particuliere qui paroît être formée par l'épanoüiſſement d'un ligament qui attache la verge à la ſymphiſe des os pubis , & que l'on nomme ligament ſuſpenſeur de la verge.

La peau qui recouvre la verge, ſe re-

lie dans son extrémité ; & c'est ce repli
que l'on nomme le prépuce, qui est attaché à la partie inférieure du gland , par
un ligament appellé le frein ou le filet.

Les parties contenuës de la verge, sont
les corps caverneux, l'uréthre, & le gland.
Les corps caverneux sont deux tuyaux
ou conduits qui prennent leur origine , de
chaque côté, à la branche de l'*ischion*, s'a-
vancent jusqu'à la partie inférieure des os
pubis, où ces deux corps s'unissent l'un à
l'autre pour n'en former qu'un seul , &
se continuent ainsi unis jusqu'à la partie
postérieure du gland, où ils se terminent.
On remarque tout le long des corps *caverneux* deux goûtieres ; la plus considérable est en dessous , elle reçoit la plus
grande partie de l'uréthre; & la seconde
est en-dessus, & reçoit une grosse veine ,
appellée honteuse.

La membrane qui forme les parois des
corps caverneux, paroît faite de plusieurs
fibres ligamenteuses très-fines ; & qui se
croisent en divers sens ; & leur cavité est
occupée par une infinité de fibres qui paroissent de la même nature que celles qui
ont formé les parois , & qui composent
par leur entrelassement différent une infinité de cellules qui communiquent entr'elles. Depuis l'union des corps caver-

neux , jufqu'à leur extrêmité antérieure, fe remarque intérieurement une cloifon faite de plufieurs fibres qui paroiffent tendineufes , & qui s'étendent en droite ligne d'une des parois des corps caverneux jufqu'à l'autre, vis à-vis les goutieres dont j'ai parlé, laiffant entr'elles des intervalles qui établiffent une communication entre les corps caverneux.

L'uréthre eft ce conduit qui eft continu au col de la veffie, & qui va fe terminer à l'extrêmité du gland. Son commencement eft recouvert par la glande proftate fupérieure ; & fa portion, qui eft au-deffous, eft embraffée feulement de quelques fibres charnuës l'efpace d'environ deux travers de doigt ; & tout le refte de *l'uréthre*, c'eft-à-dire , la portion de ce conduit qui s'étend depuis la partie inférieure des os *pubis* , jufqu'au gland , fe trouvent enveloppé de toutes parts par un tiffu formé de plufieurs cellules membraneufes ; on le nomme le tiffu fpongieux de *l'uréthre*, lequel tiffu vient auffi former la fubftance du gland ; & de plus il forme dans fon commencement une éminence appellée le bulbe de *l'uréthre*. Les cellules de ce tiffu ne communiquent point avec celles des corps caverneux.

Le gland eft la plus fenfible de toutes

les parties qui servent à la génération. On
y considére sa couronne, qui est sa portion
la plus large, sur laquelle se découvre plusieurs petites éminences, que l'on a prises
pour des mammelons nerveux ; quoique,
selon la remarque de M. *Littre* , ce ne
soient que des glandes sébacées qui fournissent une liqueur grasse , laquelle en
s'épaississant , forme la crasse qui s'amasse
assez souvent entre le gland & le prépuce.
Cette humeur s'altére quelquefois ; & la
matiere purulente , fournie par l'ulcéra-
tion qu'elle a faite tant sur le gland , que
sur l'intérieur du prépuce , en a imposé
à plusieurs qui ont regardé cet écoulement comme la suite d'une *gonorrhée vi-
rulente* : & cela, faute d'examiner si cette
matiere sortoit de l'*uréthre*, ou si elle ve-
noit du dessous du *prépuce* ; ce qui est
très-essentiel, tant pour le pronostic de la
maladie , que pour sa curation.

On observe que l'*uréthre* se trouve un
peu dilaté au milieu du gland : On a
donné le nom de fosse *naviculaire* à la
cavité de l'*uréthre* qui répond à sa portion dilatée. L'*uréthre* étant ouvert dans
toute son étenduë, on y découvre l'embouchure de plusieurs conduits. Dans son
commencement , près du col de la vessie
se remarque l'ouverture des conduits éja-

culateurs, & celles des canaux *excréteurs*
des *proſtates* ſupérieures ; & à quelque diſtance de ces conduits, ſe trouvent les orifices des canaux *excréteurs* des *proſtates*
inférieures. Ce ſont deux glandes ſituées
immédiatement à côté de cette éminence
du tiſſu ſpongieux de l'uréthre, nommée bulbe ou oignon. Le volume de
ces glandes approche aſſez de celui d'une
petite féve ; & le conduit excréteur qui
part de chacune, eſt très-fin, & ſa longueur eſt d'environ deux pouces. Ces
conduits paſſent obliquement à travers le
tiſſu ſpongieux de l'uréthre, & vont ſe
rendre dans ſa cavité à trois pouces environ de diſtance du *Veru-montanum*.

On obſerve outre cela dans toute l'é-
tenduë de l'uréthre, mais principalement
le long de ſa partie ſupérieure, l'embouchure de pluſieurs conduits qui pénétrent
obliquement dans l'épaiſſeur du tiſſu
ſpongieux de l'uréthre, & ſe termine à
pluſieurs grains glanduleux, qui s'y rencontrent ; on les nomme conduits aveugles, ou les *lacunes* de l'uréthre.

Les vaiſſeaux de la verge, ſont ſes
nerfs, ſes artéres & ſes veines, tant
ſanguines que lymphatiques. On peut
diſtinguer ces vaiſſeaux en externes & en
internes : les externes ſe diſtribuent aux
enveloppes

enveloppes de la verge , & les internes vont aux corps caverneux & à l'uréthre.

Les nerfs qui se distribuent sur la peau de la verge, viennent des deux premieres paires lombaires ; les artéres viennent de l'artére *crurale*, les veines vont se décharger dans la veine de ce nom , & les lymphatiques vont se rendre aux glandes des *aînes*.

Quant aux vaisseaux intérieurs , les nerfs se détachent des paires sacrées. Les artéres qui font au nombre de trois de chaque côté, font fournies par les *iliaques* internes ou *hypogastriques*. La premiere de ces artéres rampe le long de la partie supérieure des corps caverneux ausquels elle se distribue : les deux autres se trouvent au-dessous ; & il y en a une qui se perd dans le tissu spongieux de l'uréthre ; & l'autre, ayant fourni aussi des rameaux à ce tissu, va se perdre dans les corps caverneux.

Quant aux veines sanguines, elles se déchargent dans les hypogastriques. La principale de ces veines rampe le long de la partie supérieure des corps caverneux, étant placée sur le milieu de la verge , & les artéres à côté. On la nomme veine honteuse. A l'égard des veines lymphatiques, leur route n'est pas aisée à déter-

II. Partie.   G

miner, à cause de la difficulté de les voir ;
on croit néanmoins qu'elles vont se de-
charger dans les veines hypogaſtriques.

Il eſt bon d'obſerver que les artéres ,
ſoit internes , ſoit externes , qui vont à
à la verge, communiquent toutes enſemble , & que les veines en font auſſi de même entr'elles.

La verge a ſix muſcles , trois de chaque
côté : Il y en a un qui ſert à l'érection ;
on le nomme *érecteur* , & les deux autres
appartiennent principalement à l'uréthre.
De ces derniers , l'un ſert à preſſer la
portion de ce conduit qui lui répond ; &
par conſéquent à accélérer le cours de la
liqueur qui y écoule : d'où vient qu'on
l'a nommé *accélerateur*. Et le troiſiéme ,
qu'on croit ſervir à dilater l'uréthre a été
nommé , eu égard à la direction de ſes
fibres , *tranſverſe*.

Les muſcles *erecteurs* , nommés auſſi
iſchio-caverneux , ont leur attache fixe de
chaque côté à la face interne de la tubéroſité de l'*iſchion* , recouvrent le commencement ou les racines des corps caverneux , & vont s'y terminer à environ trois
travers de doigt au-deſſus de leur attache
fixe, en s'épanouiſſant ſur leur ſurface par
un grand nombre de fibres tendineuſes.

Les muſcles *accélérateurs* , apellés auſſi

bulbo-caverneux, sont attachés d'une part à la partie antérieure du *sphincter* de l'a-*nus*, passent sur le *bulbe* de l'uréthre, qu'ils embrassent presque de tout côté, & continuant leur chemin l'espace d'environ trois travers de doigt sur ce conduit, ils vont se terminer de chaque côté aux corps caverneux. Ces deux muscles se trouvent unis l'un à l'autre dans presque toute leur étenduë par un tendon mitoyen.

Les muscles *transverses*, surnommés les *triangulaires*, sont attachés chacun par une de leurs extrêmités à la face interne de la branche de l'*ischion* ; &, se portant tranfversalement vers l'uréthre, ils vont se terminer postérieurement aux parties latérales de l'éminence nommée bulbe de l'uréthre, pour dilater ce conduit lorsqu'ils agissent.

Si l'on fait attention que les hommes privés de testicules, sont impropres à la génération, on concevra sans peine que la liqueur que ces organes fournissent est une véritable sémence. Et si l'on a vû des hommes qui, ayant perdu les testicules, ont donné quelque tems après des marques de virilité, ils n'ont pas joui long-tems de cet avantage ; car, à peine ont-ils donné une ou deux fois ces preuves, qu'ils se font trouvés bien-tôt après hors d'état d'en donner de nouvelles. Ce qui ne permet point de douter que ces dernieres marques de leur ancienne virilité, ne fussent l'effet d'un reste de sémence séparée dans les testicules, & conservée dans les vésicules séminales.

Lorsqu'on examine la sémence, & que l'on n'employe pour cela que le secours des sens, on la trouve sous la forme d'une liqueur grisâtre & comme aqueuse dans le testicule, plus blanche & plus épaisse en sortant de l'*epididyme*, & encore plus blanche & plus épaisse en sortant de la verge, & d'une odeur même assez forte.

Tous ces différens changemens, qui ne tendent vraisemblablement qu'à rendre la semence plus propre à la génération, ne lui viennent pas seulement des chemins longs & tortueux qu'elle est obligée de parcourir, mais encore de son mélange avec les humeurs qu'elle trouve dans son chemin. La semence en sortant du testicule, pénétre dans les vaisseaux tortueux & repliés de l'*épididyme*, d'où elle passe dans le canal déférent, qui s'en décharge dans les vésicules séminales, où elle séjourne jusqu'à ce qu'elle soit en suffisante quantité, & assez active pour faire sur les parois de ces réservoirs les impressions nécessaires pour en être chassée ; &

alors elle s'échappe dans l'uréthre par le moyen des vaisseaux éjaculateurs. La semence étant dans l'uréthre se mêle avec les liqueurs qu'elle y trouve, & qui sont fournies tant par les *prostates*, que par les *lacunes* ou *conduits aveugles*. L'*érection* qui accompagne l'écoulement de cette liqueur, a pour cause immédiate le séjour du sang dans les corps caverneux, & dans le tissu spongieux de l'uréthre; ce qui arrive par la compression que reçoit pour lors la veine *honteuse*, de la part des os *pubis*, contre lesquels la verge est portée par la contraction des muscles *erecteurs* ; & le cours de la semence se trouve accéleré dans l'uréthre pendant l'*éjaculation*, non-seulement par l'action des muscles nommés *accélerateurs*, mais encore par le gonflement du tissu spongieux de l'uréthre.

Comme les qualités que les sens nous font appercevoir dans la semence, ne suffisent pas pour en faire connoître parfaitement la nature, les Physiciens n'ont rien négligé pour découvrir ce qui la rendoit capable des effets merveilleux qu'elle produit. Je ne rappellerai point ici leurs differentes opinions, je dirai seulement qu'on doit distinguer deux parties dans la semence ; l'une grossiere & l'autre subtile. Les sens nous font appercevoir la premiere ; & l'affoibliſſement qui ſuit la perte d'une quantité aſſez médiocre de cette liqueur, ne nous permet pas de douter de la ſeconde : je veux dire que la ſemence ne renferme beaucoup d'eſprits ou de ces parties ſubtiles qui contribuent le plus à la force & à l'activité de l'Homme : Il y a même apparence que c'eſt principalement de cette ſeconde partie de la matiére ſéminale que dépendent tous les effets qu'elle produit dans le corps de la Femme, comme je dirai dans la ſuite.

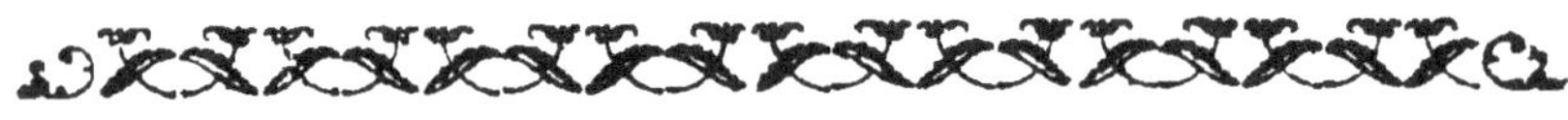

CHAPITRE XI.

Des Parties de la Femme qui ſervent à la Génération.

LEs parties de la Femme qui ſervent à la génération, ſont diſtinguées, eu égard à leur differente ſituation, en *externes* & en *internes* ; les unes ſe trouvant cachées dans le bas-ventre, & les autres étant placées hors de cette capacité.

ARTICLE PREMIER.

Des Parties extérieures.

IL y a plusieurs parties qui se montrent au dehors, & que l'on peut voir sans faire aucune division : sçavoir, le pénil, la motte, les grandes levres, la vulve, la fourchette, la fosse naviculaire, le perinée, les nymphes, le gland du clitoris, le meat urinaire ou l'orifice du conduit de l'urine, & celui du vagin.

Les parties intérieures sont le vagin, la matrice avec ses vaisseaux & ses ligamens, les trompes de Fallope, & les ovaires.

Le *pénil* est la région du *pubis* qui se couvre de poil à l'âge de puberté.

La motte est cette éminence qui s'y remarque, & qui est formée par la graisse qui s'y trouve.

Les grandes *lévres* sont deux replis formés par la peau ; & la *vulve* est l'espace que les grandes lévres laissent entr'elles. La face interne de ces lévres est unie & polie, & sans aucun poil. On y remarque plusieurs petites ouvertures ou lacunes qui ne sont autre chose que les orifices de plusieurs glandes *sébacées*, cachées derriere la membrane qui recouvre cette face interne , lefquelles fourniffent une humeur qui l'entretient toujours unie & polie.

La *fourchette* n'eft proprement que l'union des lévres par leur partie inférieure, où l'on remarque un ligament membraneux qui fe trouve tendu dans les Filles, relâché dans celles qui ont fouffert l'approche du mâle, & prefque toujours déchiré dans les Femmes qui ont eu des enfans. Ce ligament forme , conjointement avec la partie interne du bas des grandes lévres, un enfoncement que l'on appelle communement la *foffe naviculaire.* On nomme *périnée* l'efpace compris entre la *fourthette* & l'*anus*, lequel efpace diminuë par les fréquens accouchemens, & fe détruit même par ceux qui font laborieux. Son étenduë ordinaire eft d'environ un pouce.

En écartant les grandes lévres, on en découvre deux autres beaucoup plus petites, qu'on nomme les *nymphes*; leur fubftance eft fpongieufe, & leur figure triangulaire, fe trouvant plus large dans leur partie inférieure que dans la fupérieure , où elles s'uniffent en formant une efpece de *prépuce* au gland du *clitoris*.

Le *clitoris* eft un corps dont la compofition eft toute femblable à celle de la verge, n'y ayant de différence que par rapport à l'uréthre, qui n'entre point dans sa compofition : car il a deux corps caverneux tout femblables, qui viennent de chaque branche de l'os *ifchion*, un ligament fufpenfeur, des vaiffeaux, deux mufcles érecteurs, quelques-uns même lui ont donné deux mufcles accélérateurs; mais comme on obferve que ces derniers mufcles prennent leur origine du *fphincter* de *l'anus*, & qu'en embraffant enfuite les côtés du *vagin*, ils vont fe terminer au *clitoris*; l'on fe perfuade volontiers que leur véritable ufage eft de rétrécir l'entrée de ce conduit. On a vû des femmes où le *clitoris* étoit très-allongé.

On obferve immédiatement au-deffous du gland du *clitoris* une ouverture appellée le *méat urinaire*; c'eft l'orifice de l'*uréthre*, que j'ai dit être plus court, plus large, & moins courbé dans la femme, que dans l'homme. Cet orifice paroît comme une efpece de bourlet un peu ridé; & l'on y découvre plufieurs petits trous ou lacunes, qui répondent à un corps glanduleux qui embraffe l'extrémité de l'uréthre; & par ces trous on peut exprimer une humeur plus ou moins *mucilagineufe*.

On apperçoit enfuite au-deffous du

méat urinaire, l'ouverture du conduit nommé *vagin*, qui répond à la matrice; quelques-uns ont nommé cette ouverture l'orifice externe de la matrice. L'on y remarque un cercle membraneux que l'on appelle *hymen*. Ce cercle ne se rencontre que dans les filles, qui n'ont permis l'entrée d'aucun corps qui ait pû faire violence dans ces parties; car dans les femmes, où ce cercle a été divisé, on y trouve quatre ou cinq boutons charnus, communément appellés caruncules *myrtiformes*, qui ne font que les portions du cercle divisé.

On y rencontre quelquefois au lieu de cercle ou de caruncules, une membrane qui ferme cet orifice. Cette membrane est contre nature, aussi est-on obligé de la diviser pour donner lieu à l'écoulement des humeurs qui viennent de la matrice, ou du vagin, & dont la rétention peut causer des accidens fâcheux, & donner lieu à des méprises considérables. Une fille fut déclarée enceinte par des Matrones à cause du gonflement & de la tension de la matrice, que produisoit un amas considérable de sang menstruel retenu par une semblable membrane; mais cette prétendue grossesse se dissipa bientôt, lorsqu'on eut

incifé cette membrane, & que le fang retenu fe fut écoulé. (*a*)

M. *Boudou* (*b*) m'a dit avoir guéri fur le
champ, par le même moyen. une Demoi-
felle d'un prétendu fchirre à la matrice,
dont on la traitoit depuis long-tems, &
qui avoit une femblable caufe que la groffeffe dont je viens de parler.

L'orifice du vagin fe trouve couvert
extérieurement, non feulement par les
mufcles du clitoris, communément appellés accélérateurs, mais on découvre encore fous ces mufcles un lacis de vaiffeaux
fanguins, qui font un corps particulier,
nommé *plexus rétiforme*, fous lequel fe
rencontre de chaque côté une glande conglomérée dont le conduit excréteur qui
a nviron fix lignes de lougueur, vient fe
décharger de chaque côté à l'orifice du
vagin, immédiatement à la partie antérieure & moyenne du cercle membraneux que j'ai dit s'y rencontrer. Ces glandes font femblables aux *proftates* inférieures de l'homme, & on appelle *lacunes*
les orifices de leurs conduits excréteurs.

(*a*) Voyez Paré, liv. 24. ch. 50. Voyez auffi
les Obf. de M. Amand fur les Accouchemens.
(*b*), Chirurgien Major de l'Hôtel-Dieu.

ARTICLE II.

Des Parties intérieures.

DE toutes les Parties intérieures de la femme qui servent à la génération, la plus considérable est la matrice. C'est un viscére particulier à la femme, situé dans l'hypogastre, entre la vessie & le rectum ; sa figure approche de celle d'une poire, étant applatie dans la partie antérieure, & dans la postérieure ; mais cette figure change dans la grossesse, la matrice se trouvant pour lors presque ronde. On nomme sa partie la plus large son fond, & la plus étroite son col. La situation de la matrice est telle, que son fond est en arriere & en haut, & son col en devant & en bas.

Quant aux dimensions de la matrice, on observe que dans une femme qui n'est point enceinte, elle a pour l'ordinaire trois à quatre travers de doigt de longueur sur un pouce d'épaisseur. Son fond a environ trois travers de doigt, & son col en a deux seulement. Ces dimensions peuvent changer, tant par rapport à la grossesse, qu'eu égard à diverses circonstances.

La substance de la matrice est assez ferme dans les femmes qui ne font point enceintes; mais elle perd de fa fermeté à mefure que la groffeffe avance : & l'on obferve dans les derniers mois, qu'elle eft compofée principalement d'un grand nombre de vaiffeaux fanguins & de fibres, dont la plûpart font charnuës.

La cavité de la matrice a trois ouvertures fenfibles, dont l'une répond à fon col, & les deux autres à deux conduits nommés Trompes de Fallope, dont je parlerai ci-après.

Je ne dis rien ici fur l'épaiffeur des parois de la matrice dans les derniers mois de la groffeffe ; les Accoucheurs qui ont écrit là-deffus fe trouvant fort partagés ; car les uns veulent que cette épaiffeur augmente à proportion de la capacité de la matrice, & les autres foutiennent le contraire. Il y a deux circonftances qui, fans être des preuves fuffifantes pour conftater le peu d'épaiffeur de la matrice dans les derniers mois de la groffeffe, avant l'évacuation des eaux, & la fortie du *fœtus*, femblent être néanmoins des préfomptions affez fortes pour engager à ne point précipiter fon jugement en faveur de l'opinion contraire. La premiere de ces circonftances eft la facilité que l'on a de diftinguer les mouvemens de l'enfant dans les derniers mois de la groffeffe , en mettant la main fur le ventre de la mere, ou en touchant l'orifice interne de la matrice. La feconde eft le déchirement qui arrive quelquefois à la matrice, foit par les doigts de la Sage-Femme, foit par les trépignemens ou coups de pieds trop violens de l'enfant contre les parois de ce vifcére. *

Le col de la matrice eft embraffé par l'extrémité du vagin. Ce conduit eft fitué un peu obliquement de bas en haut entre la veffie & le rectum, & communique par une de fes extrémités avec les parties extérieures, & par l'autre avec la matrice.

Sa longueur eft d'environ cinq à fix pouces, & fa largeur d'un bon pouce feulement ; mais ce conduit étant membraneux, ces dimenfions peuvent changer. Il eft compofé de plufieurs membranes. La premiere vient du péritoine. La feconde eft charnuë, compofée de fibres longitudinales & de circulaires. La troifiéme eft nerveufe : celle-ci forme dans prefque toute fon étenduë plufieurs plis, qui fe trouvent néanmoins en plus grand nombre

---

* Voyez les Obf. de M. Mauriceau , célébre Accoucheur, Obf. XXVI. CXLVII. CCLI. Fabric. Hild. Obferv. Cent. IV. Obferv. LVII. Stalp. Vand. Wiel. Obferv. Cent. I. Obferv. LVII.

dans la partie antérieure & postérieure du vagin, que dans le reste de son étenduë. Ces plis s'effacent par le grand nombre des accouchemens. La tunique nerveuse se trouve percée d'une infinité de petits trous qui répondent à autant de glandes appellées vaginales. On a vû plus d'une fois le vagin se déchirer dans l'accouchement, & sur tout dans l'endroit où il se joint à la matrice, & l'enfant se trouver dans le ventre. Ce déchirement est moins rare que celui que j'ai dit arriver quelquefois à la matrice. *

Le col de la matrice s'avance un peu dans le vagin, en y formant comme une espéce de museau de tanche. Il est percé d'une ouverture ovale, dont les angles se portent à droit & à gauche ; c'est cette ouverture que l'on nomme l'orifice interne de la matrice. Le col de la matrice est attaché par devant à la veffie, & par derriere au rectum.

Les connexions du fond de la matrice font avec les trompes de Fallope, & les ovaires , & avec les régions iliaques par le moyen de deux ligamens nommés Larges , enfin avec la région du pubis par deux autres appellés ligamens ronds.

* Voyez les Observations de M. Saviart, Chirurgien de Paris , Observ. XXV.

La pratique fait voir que la matrice change quelquefois de fituation naturelle, en fe portant à droit & à gauche, en devant, ou en arriere, ce qui arrive plus communément dans la groffeffe, fur tout vers fa fin. L'on s'affure de ce changement de fituation en touchant l'orifice interne de la matrice ; car pour lors on le trouve tourné du côté oppofé à celui où fon fond s'eft jetté. *

Les trompes font deux conduits qui naiffent des parties fupérieures & latérales du fond de la matrice par un principe fort délié, & leur volume, de même que leur cavité, augmente à mefure que ces conduits s'éloignent de la matrice en fe portant fur les côtés, enforte que dans l'endroit où ils font le plus dilatés, on pourroit y introduire l'extrémité du petit doigt ; ils fe rétréciffent enfuite vers leur extrémité, laiffant feulement un petit trou capable de recevoir un ftilet, & s'évafent enfin pour former ce que l'on nomme le pavillon, dont la circonférence eft non - feulement pliffée, mais encore frangée & découpée par les bords ; & c'eft ce qu'on appelle le morceau frangé. La longueur des trompes eft d'environ fept

* Voyez Deventer, Obferv. fur les Accouchemens.

à huit travers de doigt, & leur compoſition eſt de pluſieurs membranes, de même que celle du Vagin. Ces conduits ſont attachés dans toute leur longueur aux ligamens larges, & par leur moyen aux ovaires, auſquels ils ſe trouvent auſſi unis par une portion de leur morceau frangé.

Les ovaires ſont deux petits corps blanchâtres, ovales, & un peu applatis, ſitués aux côtés de la matrice, à laquelle ils ſont attachés non-ſeulement par les ligamens larges, mais encore chacun par une eſpéce de ligament arrondi, que les Anciens ont regardé comme un conduit qu'ils ont nommé déférent.

On découvre aux ovaires deux membranes; la premiere leur eſt fournie par les ligamens larges, la ſeconde qui leur eſt propre, recouvre immédiatement leur ſubſtance qui eſt formée d'un tiſſu ſpongieux très-ſerré, & de pluſieurs petites véſicules remplies d'une liqueur fort claire. On donne à ces véſicules le nom d'œufs, & le tiſſu ſpongieux paroît fournir à chacune une eſpéce d'écorce, ou de calyce particulier. Le tout eſt parſemé de vaiſſeaux, tant ſanguins que nerveux.

Les ligamens larges de la matrice ſont deux replis du péritoine, qui attachent ce viſcére aux régions iliaques, & qui en se développant embrassent non - seulement son corps, les trompes & les ovaires; mais même les ligamens ronds : ceux-ci naissent des parties supérieures & latérales de la matrice sous la forme de deux cordons, & se portant obliquement de haut en bas, vont passer par les anneaux des muscles obliques externes pour se terminer à la région du pubis & à la partie supérieure des cuisses par plusieurs filets. On a observé que ces ligamens sont faits principalement de l'assemblage de plusieurs vaisseaux, dont la plûpart sont sanguins, qui établissent une communication entre les vaisseaux des parties intérieures, & ceux des parties extérieures.

La matrice reçoit ses nerfs de chaque côté de l'intercostal; les paires sacrées lui fournissent aussi des rameaux; ses artéres lui viennent de l'aorte & des iliaques internes. Les artéres que l'aorte lui donne, sont nommées spermatiques; elles naissent pour l'ordinaire au-dessous des émulgentes, & se portant obliquement vers les ovaires, elles s'y distribuent, de même qu'aux trompes & à la matrice.

Les artéres que l'iliaque interne fournit à la matrice, sont en plus grand nombre que celles que l'aorte lui envoye ; & on observe que ces artéres, nommées

utérines , se distribuent principalement
au corps de la matrice, & qu'elles communiquent non seulement avec celles du
côté opposé, c'est-à-dire, celles du côté
droit avec celles du côté gauche , mais
encore avec les spermatiques.

Les veines suivent la route des artéres ; celles qui accompagnent les spermatiques, portent le même nom, elles forment, en montant un corps pampiniforme, de même que celles de l'homme, &
viennent aussi se décharger de la même façon, c'est-à-dire, celle du côté droit dans
le tronc de la veine-cave, & celle du côté gauche dans l'émulgente. A l'égard des
veines qui accompagnent les artéres utérines fournies par les iliaques internes, elles se déchargent dans les veines iliaques ;
& la communication de toutes ces veines
entr'elles est la même que celle que j'ai
dit se trouver entre les arteres.

A l'égard des veines lymphatiques de
la matrice, que l'on a été pendant long-
tems à découvrir dans la femme. M. *Morgagni*, célébre Anatomiste, dit les avoir
vûës depuis peu sur une femme morte
enceinte. On y découvre aussi des conduits laiteux dans l'état d'une grossesse
avancée.

La matrice est cave, & sa cavité répond

à son volume. On doit distinguer la cavité du fond de la matrice, de celle de son col, quoique l'une & l'autre soient continuës, & se communiquent; celle du col est longue & plus étroite dans ses extrêmités, que dans son milieu; son entrée se remarque dans le vagin, & on la nomme orifice interne de la matrice. On trouve dans cette cavité plusieurs replis ou rugosités formées par la membrane qui la tapisse, dans laquelle on découvre plusieurs petits trous ou lacunes qui fournissent une humeur mucilagineuse : On trouve aussi quelquefois parmi ces replis des petits corps de figure sphérique, dont on ne convient pas de la nature ; *Naboth* les a pris pour des œufs.

La cavité du fond de la matrice est beaucoup plus ample que celle de son col ; cette cavité a une figure triangulaire, ce qui s'observe principalement lorsque le volume de la matrice n'a souffert aucun changement ; & des trois angles que cette cavité forme, il y en a un qui répond au col de la matrice ; & les deux autres aux conduits nommés les trompes, qui communiquent dans cette cavité par des ouvertures très-petites. La membrane qui tapisse cette cavité, se trouve percée d'une infinité de petits trous, par lesquels, à la

noindre preffion, on voit fortir du fang ;
ce qui a fait regarder ces orifices comme
la voye des écoulemens périodiques des
femmes.

M. *Ruyfch*, célébre Anatomifte, dit
avoir découvert dans le fond de la matrice
un mufcle compofé de fibres charnuës,
dont la plûpart font circulaires, & quelques-unes fpirales ; il nomme ce mufcle
utérin, & lui donne l'ufage de faciliter le
détachement de l'arriere-faix après la fortie du Fœtus. Cette découverte n'eft
point généralement reçuë, plufieurs habiles Anatomiftes doutent de l'exiftence de
ce mufcle.

M. *Littre*, en difféquant une petite
fille morte à l'âge de deux mois, trouva qu'elle avoit le vagin partagé par une
cloifon charnuë perpendiculaire en deux
cavités égales, l'une à droit, & l'autre à
gauche, de maniere cependant que la cloifon n'étoit entiere, & ne formoit ces deux
cavités que depuis le milieu du vagin,
jufqu'à la matrice. Chacune de ces cavités aboutiffoit à une matrice particuliere,
qui avoit fon orifice, fon col, & fon fond.
Ces matrices qui étoient très-diftinctes
& féparées dans l'intérieur, ne montroient
par dehors qu'un corps fimple & continu, à l'exception néanmoins de leur

fond, qui se trouvoient séparés l'un de l'autre, ou pour mieux dire, qui n'étoient unis que par un ligament membraneux en forme de triangle. Chaque fond se terminoit en pointe, & avoit une trompe, & il se trouvoit aussi un ovaire, un ligament large, & un ligament rond. M. *Littre* présume que si cette fille avoit vêcu, & qu'elle eût été mariée, elle auroit pû concevoir en différens approches, tantôt par l'une des parties de sa matrice, & tantôt par l'autre, selon que la sémence virile auroit été portée à l'une, ou à l'autre de ces parties. *

On demande si le corps de la matrice étant renversé, & ayant tenté inutilement sa réduction, elle montroit quelque disposition à se gangrener, s'il conviendroit pour lors de l'extirper, après avoir porté une ligature le plus haut qu'il seroit possible. En pareil cas on ne devroit point balancer de faire cette opération pour empêcher que la gangrene faisant du progrès du côté des parties intérieures, elle ne causât la mort à la malade. L'extirpation de la matrice, quoique rare, ne seroit point en cette occasion une opération téméraire, son succès

* Voyez les Mem. de l'Acad. Royale des Sciences, année 1705. & Joan. Schenckii, Observ. Lib. IV. de utero.

étant prouvé par plufieurs obfervations.
M. *Vieuffens* célébre Médecin de Mont-
pellier, fi connu par fa Nevrographie,
rapporte dans fon Traité des Liqueurs,
qu'une Blanchifleufe âgée de trente ans,
& d'une très-forte conftitution, après
plufieurs efforts confidérables, fut affligée
d'une chûte de matrice qui fortoit par la
vulve, fous la forme d'une tumeur ronde, rougeâtre, & groffe à peu près comme
les deux poingts. M. Vieuflens crût que
c'étoit le corps de la matrice qui étoit
renverfé. Cette tumeur ne pouvant par
aucun moyen être réduite, on fe détermina à en faire l'extirpation ; après en
avoir fait la ligature, ce qui fut exécuté,
& la malade ne laiffa pas de guérir. Mais
fix ans après cetre opération, la malade
étant morte, on fit l'ouverture de fon
corps, & M. Vieuflens reconnut qu'il
avoit rencontré jufte, en penfant que c'é-
toit la matrice renverfée qui faifoit la tumeur, & qui avoit été emportée ; car on
trouva que la playe qu'on avoit faite à la
matrice, étoit parfaitement cicatrifée, &
qu'il n'étoit refté dans le corps qu'un
morceau du petit col de ce vifcére, lequel
étoit fort dur & calleux.

Ambroife Paré rapporte auffi qu'étant
appellé pour voir une femme qui après

des vomiſſemens conſidérables, & des grands efforts, avoit ſenti entre ſes cuiſſes un corps péſant qui l'incommodoit, il reconnut que c'étoit une maſſe charnuë qui ſortoit par la vulve, la réduction de ce corps étranger fut tentée inutilement, & commençant à ſe gangrener, *Paré* ſe détermina à en faire l'extirpation en préſence de pluſieurs Médecins & Chirurgiens. Cette maſſe charnuë examinée enſuite, on jugea que c'étoit la matrice accompagnée d'un des ovaires, & on n'en douta plus trois mois après, cette femme étant morte d'une pleuréſie, l'ouverture de ſon corps ayant fait voir que c'étoit véritablement la matrice que l'on avoit emporté. *a*

Rouſſet, dans ſon Traité *de Partu Cæſareo*, dit qu'une femme à la ſuite de pluſieurs accouchemens laborieux, eut une précipitation de matrice qui ne pouvant être réduite, ſe gangrena, & tomba d'elle-même. La femme ne daigna pas garder le lit, & elle jouit d'une parfaite ſanté pendant trois ans, au bout deſquels, étant morte d'une fiévre continuë, l'ouverture de ſon corps fit voir que c'étoit

a Voyez A. Paré, liv. 34. ch. 48. Joann. Schenckii, Obſerv. liv. IV. de uteri Ectomiâ. Zacut. Luſit. Prax. Med. Obſ. LXXVI. Michaël. Alb. Tentan. Lexici Realis, Obſ. Medic.

véri-

véritablement le corps de la matrice, qui par pourriture s'étoit séparé de lui-même.

La génération se prépare par l'union des deux sexes, & elle se perfectionne par l'action de la semence transmise alors dans les organes de la femme. Mais outre la tension qui arrive à la partie du mâle pendant cette union, & qui est accompagnée de l'éjaculation de la liqueur séminale, l'intromission de cette partie dans le vagin paroît nécessaire ; cependant, on ne peut révoquer en doute plusieurs observations qui prouvent qu'il y a eu des femmes qui ont conçu, dans lesquelles l'intromission étoit absolument impossible.

L'opération de la génération est un mystere des plus impénétrables de la Physique ; aussi voyons-nous qu'il n'y a point de question sur laquelle les Philosophes se trouvent plus partagés, je me contenterai de rapporter les deux opinions les plus généralement reçuës.

On veut dans la premiere que l'homme & tous les animaux *vivipares*, aussi-bien que les *ovipares*, tirent leur origine d'un œuf, & que de même que dans l'œuf fécond d'une poule, toutes les parties qui doivent composer le poulet, s'y trouvent formées en abrége, de même aussi dans les petits œufs de l'ovaire de la femme & des

II. Partie. H

Animaux *Vivipares*, toutes les parties qui doivent compofer le *Fœtus*, s'y trouvent en racourci. *a*

Les partifans de la feconde opinion ne conviennent pas que cet abregé de toutes les parties de l'animal, fe trouve dans l'œuf avant qu'il foit rendu fécond par l'ef-prit féminal ; ils veulent qu'il y foit apporté avec la femence; ainfi les uns confi-dérent la femence du mâle comme une matiere propre à développer les parties du *germe* contenu dans l'œuf, foit dans les *Vivipares*, foit dans les *Ovipares* : les autres regardent les petits œufs contenus dans l'ovaire , comme autant de petits nids propres à recevoir les Animaux qu'ils affu-rent fe trouver dans la femence du mâle, & que l'on peut voir , difent-ils , par le fecours d'un bon microfcope dans une goutte de femence prolifique nouvelle-ment fortie & encore toute chaude.

a On appelle Animaux *Vivipares* , ceux qui confervent leurs germes affez long-tems dans leur matrice pour en développer toutes les par-ties, deforte qu'ils donnent naiffance à des Ani-maux vivans,ce qui les a fait nommer *Vivipares*.

On nomme Animaux *Ovipares* ceux qui met-tent dehors leurs germes , que la chaleur & le tems font éclore, & le germe avec la nourriture qui y eft attachée & fes enveloppes, fait ce qu'on appelle Oeuf.

Dans ces deux opinions l'on convient que l'œuf qui a été fécondé dans les approches du mâle & de la femelle, se détache de l'ovaire par l'action du tissu spongieux qui embrasse chaque œuf en particulier, à peu près de même qu'un gland de chêne se trouve renfermé dans son calyce. La division qui arrive pour lors à la portion de la membrane de l'ovaire, qui répond à l'œuf fécondé, lui permet de se détacher entierement & d'entrer dans le pavillon de la trompe, qui se trouve appliqué sur l'ovaire, & l'œuf continuant sa route dans la cavité de ce conduit, va se rendre dans la matrice.

Le sentiment le plus généralement suivi sur la route que prennent ces petits Animaux séminaires, ou l'esprit séminal, pour se rendre à l'ovaire, est qu'ayant été transmis dans la matrice pendant l'éjaculation, ils s'insinuent, dans une des trompes de *Fallope*, ou dans toutes les deux, lesquelles étant pour lors dans une espéce de contraction, leur pavillon se trouve appliqué sur l'ovaire qu'il embrasse ; d'où il arrive que ces Animaux, ou l'esprit séminal, étant parvenus jusqu'à l'ovaire, pénétrent l'œuf le plus disposé à les recevoir.

Parmi les Physiciens, il s'en trouve quel-

ques-uns qui veulent que ces Animaux séminaires, ou l'esprit séminal, soient transmis à l'ovaire par la voye de la circulation.

On a vû des œufs fécondés rester dans
l'ovaire, & s'y développer. D'autres, qui
s'en étant détachés, sont tombés dans le
ventre. D'autres enfin qui ayant pris la
route de la trompe, y sont restés.

M. *Littre* a donné à l'Académie des
Sciences une observation sur un œuf fécondé & développé dans l'ovaire ; le petit embrion qui s'y remarquoit, avoit une
ligne & demie de grosseur sur trois de longueur, & nageoit dans une liqueur claire
& mucilagineuse; il dit avoir observé même sans microscope, le cordon umbilical
qui attachoit ce Fœtus aux membranes de
l'œuf, sa tête, l'ouverture de la bouche,
une petite éminence à la place du nez,
& enfin le tronc qui se terminoit en sa
partie inférieure par deux petits moi-
gnons. *a*

Plusieurs Auteurs rapportent des His-
toires de Fœtus trouvés dans le ventre
sans lézion à la matrice, ni aux trompes.
M. *Courtial* Médecin de Toulouse *b* dit

a Voyez Mém. de l'Ac. R. des Sc. an. 1701.
b Voyez M. Courtial sur les Os. T. Bartholin. Hist. Anat. Cent. VI. Hist. XCII. Miscell.
Medico Physic. Obs. CX.

avoir vû un Fœtus dans le ventre qui avoit
son cordon autour du col, & dont le placenta, qui étoit situé sous l'estomac, communiquoit avec les vaisseaux gastro-épi-
ploïques.

On n'a pas moins d'observations sur les
Fœtus trouvés dans les trompes. M. *Littre* a donné à l'Academie des Sciences
l'histoire d'un Fœtus trouvé dans la
trompe gauche ; & Riolan *a* fait mention d'un Fœtus trouvé dans la droite.

Je joindrai aux observations que je viens
d'indiquer quelques autres cas qui ne sont
pas moins considerables par leur singula-
rité. Le premier dont M. *Dionis* fait men-
rion dans son Anatomie, concerne la femme de Toulouse dans le ventre de laquelle
se trouva un Fœtus enfermé dans une masse informe dans laquelle on croit qu'il a
resté l'espace de vingt-cinq ans; ce Fœtus
qui pesoit huit livres, se trouvoit à demi
pétrifié. M. *Dionis* ajoûte un second cas
singulier dont il dit avoir été témoin,
qui regarde aussi un Fœtus trouvé dans le
ventre ; ce Fœtus, qui avoit environ cinq
à six mois, avoit séjourné ce tems-là dans
une poche, qui se trouvoit jointe au corps

a Voyez Mém. de l'Acad. R. des Scienc. an.
1702. Riolan dans son Anthrographie, liv. 2. ch.
35. Act. Erud. Lipf. 1701. Febv.

de la matrice, & dont elle paroiſſoit être
une portion, ayant une trompe particuliere, un ovaire, un ligament large, & un
ligament rond ; mais ayant été examinée
avec ſoin, on reconnut que ſa cavité ne
communiquoit nullement avec celle de la
matrice, & qu'elle n'y étoit unie que par
quelques vaiſſeaux recouverts de membranes. Cette poche s'étant crevée, laiſſa
échaper le Fœtus dans le ventre, & la
mere mourut.

Enfin, dans le troiſiéme cas il s'agit d'une
femme âgée de trente-deux ans qui a rendu par le fondement pluſieurs os d'un Fœtus d'environ ſix mois. M. *Littre* qui prit
ſoin de la malade, ayant reconnu que la
matrice étoit dans ſon état naturel, & in-
formé que rien n'en étoit ſorti, durant le
cours de la groſſeſſe, porta le doigt dans
le rectum, qu'il trouva percé ſur le côté
d'un trou qui avoit environ un pouce &
demi d'étenduë, & par lequel il touchoit
les os de la tête qui ne pouvoient ſortir à
raiſon de leur volume; ce qui le détermina
à porter ſur ces os des pincettes tranchan-
tes pour en diminuer le volume en les coupant, & il les retira par ce moyen, & continuant ſes ſoins pour la malade il la délivra
de l'état affreux où elle étoit, & la remit en
une parfaite ſanté dont elle a joüi enſuite

pluſieurs années. *a* M. *Littre* penſe que l'enfant avoit été renfermé dans une poche qui avoit environ trois lignes d'épaiſſeur, ce dont il juge par les lambeaux qui en ſont ſortis avec les os, & il préſume qu'elle avoit été faite par les membranes de la trompe ou de l'ovaire, où le Fœtus s'étoit arrêté, & avoit pris ſon accroiſſement ; mais que ne pouvant ſuffiſamment prêter, elles s'étoient crevées, & avoient permis au Fœtus de tomber dans l'hypogaſtre, où manquant de nourriture, il étoit mort, & s'étoit enſuite corrompu par ſon ſéjour, ce qui avoit donné lieu à la ſéparation de ſes os ; & l'altération de ſon corps avoit produit l'ouverture du rectum par laquelle ces os ſortirent après par le fondement. *b*

a Voyez Mém. de l'Acad. R. des Scienc. an. 1702. & les obſervations de M. Amand ſur les accouchemens, Paris. 1715.

b Voyez auſſi T. Bartholin, de Inſolitis partus Humani viis.

CHAPITRE XII.

Du Fœtus & de ses Enveloppes.

L'Oeuf étant descendu dans la matrice, ses parties se développent, & leur développement produit non seulement le Fœtus, mais encore le Placenta, le cordon umbilical, & les membranes qui contiennent les eaux dans lesquelles le Fœtus nâge.

Le *placenta*, ou l'*arriere-faix*, communément appellé le délivre, est un corps spongieux & cellulaire, composé principalement de l'entrelassement d'une infinité de vaisseaux sanguins ; il est attaché à la surface interne de la matrice, & le plus souvent au voisinage de l'orifice de la trompe, par laquelle l'œuf qui a été fécondé, est descendu dans la matrice.

La figure du placenta est orbiculaire, ayant deux faces; celle par laquelle il touche à la matrice, est un peu convexe, & l'autre applatie. Sa grandeur & son épaisseur varient suivant la disposition du corps du Fœtus, & le tems de la grossesse. On observe que dans les derniers mois le pla-

centa a envion huit travers de doigt de
largeur sur un pouce d'épaisseur dans son
milieu , laquelle diminuë insensiblement
en approchant de la circonférence. Lorsqu'il se trouve deux ou trois fœtus dans
la matrice , il y a pour l'ordinaire autant
de placenta ; mais on observe pour lors que
leur circonférence n'est point arrondie ,
comme elle l'est , quand il n'y en a qu'un ,
& qu'outre cela les differens placenta sont
unis les uns aux autres , sans néanmoins
qu'il y ait entr'eux aucune communication par leurs vaisseaux.

Sur la surface plane du placenta se remarque un grand nombre d'artéres & de
veines ; celles-ci forment par leur union
un tronc assez considérable, que l'on nomme veine umbilicale ; & les artéres se
réunissent en deux troncs principaux, qui
portent aussi le nom d'artéres umbilicales : ces trois vaisseaux unis ensemble par
le moyen d'un tissu cellulaire , & recouverts d'une membrane continuë à celles
qui enveloppent le fœtus, forment le cordon umbilical, dont la longueur est d'environ une demi-aulne. La veine umbilicale se contourne en spirale tout le long
des artéres. Ces trois vaisseaux pénétrent
dans le ventre inférieur du fœtus par
l'anneau umbilical ; la veine gagne le

H v

foye, & paſſant par ſa ſciſſure, va ſe décharger dans le ſinus de la veine-porte,
& l'on voit partir de ce même ſinus, preſque vis-à-vis l'inſertion de la veine umbilicale, un conduit particulier appellé veineux, qui ſe rend dans le tronc de la
veine-cave, immédiatement au-deſſous
du diaphragme. On obſerve dans la cloiſon des oreillettes du cœur, laquelle eſt
formée de l'adoſſement de ces deux poches
charnuës, une ouverture ovale, au bord
de laquelle ſe remarque une membrane,
qui ſe trouve attachée du côté de l'oreillette gauche aux deux tiers de la circonférence de cette ouverture, ſa partie ſupérieure ſe trouvant libre ; la façon dont
cette membrane eſt attachée, l'a fait regarder de pluſieurs comme une valvule,
qu'ils ont nommée valvule du trou ovale,
& ils l'ont cruë propre à permettre au ſang
de paſſer de l'oreillete droite dans la gauche, & capable d'empêcher le retour de
cette liqueur de l'oreillette gauche dans
la droite.

On remarque auſſi que l'artére pulmonaire, qui ſort du ventricule droit du
cœur pour aller ſe diſtribuer aux poumons, ſe partage en trois branches, dont
il y en a deux pour les poûmons ; & la troiſiéme, appellée canal artériel, ou canal

de Botal, va se rendre dans le commencement de l'aorte inférieure. Quant aux artéres qui entrent dans la composition du cordon, on observe qu'après avoir passé par l'anneau umbilical, elles viennent gagner les parties latérales de la vessie, à laquelle elles fournissent quelques rameaux, & se terminent enfin dans les artéres illiaques internes. Mais si l'on a égard au cours de la liqueur renfermée dans ces trois vaisseaux, on dira que la veine umbilicale tire son origine du placenta, & les artéres des iliaques internes.

Il se remarque dans le cordon umbilical de plusieurs animaux un quatriéme vaisseau, nommé ouraque, qui tire son origine du fond de la vessie, passe par l'anneau umbilical, se continuë le long du cordon, & vient enfin se terminer dans une membrane appellée allantoïde, dans laquelle il a décharge l'urine qu'il a reçuë de la vessie. L'ouraque dans le fœtus humain n'a pour l'ordinaire aucune cavité, & il ne paroît s'étendre que depuis le fond de la vessie jusqu'à l'umbilic.

L'ouraque s'est trouvé ouvert dans quelques fœtus humains. M. *Littre* en a fourni deux exemples sur deux enfans ; il ajoute avoir trouvé dans ces mêmes sujets la membrane nommée allantoïde, ou urinaire, ce qui lui a fait foupçonner que cette membrane fe rencontre plus fouvent qu'on ne penfe, & peut-être toujours ; il a donné auffi deux obfervations au fujet de deux hommes, dont le col de la veffie fe trouvant embarraffé, l'urine s'écouloit par le nombril. *

Les membranes qui renferment le fœtus, font nommées *chorion* & *amnios*. La premiere eft la plus extérieure ; elle fe trouve immédiatement appliquée à toute la face interne de la matrice : c'eft une membrane fpongieufe, d'une médiocre épaiffeur, & arrofée de plufieurs vaiffeaux fanguins ; elle fournit une lame fort fine qui recouvre la furface du placenta qui touche à la matrice ; cette lame eft percée d'une infinité de petits trous pour le paffage des vaiffeaux du placenta, ce qui a donné lieu à quelques-uns de la nommer *réticulaire*.

La feconde membrane nommée *amnios*, eft tranfparente, & beaucoup plus mince que le *chorion* ; elle ne fe trouve arrofée d'aucuns vaiffeaux fanguins, ou du moins que d'un très-petit nombre ; elle fe termin au cordon, & contient avec le fœ-

* Voyez les Mémoires de l'Académie des Sciences, année 1701.

tus une liqueur dans laquelle il nâge , & fait ses mouvemens. Il se rencontre une troisiéme membrane placée entre le chorion & l'amnios , elle recouvre la face plane du placenta & le cordon, en fournissant des gaines aux ramifications des vaisseaux umbilicaux dans le placenta. *

Il faut observer qu'à mesure que le placenta est moins éloigné du moment de la conception , il est plus grand par rapport aux enveloppes & au fœtus , & fait une plus grande partie du tout où il est compris. Il est aisé de conjecturer que comme le placenta est destiné à nourrir ce tout , il faut que dans le premier développement de l'œuf , cette partie se trouve la plus formée & la plus avancée ; & quoique dans la suite elle se nourrisse elle-même , & croisse , tandis qu'elle nourrit & fait croître le fœtus , elle ne conserve pourtant pas son premier avantage de grandeur, parce qu'elle nourrit un fœtus toujours plus grand & plus fort , qui tire toujours plus de sucs , & par conséquent dessèche , pour ainsi dire, & épuise d'autant plus son placenta.

* Voyez là-dessus M. Rouhault, Mém. de l'Acad. Royale des Sc. années 1714, 1716, 1718. Hobokenus, de Anat. Secund. Human. Diemerbroeck , Anat. Lib. I. cap. XXXI. & G. Needham , Obs. Anat.

Ainsi, quand le fœtus est à terme, le placenta étant plus petit à proportion du fœtus, a plus de facilité à sortir après lui. De-là vient que les accouchemens avant terme, quoique plus faciles par la petitesse du fœtus, sont cependant plus périlleux. Car le fœtus qui a fait une issuë suffisante pour lui, peut ne l'avoir pas fait suffisante pour son placenta qui doit le suivre. *

ARTICLE PREMIER.

De la nourriture du Fœtus.

ON pourroit présumer que dans les premiers tems le fœtus, ou pour mieux dire l'embryon, car c'est ainsi qu'on le nomme dans le commencement, se nourrit seulement comme par une espéce de suintement au travers des pores de son corps, de l'humeur dans laquelle il nâge; car on doit concevoir que la petite vesicule ou l'œuf qui a été fécondé, comprend trois choses, je veux dire ses membranes, la liqueur & le germe qu'il contient, & c'est en conservant sa forme de vésicule,

---

* Voyez Mémoires de l'Académie des Sciences, année 1701.

qu'il se détache de l'ovaire, & qu'il est reçu dans la trompe, pour passer ensuite dans la matrice. On peut croire même que le placenta n'a été formé dans les premiers tems que des petits vaisseaux qui attachoient l'œuf à l'ovaire, qui sont restés sur ses membranes, & se sont développés & allongés.

Lorsque les parties du fœtus se sont développées & accruës à un certain point, il se nourrit par la veine umbilicale, & enfin quand la bouche, l'œsophage, l'estomac & les intestins sont entiérement dévelopés, il ne se nourrit pas seulement pour lors par la veine umbilicale; mais aussi par la bouche, de l'humeur dans laquelle il nâge, & qui est contenuë dans l'amnios.

Les artéres utérines de la mere déposent dans les vésicules du placenta les sucs nourriciers dont le fœtus a besoin. On ajoute que des vaisseaux laiteux qui se découvrent dans la matrice aux derniers tems de la grossesse, fournissent aussi une partie de ces sucs nourriciers. Ces liqueurs sont reçuës dans les ramifications de la veine umbilicale, qui les transmet dans le sinus de la veine-porte, où s'étant mêlées avec le sang qui s'y trouve, elles passent ensuite par le conduit veineux pour se rendre dans la veine-cave inférieure, & enfin dans l'oreillette droite du cœur, où étant arrivées, elles se mêlent encore avec le sang qui s'y trouve ; & la contraction de cette oreillette oblige ces liqueurs de passer en partie dans le ventricule droit, & en partie dans l'oreillette gauche par le trou ovale. Le sang qui est entré dans le ventricule droit, étant obligé d'en sortir par la contraction de ce ventricule, enfile la route de l'artére pulmonaire qui lui répond, & là ce sang se partage, c'est-à-dire, qu'une portion passe dans l'aorte inférieure par le moyen du canal artériel, tandis que l'autre portion, qui est la moins considérable, va aux poumons.

La portion du sang que j'ai dit passer dans l'oreillette gauche par le moyen du trou ovale, se mêle dans cette oreillette avec la portion du sang qui revient des poumons par la veine pulmonaire, & ces deux portions de sang passent ensuite dans le ventricule gauche, lequel par sa contraction les oblige d'entrer dans l'aorte, & de parcourir ses differentes ramifications.

On se persuade dans cette opinion que la valvule du trou ovale empêche le sang de passer de l'oreillette gauche dans l'oreillette droite.

M. *Mery*, célébre Chirurgien de Paris, a soutenu un sentiment différent de celui que je viens d'exposer : Il veut que le sang se porte aux poumons en aussi grande quantité que si le fœtus respiroit ; il se fonde sur le diamêtre considérable de l'artére pulmonaire du fœtus ; & pense que le sang qui revient dans l'oreillette gauche, entre en partie dans le ventricule du même côté, tandis que l'autre portion passe par le trou ovale pour se rendre dans l'oreillette droite. (*a*)

M. *Winslow* (*b*) considére les deux oreillettes du cœur du fœtus comme n'en faisant qu'une, par rapport au trou ovale, ou trou de communication, & les deux ventricules comme un seul, à raison du canal artériel : & enfin les poumons du fœtus, par rapport à la circulation du sang, comme un autre viscére, dont l'usage est inconnu : cela étant, il lui paroît très-naturel de penser que le sang qui revient par la veine-cave dans l'oreillette droite, se rencontre sans impétuosité avec celui qui revient des poumons dans l'oreillette gauche, qu'ils se mêlent réciproquement dans la diastole des oreillettes, & par-là de-

(*a*) Voyez les Mémoires de l'Académie Royale des Sciences, années 1699. & 1701.

(*b*) Voyez les Mémoires de l'Académie des Sciences, années 1717. & 1725.

viennent une liqueur uniforme & également ranimée de ce que le placenta a fourni ; que cette liqueur, ainsi mixtionnée, se partage dans la systole des oreillettes pour être poussée par les deux ventricules comme par un seul, & pour être également distribuée par l'artère pulmonaire, par le canal artériel, ou de communication, & par l'aorte comme par un seul tronc artériel à toutes les parties en général. Il ne donne à la valvule du trou ovale d'autre usage que celui de former une cloison entiere après la naissance entre les deux oreillettes, qui ferme le passage de l'une à l'autre.

On trouve au commencement de la veine-cave inférieure, une valvule nommée la valvule d'*Eustache*. Elle est le plus souvent membraneuse & disposée quelquefois en rezeau ; sa figure approche de celle d'un croissant, le bord convexe est tourné vers le bas, & attaché intérieurement aux parois antérieures de la veine-cave inférieure ; & des deux cornes du croissant l'une se termine antérieurement au bord du trou ovale & à la portion voisine de l'oreillette ; & l'autre s'attache au bord postérieur du même trou, & aussi à la portion voisine de l'oreillette : de sorte qu'étant voutée, c'est-à-dire ; écartée des parois de la veine-cave, elle s'applique fur la cloifon des oreillettes, près de la bâfe du cœur. Comme cette valvule fe trouve ordinairement plus étenduë dans les fœtus à proportion que dans les adultes, M. *Winflow* penfe qu'elle empêche que le fang des oreillettes ne regorge dans la veine-cave inférieure, d'où il pourroit regorger auffi dans la veine umbilicale, attendu que celle-ci n'a aucune valvule capable de s'y oppofer. *(a)*

Comme le fœtus ne refpire point pendant tout le tems qu'il eft renfermé dans fes membranes, il a befoin de recevoir par la veine umbilicale de nouveaux fucs qui ayent été pénétrés d'air, & en même tems ranimés par les parties nourricieres du fang de la mere.

Mais on conçoit aifément que cette quantité de liqueur, fournie continuellement par la veine umbilicale, n'eût pas manqué de furcharger le fœtus, s'il n'avoit été délivré du fuperflu par les artéres umbilicales, qui vont fe rendre au *placenta* pour s'en décharger.

Il y a deux opinions au fujet des ramifications des artéres umbilicales. Les uns

____

(a) Voyez les Mémoires de l'Académie Royale des Sciences, année 1698. & le Traité du Fœtus, par M. Tauvry.

veulent que ces vaiſſeaux s'anaſtomoſent
avec les ramifications de la veine umbilicale : les autres prétendent qu'ils ne ſe terminent point au *placenta*, mais que l'ayant
traverſé, ils vont ſe perdre dans la ſubſtance ſpongieuſe de la matrice, pour s'y décharger du ſang qu'ils rapportent du fœtus, lequel étant repris par les veines utérines, établiſſent par ce moyen une communication de l'enfant à la mere, de même
que la veine umbilicale en a établi une de
la mere à l'enfant. Entre les divers faits
que l'on rapporte pour prouver cette derniere opinion, M. *Mery*, qui en eſt un
des plus zélés partiſans, rapporte celui-ci.
Une femme groſſe, dit-il, & qui touchoit à ſon terme, ſe tua d'une chûte très-
rude, & preſque ſur le champ on lui trouva
ſept à huit pintes de ſang dans la cavité
du ventre, & tous ſes vaiſſeaux ſanguins
entierement épuiſés ; ſon enfant étoit
mort, mais ſans aucune bleſſure, & tous
ſes vaiſſeaux étoient vuides de ſang, auſſi
bien que ceux de la mere ; le corps du
placenta étoit encore attaché à la ſurface
interne de la matrice, où il n'y avoit aucun ſang extravaſé. Par quelle route tout
le ſang de l'enfant pouvoit-il s'être vuidé
dans la cavité du ventre de la mere ? Il
falloit néceſſairement que ce fût par les

veines de la matrice ; & par conséquent ces veines reportent à la mere le sang de l'enfant : ce qui seul semble établir la nécessité d'une communication réciproque de l'enfant à la mere. En effet, si cette circulation n'étoit point réciproque, & quelle ne se fit que du Fœtus au *placenta* par les artéres umbilicales, & non pas aussi à la mere par ces mêmes vaisseaux, cet enfant dans la matrice auroit eu encore tout son sang, quoique la Mere eût perdu le sien. (*a*)

M. Heïster donne dans son *compendium anatom.* troisiéme Edition, une observation qui est presque la même que celle que je viens de rapporter. M. *Cowper* célébre Anatomiste Anglois, assure qu'ayant injecté du vif argent dans les artéres umbilicales du cordon, il pénétra jusques dans les veines utérines de la mere. Il y a plusieurs autres observations communiquées par M. *Mery*, & qui tendent toutes à prouver la vérité de cette opinion.

Les partisans de l'opinion contraire assurent que la mere ne fournit point de sang au fœtus, mais seulement un suc laiteux, qui est séparé, selon eux, par les glandes

(*a*) Voyez les Mémoires de l'Académie Royale des Sciences, année 1708.

qu'ils difent fe trouver dans la face interne de la matrice, & qui eft repris par les ramifications de la veine umbilicale. Ils ajoûtent qu'il n'y a aucune communication de l'enfant à la mere ; ce qu'ils croyent prouver par le fait que je vais rapporter, & qui paroît le plus avantageux pour l'opinion qu'ils foûtiennent.

Si on prend une chienne prête à faire fes petits, qu'on la faigne en l'épuifant de fang autant qu'il eft poffible, & qu'on l'ouvre enfuite, on trouvera fes petits non feulement pleins de fang, mais encore vivans ; & cela, quoiqu'on n'ouvre la mere qu'une demie-heure après fa mort. Il eft certain que ce fait eft contraire à celui qui eft rapporté par M. *Mery* ; ainfi voilà expérience contre expérience. Mais M. *Mery* prétend que ces deux expériences s'accorderoient, fi l'on n'ouvroit la chienne qu'après avoir laiffé à fes petits le tems de mourir ; & qu'en ce cas-là on les trouveroit vuides de fang : ce qui eft arrivé à ceux à qui on a fait l'expérience de cette maniere.

Quant aux glandes de la matrice, M. *Mery* & plufieurs autres Anatomiftes en nient l'exiftence. s'étant donnés tous les foins néceffaires pour les découvrir ; & pour prouver que la mere fournit véritablement du fang au Fœtus , & non pas fimplement un fuc laiteux , il fait faire l'obfervation fuivante. Ne fçait-on pas, dit-il, que fi , après la fortie de l'enfant, on coupe le cordon fans le lier , & qu'on laiffe le *placenta* attaché à la matrice, & le fang de la mere s'écoule par la veine um-bilicale, & celui de l'enfant fe perd par les deux artéres umbilicales ? Cela ne fem-ble-t'il pas une preuve inconteftable que le fang de la mere paffe dans le Fœtus par la veine umbilicale? Car on ne fçauroit dire que les artéres umbilicales puiffent porter le fang de l'enfant dans le *placenta* quand le cordon eft coupé, ni que le *pla-centa* puiffent fournir tout le fang que l'on voit perdre aux femmes à qui on a man-qué de faire une ligature à la portion du cordon attachée au *placenta*, puifqu'à pei-ne on en pourroit exprimer une palette lorfqu'il eft féparé de la matrice.

Il faut obferver qu'en difant avec les partifans de la feconde opinion fur la cir-culation réciproque de la mere à l'enfant , que les artéres de la mere communiquent avec la veine umbilicale, & que les arté-res umbilicales du Fœtus communiquent avec les veines de la mere , je n'ai point prétendu donner à entendre que ces com-munications fuffent immédiates, c'eft-à-dire que ces vaiffeaux fuffent unis entr'eux;

mais feulement que les artéres de la mere s'ouvrent dans les cellules ou porofités du *placenta*, dans lefquelles les orifices des ramifications de la veine umbilicale puifent le fang, pour le tranfmettre enfuite dans le tronc de cette veine ; & que les artéres umbilicales s'ouvrent dans les porofités de la matrice où les orifices des ramifications des veines utérines de la mere reçoivent le fang que ces artéres y apportent, pour s'en décharger enfuite dans le tronc des hypogaftriques. On ne doit donc point s'étonner fi lorfque pendant la groffeffe le *placenta* vient à fe détacher, foit totalement foit en partie, il y a perte de fang, & fi cette perte fubfifte jufqu'à ce que la femme foit accouchée & entierement délivrée ; ce qui permet à la matrice de fe contracter, & en fe contractant de fermer les orifices des vaiffeaux qui répondoient au *placenta*. C'eft dans cette vûë, lorfque la perte de fang eft confidérable, qu'on tâche d'accoucher & de délivrer la femme, à quelque terme qu'elle fe trouve de fa groffeffe.

L'attache du *placenta* à la matrice ne fe fait donc point par l'union immédiate des vaiffeaux de la mere avec ceux du Fœtus ; car elle ne paroît dépendre principalement que des inégalités de la furface de la matrice & de celle du *placenta* reçûës

récipro-

réciproquement dans les petits creux qui se trouvent entre ces éminences, & d'où elles sont obligées de sortir lorsque la matrice après l'accouchement vient à se resserrer.

On pense assez communement que le Fœtus ne se nourrit pas seulement des sucs que la veine umbilicale lui fournit; lorsque les organes de la digestion se trouvent assez développées pour faire leur fonction; il prend une seconde nourriture par la bouche; & c'est la liqueur de l'*Amnios*, dans laquelle il nâge, qu'il avale: ce dont on se persuade en comparant cette liqueur avec celle qui est dans le ventricule du Fœtus. L'humeur noire qui se trouve dans ses gros intestins, & que l'on nomme *Meconium*, n'est vrai-semblablement que ce que cette liqueur contenoit de plus grossier & qui s'en est séparé; après les altérations qu'elle a reçuë pendant son séjour dans l'estomac & dans le premier des intestins grêles, & après avoir fourni aux veines lactées ce qu'elle contenoit de plus épuré.

Ceux qui nient cette seconde nourriture, se fondent sur ce que le Fœtus, ne vivant pas dans la matrice, ne sçauroit ... M. Petit, célébre Chirurgien, a ... l'Académie des Sciences, un Mémoire où il prouve qu'on peut fuccer & avaler une liqueur fans le fecours de la refpiration. Il compare la bouche à une pompe afpirante & foulante, dont la langue eft le pifton. Il eft vrai qu'il s'eft vû des Fœtus, à l'égard defquels on eft comme forcé d'avouer que cette nourriture par la bouche n'avoit pas lieu ; puifqu'ils n'avoient aucune ouverture, ni à la bouche, ni même au nez. M. Grégoire (*a*), m'a dit avoir vû un Fœtus humain qui fe trouvoit dans l'état que je viens de marquer (*b*) & j'ai fait voir à Saint Côme, le même cas, fur un chien nouveau né. Mais, fi l'exemple de ce Fœtus humain, & de ce Fœtus brute, prouve qu'ils n'ont pû recevoir la nourriture par la bouche ni par le nez, & que celle qui leur a été fournie par le cordon umbilical, a été fuffifante pour les nourrir ; on ne peut néanmoins conclure de ces deux obfervations, & de quelques autres femblables, que le Fœtus ne fe nourrit jamais par la bouche : car, ne fuffe que dans le cas où il ne s'eft point trouvé de cordon umbilical, comme quelques Auteurs l'affurent (*c*), n'eft-on

(*a*) Chirurgien Juré & très-habile Accoucheur.
(*b*) Voyez les Mémoires de l'Académie des Sciences, 1701. Hift.
(*c*) Voyez Act. Nat. Curiof. Dec. 2. ann. 7.

pas obligé de convenir que cette nourriture par la bouche a dû pour lors avoir lieu, & fans laquelle les Fœtus ne feroient point parvenus au dégré d'accroiffement où ils ont été trouvé. Or, fi l'on ne fçauroit difconvenir que le Fœtus ne fe nourriffe quelquefois par la bouche, je ne vois pas qu'on puiffe refufer de croire que cette feconde nourriture eft auffi naturelle que celle qu'il reçoit par le cordon umbilical. Car on n'a pas plus de raifon, ce femble, de conclure que cette feconde nourriture n'a pas lieu, parce qu'il s'eft trouvé des fujets qui n'avoient pas les ouvertures néceffaires pour la recevoir, que d'inférer que le cordon umbilical n'eft pas la voye ordinaire par laquelle le Fœtus fe nourrit, de ce qu'on a vû des fujets qui en manquoient. D'ailleurs, fans expofer ici les raifons qu'on a coutume d'employer pour appuyer cette opinion, je me contenterai de rappeller deux obfervations qui paroiffent convainquantes. (*a*) Diemerbroeck rapporte qu'une de fes filles, peu de tems après fa naiffance, fans avoir approché du fein de la

Obf. 209. Stalp. Vander Wiel. Obf. Cent. 11. Obf. XXXII. Journal des Sçavans, ann. 1687. pag. 333.

(*a*) Voyez Diemerbroeck, Anar. lib. 1. c. 32.

Nourrice, & fans qu'on lui eût en donné à avaller, vómit du lait en quantité. La feconde obfervation concerne un Fœtus de Vache. M. Heifter (*a*), dit avoir trouvé dans le ventricule , l'œfophage & la bouche de cet animal , une liqueur congélée , qui étoit continuë avec celle de l'amnios, & de la même nature.

Il y a lieu de croire que la liqueur contenuë dans l'amnios , eft féparée dans les membranes du Fœtus. Mais, outre qu'elle fert à fa nourriture, on peut dire qu'elle lui eft d'un grand fecours pendant tout fon féjour dans la matrice : car , outre qu'elle lui permet de s'y mouvoir aifément , elle le met à l'abri, ou du moins le rend moins fufceptible des impreffions qu'il pourroit recevoir du dehors , & même de la part de la matrice. Enfin, cette liqueur fert à faciliter la fortie du Fœtus au tems de l'accouchement , en rendant les paffages plus gliffans. Son écoulement hors de la matrice, annonce pour l'ordinaire un accouchement prochain ; & l'on dit communément qu'une femme a rendu fes eaux lorfque cet écoulement s'eft fait.

On doit diftinguer cette liqueur de celle que la femme rend quelquefois vers la fin de fa groffeffe , cette derniere s'é...

(*a*) Voyez Heift. Comp. Annot. 37.

tant amaffée vraifemblablement entre les membranes du Fœtus. On dit communément quand la femme la laiffe échapper, qu'elle a rendu des fauffes eaux.

J'ai dit que le cordon umbilical avoit pour l'ordinaire environ demi-aulne de longueur : cette longueur eft néceffaire pour permettre au Fœtus de fe mouvoir dans la matrice, fans faire aucun tiraillement au *placenta*, qui n'eût pas manqué d'être fuivi de fa féparation, foit totale ou en partie, d'avec la matrice ; laquelle féparation eft toujours funefte, à caufe de l'hémorragie qui l'accompagne, comme j'ai dit ci-deffus. Cette longueur du cordon eft encore avantageufe après la fortie du Fœtus. l'Accoucheur fe fervant du cordon pour aller féparer le *placenta*, lorfqu'il ne fe détache pas de lui-même, ou pour mieux dire par l'action de la matrice.

Quelque différente, & peut-être quelqu'incertaine que foit la fituation du Fœtus dans la matrice ; cependant plufieurs Auteurs veulent que dans les premiers tems cette fituation foit telle, que toutes les parties de fon corps font pliées, & que toutes enfemble elles forment une figure ronde, à peu près comme une boule, pour s'accommoder à la cavité de la matrice, de même que tous les membres d'un poulet se trouvent pliés pour répondre à la cavité de l'œuf qui le renferme ; que dans cette situation, dis-je, la tête est panchée en devant, l'épine du dos courbé en dedans, les cuisses & les jambes pliées, ensorte que les talons s'approchent des fesses, & les bouts de ses pieds sont tournés en dedans, ses bras fléchis, & ses mains près de ses genoux. Il a pour lors l'épine du dos tournée vers celle de la mere, la tête en haut, la face en devant, & les pieds en bas ; & à mesure qu'il vient à croître & à grandir, il étend peu à peu ses membres. Vers le dernier mois de la grossesse, c'est-à-dire, sur la fin du huitiéme, il fait la culbute, & pour lors sa tête se porte vers l'orifice interne, & la face est tournée vers le coccyx de la mere : On attribuë les mouvemens que le Fœtus fait sur la fin de la grossesse, aux impressions du *Méconium* sur les intestins, jointes au poids de la tête panchée en devant.

A R T I C L E   II.

De la sortie du Fœtus.

Quant à la sortie du Fœtus hors de la matrice, il faut observer qu'il n'y a d'autre part, d'autant que par son poids ou par

ſes mouvemens , il donne lieu à la matrice de ſe mettre en contraction , laquelle
étant jointe à celle des muſcles du bas-
ventre , & du diaphragme , eſt ſuffiſante
pour occaſionner la ſortie du Fœtus; ce qui
paroît être prouvé non ſeulement par la
compoſition de la matrice ; mais encore
par la ſortie des moles, & des faux germes ,
auſquels on ne ſçauroit attribuer aucun
mouvement, n'étant que de ſimples corps
étrangers contenus dans la matrice , &
dont elle ſe débarraſſe , lorſqu'elle s'en
trouve ſurchargée.

On a dit que les Fœtus qui viennent à
huit mois , ſont plus foibles que ceux qui
viennent à ſept; mais l'expérience fait voir
le contraire.

Le Fœtus ne reſpire point pendant ſon
ſéjour dans la matrice ; les membranes
dans leſquelles il eſt renfermé s'oppoſant
à l'entrée de l'air ; mais à peine eſt-il ſorti
de ſa priſon, que l'air entre dans les poumons,& y cauſe des changemens conſidérables; car alors on les trouve d'une couleur plus vive,& ils ſons même plus légers
qu'auparavant. Perſonne n'ignore l'expérience que l'on fait pour connoître ſi un
enfant eſt mort devant ou après ſa naiſſance : C'eſt l'opinion commune que pour
ſe convaincre là-deſſus de la vérité , il faut

mettre un morceau de poumon de l'enfant dans l'eau , & s'il surnâge c'est une preuve que l'enfant a respiré, & par conséquent qu'il a vêcu.

Quoique cette expérience paroisse convainquante pour absoudre, ou pour condamner les personnes accusées d'*infanticides*. Cependant, il est prouvé par plusieurs faits, qu'elle n'est pas aussi infaillible qu'on se l'imagine , pour s'assurer si l'enfant est mort né, ou s'il a vécu quelque tems après sa naissance. *

'Les poumons d'un enfant, mort avant la naissance, nâgent quelquefois dans l'eau. Cela arrive lorsqu'aussitôt après la naissance on lui souffle dans la bouche, ainsi que le pratiquent quelques Sages - femmes , quand elles doutent s'il est véritablement mort. *Bohnius* dit avoir reconnu plusieurs fois la verité de cette expérience tant sur des enfans , que sur des petits chiens. Cela arrive encore lorsque l'enfant est mort long-tems avant que de naître : car alors la pourriture produit dans les poumons, une raréfaction qui les fait surnâger, comme on voit dans les rivieres surnâger des corps morts, après qu'ils ont demeuré longtems au fond de l'eau.

* Voyez *Bohnius*, de officio Medici; & un autre Ouvrage du même, *de Renunciatione Vulnerum.*

Quoique l'enfant soit né vivant, ses poumons ne laissent pas quelquefois d'enfoncer ; cela arrive lorsque l'enfant étant né, ne respire point, & qu'il meurt en cet état ; car c'est une erreur de croire que l'enfant ne puisse survivre quelques momens à sa naissance sans respirer. On en voit qui d'abord qu'ils sont nés, n'ont ni sentiment, ni respiration, & qui étant réchauffés par les secours ordinaires en ces occasions, commencent à tirer l'air, & à crier. D'ailleurs, on en a vû qui sont nés enfermés dans leurs envelopes. * Or, il est certain que l'enfant ne respire point, tandis qu'il est ainsi enfermé.

Overkamp dans son œconomie animale, dit que quelquefois les poumons d'un enfant mort avant sa naissance, nâgent sur l'eau, parce qu'à la faveur des efforts de l'accouchement & de la rupture de ses enveloppes, l'enfant respire avant que de mourir. L'Auteur ajoûte qu'il a fait cette observation sur quatre enfans, qui étoient nés en différens tems de la même mere.

Bohnius assure que si on étrangle des petits chiens dès le moment qu'ils naissent, & qu'ensuite on les jette dans l'eau, les poumons iront au fond.

Il arrive quelquefois que de plusieurs

* Voyez Harvée, de *Partu.*

I v

morceaux qu'on aura coupés aux poûmons d'un enfant, qui fera né vivant, les uns enfonceront dans l'eau, & les autres furnâgeront ; ce qui vient de ce qu'aussitôt que l'enfant est né, toutes les parties des poumons ne se remplissent pas également d'air, parce qu'il faut aux unes plus de tems pour admettre cet air, & aux autres moins.

On a vû un enfant qui ayant poussé quelques cris après fa naissance, & par conséquent respiré, fut enfermé vif dans la terre, d'où ayant ensuite été retiré, ses poumons enfoncerent dans l'eau comme une pierre.

L'Auteur ajoûte qu'une femme à Léipsic accusée d'avoir tué son enfant, nia le fait avec beaucoup de perseverance, on en vint à l'épreuve des poumons, qui furent au fond de l'eau ; cependant, cette femme quelques jours après confessa que son enfant étoit venu vivant, & qu'elle l'avoit tué ; ce qu'elle continua d'assurer jusqu'au dernier moment de sa vie.

Il y a des différences assez considérables entre certaines parties du Fœtus & celles de l'homme adulte. Je ne répéterai point ici ce que j'ai dit dans l'Ostéologie au sujet des os du Fœtus, je m'arrêterai seulement aux parties molles.

On observe à l'égard du bas - ventre,

que l'anneau umbilical eſt ouvert, & que la veine & les artéres umbilicales qui y paſſent, conſervent une cavité très-ſenſible ; le canal veineux ſe trouve creux pareillement. Il y a pour l'ordinaire dans l'eſtomac du Fœtus une humeur glaireuſe, de couleur blanchâtre, de même que dans les inteſtins gréles ; au lieu que les gros inteſtins ſont preſque toujours remplis d'une humeur noire & viſqueuſe appellée *Meconium*, qui eſt plus épaiſſe que la liqueur de l'eſtomac & des inteſtins gréles. Le volume du foye s'y trouve plus conſidérable, à proportion que dans l'adulte, de même que l'appendice du *cœcum*. Les capſules atrabilaires y ſont auſſi très-conſidérables, ayant un volume preſque égal à celui des reins, dont la ſurface eſt inégale comme celle des reins du veau. La veſſie enfin paroit un peu allongée, en ſe portant vers le nombril.

A l'égard de la poitrine, on y obſerve que la glande nommée *Thymus*, eſt d'un volume fort conſidérable ; que le canal artériel conſerve ſa cavité ; que le trou ovale eſt ouvert ; & que les poumons, examinés avant que le Fœtus ait reſpiré, ſont d'une couleur noirâtre, & que leur ſubſtance, au lieu d'être ſpongieuſe, comme elle l'eſt dans l'adulte, ſe trouve très-compacte, desorte qu'un morceau jetté dans l'eau ne manque point d'aller au fond.

A l'égard de la tête, son volume en général paroît ordinairement plus considérable à proportion dans le Fœtus que dans l'adulte. Je ne dis rien ici de la fontanelle, non plus que des intervalles que les os du crâne laissent entr'eux, en ayant déja fait mention ailleurs. Quant à la disposition particuliere du conduit de l'oreille examiné dans le Fœtus, outre ce que j'en ai dit dans l'Ostéologie, j'en ferai mention en décrivant cet organe.

CHAPITRE XIII.

De la Poitrine.

LA seconde cavité du tronc, ou le ventre moyen, est appellée le *Thorax* ou la poitrine; quoique communement ce nom de poitrine ne se donne qu'à la région antérieure de cette capacité, & que l'on appelle le dos sa région postérieure.

La cavité de la poitrine se trouve plus large dans sa partie inférieure que dans la supérieure. Cette cavité est bornée dans sa partie inférieure par le diaphragme, dans la supérieure par les deux premieres vrayes côtes, aufquelles quelques-uns ont ajoûté les clavicules, dans fa partie antérieure par le *sternum* & l'extrémité antérieure des côtes, & dans la poftérieure par les vertebres du dos & l'extrémité poftérieure des côtes.

On a diftingué les parties qui compofent la poitrine, en contenantes & en contenuës. Les contenantes font fubdivifées en communes & en propres. Les communes font les enveloppes générales du corps, c'eft-à-dire, la peau & la graiffe.

Les parties contenantes propres font offeufes, charnuës, & membraneufes. Parmi les offeufes on compte les côtes, les vertebres du dos, & le *sternum*. Parmi les charnuës on compte principalement les mufcles *inter-coftaux*, ceux qui compofent les mufcles triangulaires appellés *sterno-coftaux*, & le diaphragme. Parmi les membraneufes, on ne compte que la pleure.

On a compris auffi parmi les parties contenantes propres, les mammelles.

Je ne répéterai point ce qui a été dit des côtes & des mufcles tant *inter-coftaux*, que *sterno-coftaux*. A l'égard du diaphragme j'en parlerai après la defcription des poumons.

Les parties contenuës font principalement le cœur & les poumons.

ARTICLE PREMIER.

Des Mammelles.

LE nombre, la situation & la figure des mammelles, font trop connuës pour nous y arrêter. Le volume des mammelles eſt très-petit aux jeunes filles, il augmente à l'âge de puberté, & devient aſſez conſidérable aux femmes enceintes & aux nourrices. Ce même volume diminuë dans la vieilleſſe. Il y a des Pays où les mammelles ſe trouvent allongées à un tel point, que les femmes peuvent les jetter par-deſſus l'épaule.

Le mammelon, ou l'éminence arrondie & un peu allongée qui ſe voit au milieu de la mammelle, ſe trouve percé de pluſieurs petits trous qui répondent à autant de conduits par où le lait s'échappe : la peau qui l'entoure forme un cercle coloré, que l'on nomme *aréole*, & dont la couleur eſt différente ; car dans les jeunes filles. elle eſt d'un rouge vif, & cette couleur devient plus ou moins foncée, à meſure qu'elles avancent en âge. On découvre pour l'ordinaire ſur toute l'étenduë de l'*aréole* pluſieurs petites éminences ; la plûpart applaties ; ce ſont autant de glandes ſébacées, parfemées fur la face interne de la peau qui forme ce cercle : ces éminences font percées d'autant de petits trous ou lacunes, par où on a vû quelquefois s'échappar une férofité laiteufe, & même du lait ; ce qui arrive plus ordinairement aux nourrices.

Les mammelles d'une nourrice pour être bien conditionnées doivent être médiocrement fermes, & d'un volume affez confidérable ; elles ne doivent point être trop attachées a la poitrine, mais au contraire s'avancer un peu en dehors en forme de poire. Le mammelon ne doit point être enfoncé , mais faillir au-dehors ; il doit reffembler en figure & en volume à une noifette ; & les trous que j'ai dit s'y trouver, doivent être libres pour qu'une preffion affez médiocre de la main de la nourrice ou de la bouche de l'enfant, foit fuffifante pour en faire fortir le lait comme l'eau d'un arrofoir.

Le lait d'une nourrice , pour être bon, doit être blanc , doux, un peu fucré, & d'une confiftence médiocre, c'eft-à-dire, ni trop féreux , ni trop épais , de forte qu'en ayant fait tirer fur la main , il ne s'y attache point trop , ni qu'il s'en écoule point avec trop de facilité ; car s'il eft trop féreux, il ne nourrit point affez l'enfant ;

& s'il eſt trop épais, outre qu'il a de la peine à ſortir, il eſt difficile à digérer. Il faut enfin que la nourrice ſoit ſaine, d'un bon tempéramment ; & d'une conduite réguliere.

Pour bien découvrir la ſtructure des mammelles, il faut examiner celles d'une femme morte en couches, ou peu de tems après ſon accouchement, ou étant nourrice ; & l'on trouvera que le corps glanduleux de la mammelle eſt chargé de beaucoup de graiſſe, laquelle s'inſinuë dans une infinité de creux qui ſe trouvent dans ſa ſurface, & dont la plûpart même ſont percés à jour, en formant comme autant de mailles aſſez grandes pour y loger l'extrémité du petit doigt : le tout eſt parſemé de nerfs, d'artéres & de veines, & renfermé dans une eſpece de poche formée par la membrane adipeuſe.

Les nerfs ſe dètachent des *dorſaux*, & les artéres viennent des *ſoûclavieres*, & des axillaires : on nomme les premieres, mammaires internes, & les ſecondes, mammaires externes. Ces vaiſſeaux communiquent entr'eux, & avec les artéres épigaſtriques. Les veines ſe déchargent dans les ſoûclavieres, & dans les axillaires, & communiquent auſſi avec les veines épigaſtriques.

Le corps glanduleux de la mammelle
renferme dans fa partie moyenne & antérieure une fubftance blanche & cellulaire,
laquelle ne paroît formée que de l'affemblage de plufieurs conduits excréteurs
qui reviennent de tous côtés de ce corps
glanduleux. Ces conduits, ou tuyaux
laiteux font étroits dans leur origine, & fe
dilatent enfuite dans cet endroit, où ils
font par leur union & leur communication
une efpece de confluent, où le lait fe décharge par ces conduits, & y féjourne jufqu'à ce qu'il foit repris par d'autres tuïaux,
qui partent de ce réfervoir, au nombre
de huit ou dix, & vont fe terminer au
mammelon en s'avançant jufqu'à fa fu-
perficie; l'intervale de ces tuïaux eft occupé par un tiffu fpongieux, & outre cela
par plufieurs filets ligamenteux & élafti-
ques, qui fuivent la longueur de ces conduits. Le tout eft recouvert d'une membrane très-fine & parfemée de plufieurs filets nerveux. Cette ftructure rend le mammelon, non feulement d'un fentiment fort
exquis, mais encore lui permet de fe roi-
dir lorfque l'enfant tette; ce qui eft néceffaire pour que les tuyaux laiteux qui
parcourent le mammelon, foient plus difpofés alors à recevoir le lait qui leur eft
fourni par le réfervoir commun. Pour bien

voir cette ſtructure, outre le choix de la mammelle dont j'ai parlé ci-deſſus, il faut diviſer ſon corps en deux parties égales par une ſection verticale, qui doit ſe continuer ſur le mammelon, pour le partager auſſi ſuivant ſa longueur, comme l'a enſeigné M *Morgagni.*

Les mammelles de l'homme ne paroiſſent d'aucun uſage, n'étant faites que d'un tubercule cutané comme une verruë mollaſſe, plus ou moins rougeâtre, qu'on appelle mammelon, & qui eſt environné d'un petit cercle, dont la couleur tire plus ou moins ſur le brun. S'il s'eſt vû des hommes, comme quelques Auteurs l'ont avancé, qui ayent fourni aſſez de lait pour nourrir un enfant, on doit préſumer que leurs mammelles avoient à peu près la même ſtructure que celles de la femme.

Les grands avantages que produit le lait, non ſeulement comme aliment, mais encore comme remede, font aſſez connoître le cas qu'on en doit faire. La cauſe des bons effets du lait n'eſt pas difficile à comprendre. C'eſt un chyle déja digéré, travaillé, & deſtiné à ſoûtenir & à nourrir: d'où il ſuit naturellement que lorſqu'il paſſe dans le ſang avec ſon baume & ſa douceur naturelle, il doit nourrir plus parfaitement qu'aucun autre aliment, de quelque eſpece qu'il ſoit.

Le lait eſt compoſé de trois parties différentes, d'une *butyreuſe*, d'une *caſeuſe*, &
d'une *ſéreuſe*. La *butyreuſe* ou la crême eſt
la partie graſſe ou ſulphureuſe la plus fine
& la plus atténuée, dont on compoſe le
beurre le plus délicat. La *caſeuſe* eſt la
partie la plus groſſiére & la plus fibreuſe
du lait, qui produit les différentes eſpeces de fromage. Enfin, la partie *ſéreuſe*, ou
la ſéroſité du lait, eſt un phlegme qui,
chargé de quelques particules ſalines, ſert
de véhicule aux autres parties; elle compoſe le petit lait. Tant que le lait eſt
dans ſon état naturel, ces trois parties ſont
tellement unies enſemble, qu'on ne les
diſtingue point; mais pour peu qu'il ait
reçu d'altération, la ſéparation de ces
trois parties ſe fait, pour ainſi dire, d'elle-
même.

Article II.

De la Pleure du Médiaſtin, & du Thymus.

LA *Pleure* eſt une membrane d'un tiſſu
aſſez ſerré, qui tapiſſe intérieurement
la poitrine dans toute ſon étenduë, &
fournit même une enveloppe particuliere
à toutes les parties renfermées dans cette

capacité. La face interne de la pleure est unie & polie, & toujours mouillée d'une férofité qui süinte continuellement par les trous dont elle est percée ; elle est couverte extérieurement d'un tissu cellulaire, de même que le péritoine. On observe que la pleure forme un repli assez considérable vis-à-vis les vertebres du dos, qui vient se terminer tout le long du sternum. Ce repli est appellé *médiastin* ; il sépare la poitrine en deux cavités, dont l'une est à droit, & l'autre à gauche. Ces cavités ne sont pas d'une grandeur égale, puisque le médiastin, au lieu de s'attacher le long de la partie moyenne du sternum, vient se terminer latéralement à gauche le long de ces os, dans l'endroit où il se joint avec les cartilages des côtes. Cette obliquité du médiastin, fait que la cavité qui est à droit, a plus d'étenduë que celle qui est à gauche.

Les deux lames qui composent le médiastin, ne sont point séparées l'une de l'autre, immédiatement derriere le sternum dans leur partie antérieure ; mais elles s'écartent ensuite pour loger plusieurs parties, comme le péricarde, une portion de la trachée-artére & de l'œsophage, le canal thorachique, &c. Chaque lame forme aussi une bourse particuliere pour renfermer les deux poumons.

La pleure reçoit fes artéres des Inter-coftales ; les mammaires internes lui en fourniffent auffi. Ses veines fe déchargent dans celles qui portent le même nom ; & fes nerfs viennent principalement des pai-res dorfales.

Le médiaftin a fes vaiffeaux particu-liers appellés artéres & veines *médiaftines :* Les artéres viennent des mammaires in-ternes ; & les veines qui les accompa-gnent, vont fe décharger dans les veines de même nom. Ses nerfs viennent des dor-faux.

Les principaux ufages du médiaftin, font, 1°· D'empêcher que le fang, le pus, les férofités épanchées dans un des côtés de la poitrine, ne fe répandent dans le côté oppofé. 2°· Cette cloifon fait qu'un des côtés de la poitrine étant ouvert, la refpi-ration refte libre dans l'autre, & qu'il n'ar-rive pas de fuffocation. 3°· Il empêche l'un des poumons de pefer fur l'autre, quand on eft couché fur le côté.

Les Anciens ont cru que les deux lames qui compofent le médiaftin, formoient dans fa partie anterieure par leur écarte-ment une cavité. *Bartholin* a démontré la fauffeté de cette opinion, & on s'en af-furera fi au lieu de lever le *fternum* on cou-pe de chaque côté à un pouce de diftance de cet os , les cartilages des côtes ; car examinant enſuite le médiaſtin , on trouvera que ſes deux lames ſont exactement unies le long de ſa partie antérieure.

Le *thymus* eſt un corps glanduleux , oblong , un peu arrondi par en haut , & diviſé par en bas en deux lobes , dont le gauche eſt ordinairement le plus long , & s'étend quelquefois juſqu'au diaphragme. Le volume du thymus eſt très-conſidérable dans le fœtus , & diminuë inſenſiblement dans l'adulte. Il eſt ſitué pour la plus grande partie au haut du médiaſtin , entre les deux feuillets membraneux qui le compoſent. Dans le fœtus le thymus s'avance juſqu'à la partie inférieure du col. Il a des vaiſſeaux particuliers , tant artéres que veines , on les nomme thymiques. Les artéres ſont des ramifications de celles qu'on apelle *médiaſtines* , & *mammaires* internes ; & les veines ſe déchargent dans les veines *médiaſtines* & *mammaires* internes , & quelquefois dans les *jugulaires.*

On n'eſt point d'accord ſur la ſtructure de cette glande ; quelques-uns la regardent comme conglobée , & d'autres comme conglomérée. Il y a aparence que ſon uſage regarde particulierement le fœtus ; mais il n'eſt pas encore aſſez connu pour le déterminer.

Article III.

Du Cœur, & des Parties qui en dépendent.

LE *péricarde* est une poche membraneuse, d'un tissu assez serré, qui renferme immédiatement le cœur, & qui se trouve placée entre les deux feuillets du médiastin. La capacité & la figure du péricarde répondent à celles du cœur; on observe néanmoins qu'il laisse une espace suffisant pour la facilité des mouvemens de ce viscére.

Les connexions du péricarde sont avec les principaux vaisseaux du cœur; il est aussi attaché par une grande partie de son étenduë à la portion aponevrotique, ou centre nerveux du diaphragme, & enfin aux deux lames du médiastin. L'attache du péricarde au diaphragme facilite son jeu ou son action, qui auroit pû étre gênée par le poids des viscéres du bas-ventre qui y sont attachés.

La face interne du péricarde est fort unie, & toujours mouillée d'une sérosité lymphatique, qui süinte continuellement par les petits trous dont cette membrane est percée. On a dit que cette sérosité étoit nécessaire pour rafraîchir le cœur, ou pour entretenir la souplesse de ses fibres ; mais il y a aparence que son usage est de faciliter les mouvemens du cœur, en empêchant le péricarde de se coller à sa surface. Quant à la fléxibilité des fibres du cœur, elle paroît plutôt dépendre de la graisse qui se trouve à sa base, que de la sérosité du péricarde, laquelle sérosité se trouve en assez grande quantité dans les personnes qui meurent à la suite de quelque longue maladie.

Le cœur est un muscle creux que l'on doit regarder comme l'organe principal de la circulation du sang. Sa figure approche de celle d'un cône. On y distingue deux faces, une convexe, & l'autre applatie ; deux bords, l'un plus mousse, & l'autre moins, & enfin sa base & sa pointe.

Le cœur est renfermé dans le péricarde, & situé obliquement au milieu de la partie antérieure de la poitrine, se trouvant comme couché par sa face applatie sur le diaphragme, & cela de telle maniere que sa base ou sa portion la plus large se trouve supérieure, & répond au milieu de la poitrine, & que sa pointe se porte un peu à gauche.

On trouve à la base du cœur quantité

de

de graisse, & quelques petites glandes conglobées, & outre cela quatre vaisseaux considérables, qui répondent dans deux cavités creusées dans l'épaisseur de cet organe, ausquelles on a donné le nom de ventricules ; & que l'on a distingués, eu égard à leur situation, en ventricule droit & en ventricule gauche, & encore mieux en ventricule antérieur & en postérieur.

Les quatre vaisseaux considérables qui se remarquent à la base du cœur, sont deux artéres & deux veines ; il y a une veine & une artére pour chaque ventricule. Les veines ne s'ouvrent pas immédiatement dans les ventricules ; elles ne communiquent dans ces cavités qu'au moyen de deux réservoirs particuliers, placés à la base du cœur, entre les embouchures, les veines & les orifices des ventricules, en sorte que ces deux réservoirs communiquent d'une part avec les veines, & de l'autre avec les ventricules. On a nommé ces réservoirs les oreillettes du cœur; l'une répond au ventricule droit, & l'autre au ventricule gauche.

Les vaisseaux de chaque ventricule ont des noms particuliers. La veine qui répond à l'oreillette droite, est nommée veine-cave ; elle décharge dans ce réservoir le sang qui révient généralement de toutes les parties du corps. L'artére qui reçoit le sang du ventricule droit, pour le distribuer aux poumons, est connuë sous le nom de *pulmonaire* ; & l'on donne aussi le nom de *pulmonaire* à la veine qui rapporte ce sang dans l'oreillette gauche. Enfin, l'artére qui le reçoit du ventricule gauche, pour le distribuer dans toutes les parties du corps, est nommée l'aorte ou la grande artére.

Mais outre ces quatre gros vaisseaux, il y en a encore d'autres qui se distribuent principalement à la substance du cœur & à celle de ses oreillettes : ces derniers sont de trois sortes ; sçavoir, des nerfs , des artéres & des veines , tant sanguines que lymphatiques.

Les nerfs viennent du *plexus cardiaque*, formé par la huitiéme paire ; & l'intercostal de chaque côté.

Les artéres sont deux ; elles naissent de l'aorte à sa sortie du ventricule gauche , & après avoir embrassé chacune la moitié de la base du cœur, dans l'endroit où elle se joint avec les oreillettes , elles se distribuent à toute sa substance & à celle des oreillettes ; on les nomme artéres *coronaires*.

Les veines qui les accompagnent, sont

auſſi appellées *coronaires* ; elles ſe déchargent par un ſeul tronc dans l'oreillette
droite. On remarque une valvule ſémi-
lunaire à l'embouchure de ce tronc. L'on
a obſervé que pluſieurs rameaux de ces
veines ſe déchargent auſſi immédiatement
dans la cavité des ventricules. Les veines
lymphatiques accompagnent les veines
ſanguines, & vont ſe rendre aux grains
glanduleux qui ſe rencontrent à la baſe
du cœur.

Les oreillettes ſont deux muſcles creux,
de même que les ventricules ; elles ont
chacune deux orifices, dont l'un répond
à la veine qui s'y décharge, & l'autre au
ventricule qui lui eſt joint : Chaque oreillette ſe termine en pointe dans ſa partie
antérieure, où elle forme une eſpéce de
cul-de-ſac.

Les oreillettes ne ſont pas d'une égale
capacité entr'elles ; car on obſerve que la
capacité de l'oreillette droite eſt plus conſidérable que celle de l'oreillette gauche.

Chaque oreillette eſt compoſée d'un
double rang de fibres charnuës, dont la
plûpart ſont demi-circulaires ; elles ſont
fortifiées par d'autres qui ont la forme de
colonnes, & qui laiſſent entr'elles des intervalles aſſez conſidérables, ce qui rend

les parois des oreillettes très-minces dans ces endroits; ces dernieres fibres s'avancent jusqu'aux orifices des oreillettes, & se terminent par une espéce de tendon qui borde ces orifices.

Les oreillettes font unies l'une à l'autre par des fibres qui leur font communes. Ces fibres ont donné lieu à plusieurs Anatomistes de regarder ces deux réservoirs comme un seul muscle. C'est dans la cloison formée de l'adossement ou de l'union des oreillettes, que se remarque dans le fœtus le trou ovale.

A l'égard des fibres charnuës qui composent les ventricules, on a découvert * que chaque ventricule a ses fibres particulieres, dont le plus grand nombre est obliquement circulaire. On peut donc considérer les ventricules comme deux muscles creux qui étant joints ensemble, concourent l'un & l'autre à la formation de la cloison qui les sépare nommée *septum medium*; cette cloison n'étant faite que de l'adossement, ou de l'union des ventricules; & ils font maintenus ainsi unis par un plan de fibres charnuës qui leur est

* Voyez M. Winslow, Mém. de l'Académie des Sciences, année 1711. & M. Vieussens, dans son Traité du Cœur.

commun. Ces fibres font les premieres qui fe préfentent après avoir enlevé la membrane extérieure du cœur ; elles defcendent obliquement de fa bafe à fa pointe, en s'y portant de droit à gauche, & y étant parvenuës, elles s'y réuniffent pour la plûpart en fe contournant en forme de vis, & pénétrent dans la cavité des ventricules, & principalement dans celle du ventricule gauche, où elles fe perdent : Ces fibres vont former les éminences charnuës qui fe remarquent dans l'un & dans l'autre ventricule, & aufquelles on a donné le nom de colonnes charnuës.

Il faut remarquer que les parois du ventricule droit font moins épaiffes que celles du ventricule gauche, & que la cavité de l'un & de l'autre ventricule, quoique d'inégale capacité, s'étend jufqu'à la pointe du cœur, où fes parois font fi minces, qu'elles femblent n'être faites que de l'union de la membrane externe de cet organe avec celle qui tapiffe les ventricules.

On confidére dans les ventricules, outre les colonnes charnuës, qui font au nombre de trois dans le droit, & de deux feulement dans le gauche, plufieurs cavités aveugles, où répondent les embouchures d'autant de rameaux de la veine *coronaire*, qui s'y déchargent. *

Chaque ventricule a deux orifices ; l'un répond à l'oreillette, & l'autre à l'artére qui fort du même ventricule. On rencontre dans les orifices qui répondent aux oreillettes, des membranes qui font fermement attachées à la circonférence de ces orifices. Ces membranes ont une figure particuliere, elles font larges du côté de l'oreillette, & vont en diminuant à mesure qu'elles s'en éloignent. On obferve que dans la circonférence du refte de leur étenduë, fe trouve attaché un grand nombre de filets tendineux affez forts, qui naiffent des colonnes charnuës : L'on a nommé ces différentes membranes *valvules* ou *foupapes* ; il y en a trois à l'orifice du ventricule droit qui répond à l'oreillette du même côté, & deux à l'orifice du ventricule gauche qui répond à l'oreillette gauche, & on les a diftinguées par des noms particuliers ; on a donné celui de *tricufpides* ou de *triglochines* aux valvules du ventricule droit, par raport à la figure triangulaire qu'on a cru y remarquer, & celui de *mitrales* aux valvules de l'oreillette gauche, parce que n'y en ayant que deux placées vis-a-vis l'une de l'autre,

* Voyez le Trait. du Cœur, par M. Vicuffens.

elles repréfentent une efpéce de mître renverfée.

Il fe rencontre auffi dans les orifices des ventricules qui répondent à l'artére pulmonaire & à l'aorte, des membranes difpofées en maniere de foupapes ou de valvules ; elles différent néanmoins des premieres, non feulement par leur figure, mais encore par leurs attaches à ces orifices : Elles en différent par leur figure, celles-ci en ayant une qui approche de celle d'un croiffant ; & elles different en fecond lieu par leurs attaches à ces orifices, puifqu'elles y font attachées par toute leur partie inférieure ou par leur bord convexe, & qu'elles font libres par leur partie fupérieure, ou par leur bord concave.

On conçoit aifément par la façon differente dont les valvules des oreillettes & celles des artéres fe trouvent attachées, les premieres l'étant principalement par leur partie fupérieure, & les dernieres ne l'étant que par leur portion inférieure ; on conçoit, dis-je, que les valvules des oreillettes s'ouvrent de dehors en dedans, & qu'au contraire celles des artéres s'ouvrent de dedans en dehors. On a nommé *figmoïdes* les valvules qui fe trouvent au commencement des artéres ; elles font au nombre de fix, trois pour chaque artére.

On a obfervé que le bord concave de ces valvules forme deux petits croiffants, & qu'à la rencontre de ces deux croiffants, il fe trouve un petit tubercule. On a obfervé auffi que ces valvules font garnies de plufieurs fibres charnuës, qui fuivent la direction de chaque valvule ; & enfin que celles de l'aorte répondent aux orifices des artéres coronaires, enforte que ces orifices fe trouvent fermés toutes les fois que les valvules font appliquées contre les parois de l'aorte.

Le cœur eft un mufcle, ou pour mieux dire, un compofé de deux mufcles creux, capables de même que tous les autres d'être relâché & de fe refferrer. Dans le relâchement des fibres du cœur, fes deux ventricules font dilatés, & l'on nomme ce mouvement la *diaftole* du cœur. Dans la contraction de ces mêmes fibres, les ventricules du cœur font refferrés, & on donne à ce mouvement le nom de *fyftole*.

Les oreillettes font auffi deux mufcles creux, & en même tems les antagoniftes des ventricules ; c'eft pourquoi elles fe contractent pendant la dilatation des ventricules, & elles fe dilatent pendant leur contraction. Les deux artéres qui répondent aux ventricules, font auffi capables de dilatation & de refferrement ; mais ces mouvemens ſont contraires à ceux des ventricules, c'eſt-à-dire, qu'elles ſe dilatent pendant que les ventricules ſe contraſtent, & qu'elles ſe reſſerrent pendant leur dilatation.

On doit donc concevoir que le ſang qui revient de toutes les parties au cœur par les veines, entre d'abord dans les oreillettes, qui ſont pour lors dilatées, & les oreillettes ſe reſſerrant enſuite, obligent le ſang qu'elles contenoient d'entrer dans les ventricules, leſquels ſe trouvant dilatés à leur tour, reçoivent le ſang qui eſt pouſſé dans leur cavité ; mais les ventricules en ſe contractant ne manqueroient pas de repouſſer le ſang dans les oreillettes, s'il n'y avoit à leur embouchure les valvules nommées *criglochines* & *mitrales* , dont la ſtructure les rend capables de s'oppoſer à ce retour du ſang : Il eſt donc obligé de prendre la route des artéres, où il ne trouve aucun obſtacle ; les valvules que j'ai dit s'y rencontrer, s'ouvrant du dedans au dehors, au contraire de celles qui ſont aux embouchures des oreillettes qui s'ouvrent du dehors au dedans. Le ſang du ventricule droit eſt donc fourni dans les poumons par l'artére pulmonaire, tandis que celui du ventricule gauche eſt pouſſé généralement dans toutes les parties du corps

K v

par l'aorte : mais comme ces vaisseaux
qui ont été dilatés pendant la contraction
des ventricules par le sang qui est entré
dans leur cavité, ne manquent point de se
resserrer dès-lors que cette liqueur cesse de
faire effort contre leur parois ; le sang seroit rentré sans doute dans les ventricules, si les valvules *sigmoïdes* ne s'y oppo-
soient : & ces valvules ne s'y opposent,
qu'autant qu'elles se rapprochent & s'u-
nissent même les unes aux autres, en s'é-
cartant des parois du vaisseau contre lesquelles elles avoient été apliquées par le
sang que les ventricules y ont poussé. On
doit penser la même chose des valvules
triglochines & des *mitrales*, c'est-à-dire,
qu'elles sont appliquées contre les parois
des ventricules, pendant que le sang poussé par les oreillettes, entre dans leur cavité,
& que les ventricules sont dilatés ; mais
qu'elles ne s'opposent au retour du sang
dans les oreillettes, qu'autant qu'elles s'u-
nissent les unes aux autres, en s'éloignant
des parois des ventricules.

S'il est vrai, comme on n'en sçauroit
douter, que le sang n'entre, tant dans les
oreillettes que dans les ventricules, que
pendant la dilatation des uns & des autres,
& qu'il n'en sort au contraire que par leur
contraction ou leur resserrement ; on ne

doit point s'étonner, si en examinant les mouvemens des oreillettes & des ventricules sur une grenouille, l'on voit les uns & les autres rougir pendant leur dilatation, & pâlir au contraire pendant leur contraction.

Quoiqu'il soit constant, suivant ce que je viens de dire, que le sang n'entre dans l'aorte & dans l'artére pulmonaire, que pendant la contracton des ventricules, il n'en est pas ainsi de celui qui est distribué dans la substance du cœur par les artéres coronaires. Comme les embouchures de ces vaisseaux répondent dans l'aorte immédiatement derriere les valvules *sigmoïdes* , ces embouchures sont fermées dans la contraction du cœur par l'aplication de ces valvules contre les parois de l'aorte, comme j'ai dit ci-dessus ; mais l'aorte venant ensuite à se contracter, & les valvules *sigmoïdes* cessant d'être appliquées contre ses parois, l'embouchure des artéres coronaires devient libre, & le sang peut aisément entrer dans leur cavité.

On doit concevoir par ce que je viens de dire, que le sang passe du cœur à toutes les parties par les artéres, & qu'une portion de ce sang revient au cœur par les veines. C'est ce mouvement du sang du cœur à toutes les parties, & de toutes les parties au cœur, que l'on nomme sa circulation, ou son mouvement circulaire : ce mouvement est produit par deux causes differentes ; je veux dire par le mouvement du cœur & par celui des artéres. Pour comprendre plus aisément cette méchanique, il faut se représenter que les deux cavités du cœur, & toutes les artéres & les veines sont remplies de sang. Lorsque le cœur vient à se contracter une certaine quantité de sang poussée dans les artéres, les force nécessairement de se dilater : Or, cette dilatation ne peut se faire que les fibres qui composent ses vaisseaux, ne deviennent plus tendues ; & comme elles ont du ressort, c'est une nécessité qu'aussi-tôt que l'action du sang cesse, ces fibres se remettent dans leur premier état ; par conséquent elles pousseront le sang dans les endroits où il trouvera moins de résistance : Or, cette résistance est moindre du côté des veines ; car le retour du sang des artéres vers le cœur est empêché par les valvules *sigmoïdes*, qui sont au commencement de l'aorte : Il passera donc dans les veines ; ce qui l'oblige de se mouvoir & de couler dans les differentes parties du corps, & de revenir enfin au cœur.

Le retour du sang au cœur par les veines est facilité, non seulement par le nouveau sang qui passe continuellement des artéres dans les veines, mais encore par la disposition des valvules, qui se trouvent dans l'intérieur des veines , principalement dans celles où le sang doit remonter contre son propre poids ; tel est celui qui revient des extrémités inférieures , lorsqu'on est debout. A quoi on doit ajoûter les battemens des artéres qui accompagnent pour l'ordinaire les veines, la contraction des muscles, &c.

On ne doute plus aujourd'hui de ce mouvement circulaire du sang, & sans déterminer si c'est à *Fabrice d'Aquapendente*, au Pere *Fabri* Jésuite, ou bien au célebre *Harvée*, que l'honneur de cette découverte doit être déféré ; il faut convenir qu'entre toutes celles qu'on a faites jusqu'ici, il n'y en a point de plus sûre , ni de plus utile : elle est prouvée par une infinité de raisons démonstratives , tirées de la ligature des artéres & des veines, & de l'ouverture de ces vaisseaux. De plus le microscope nous fait voir clairement le sang couler dans ces vaisseaux à travers le tissu mince & transparent du *méfentére* de la *grenouille* , de la *queuë* du *tétard*, *&c.* Il nous permet de le suivre, & d'en distinguer même les mouvemens.

Je passe sous silence plusieurs particula-

rités qui regardent ce mouvement circulaire du sang ; car outre qu'elles supposent
la connoissance de tous les vaisseaux qu'il
parcourt, je me trouverois obligé de rappeller ici la structure de la plûpart des viscéres ; ce que je ne sçaurois faire, sans passer les bornes d'un simple abregé d'A-
natomie que je me suis proposé de donner.

Si l'on examine les mouvemens du cœur
sur une *grenouille* , on ne le verra point se
racourcir dans sa systole par une espéce de
contorsion en forme de vis , comme plusieurs l'ont avancé ; il paroît au contraire
s'allonger, ou tout au moins se conserver
dans sa longueur naturelle , en serrant également & directement ses deux ventricules ; ce qui est un effet de l'arrangement de
ses fibres charnuës, parmi lesquelles le nombre des circulaires surpasse de beaucoup
celui des longitudinales & des obliques.

M. *Vieussens* dit avoir trouvé dans le
corps d'un soldat qui mourut à l'âge de
trente-cinq ans , d'une fluxion de poitrine , deux cœurs ; dont celui qu'il regarda
comme le naturel, n'avoit aucun vice de
conformation, & occupoit sa situation ordinaire ; mais il étoit privé de son péricarde. *Columbus* a fait la même observation
au sujet du péricarde. Le second cœur ,

ou le furnuméraire, dont la figure étoit pyramidale & d'une groffeur approchante de celle d'un œuf de poule , avoit un péricarde, qui étoit collé à fa face externe , un gros rameau de chaque veine fouclaviere s'inféroit dans fa bafe & dans fa cavité , laquelle aboutiffoit par fon côté droit au tronc fupérieur de la veine-cave ; ce cœur n'avoit point d'oreillettes , mais feulement la cavité dont je viens de parler, & que l'on peut regarder comme un ventricule. La fituation de ce cœur furnuméraire étoit au - deffus du cœur naturel , & en touchoit la bafe par la pointe. *

ARTICLE IV.

Des Poumons , & du Diaphragme.

LEs poumons font deux corps fpongieux, fitués dans la poitrine ; ils font féparés l'un de l'autre par le *médiaftin* , & par le cœur, placés entr'eux. Chaque poumon eft divifé en lobes ; le droit en a pour l'ordinaire trois, & le gauche deux feulement. Ces lobes fe trouvent partagées en une infinité d'autres.

* Voyez le Traité du Cœur par M. Vicuffens.

Les poumons font convéxes & élevés du coté des côtes, un peu concaves du côté du diaphragme , & applati du côté du *mediaſtin* ; enforte qu'étant vûs par derriere , ils reſſemblent aſſez à un pied de bœuf. Le poumon gauche a cela de particulier , qu'au bas de ſon bord antérieur il y a une échancrure dentelée, vis-à-vis la pointe du cœur ; de ſorte qu'il ne couvre jamais cette pointe , même dans la plus grande inſpiration.

Les poumons ne ſont pas ſeulement attachés au *ſternum* & aux vertebres du dos par le *médiaſtin* , & au cœur par ſes vaiſſeaux , ils ont encore des connéxions avec la langue, & le *pharynx* au moyen d'un conduit qui leur eſt particulier , appellé *trachée-artére*. On y obſerve enfin deux ligamens membraneux, qui du bord poſtérieur de chaque poumon, vont ſe terminer aux vertebres du dos , en s'avançánt juſqu'au diaphragme.

La couleur des poumons eſt d'un aſſez beau rouge dans les enfans ; mais dans la ſuite cette couleur ſe change en celle d'un blanc cendré, & dans les vieillards ils ſont d'une couleur bleuâtre, & quelquefois livide.

Les poumons ſont recouverts d'une membrane qui eſt continuë à la pleure ;

cette membrane eſt faite de deux lames, une externe, & l'autre interne. La lame interne forme pluſieurs cloiſons, qui pénétrent la ſubſtance des poumons, & la partagent en une infinité de petits corps appellés lobules, de figure angulaire, & aſſez différens les uns des autres. Ces lobules laiſſent quelque intervalle entr'eux, dans leſquels intervalles, ſe trouvent les nerfs & les vaiſſeaux ſanguins, qui vont ſe ramifier ſur la ſurface externe des lobules, on trouve outre cela dans ces intervalles, un tiſſu cellulaire qui entoure les vaiſſeaux ſanguins & les nerveux.

M. *Helvetius* (*a*) a découvert que chaque lobule eſt principalement compoſé d'une infinité de cellules d'inégale grandeur & d'une figure aſſez irréguliere, qui communiquoient toutes entr'elles, & outre cela avec une des ramifications d'un conduit particulier appellé *trachée-artére*; de ſorte qu'il y toujours un chemin ouvert des rameaux de ce conduit aux lobules, & de ceux-ci à ces rameaux. Les cellules qui compoſent un lobule, ne communiquent point avec celles du lobule voiſin, non plus qu'avec les rameaux capillaires ſanguins qui ſe diſtribuent ſur leur ſurface

(*a*) Voyez les Mémoires de l'Académie Royale des Sciences, ann. 1718.

externe ; enforte que fi l'on fouffle dans un des rameaux de la *trachée - artére* , qui va fe rendre à un de ces lobules, l'air ne paffe point dans les cellules du lobule voifin ; & fi l'on pouffe doucement une liqueur dans les vaiffeaux des poumons, les rameaux capillaires , qui rampent fur les cellules des lobules , fe rempliffent, fans que la liqueur pouffée dans ces vaiffeaux, pénétre dans la cavité des cellules.

On peut donc affurer que l'air ne paffe point d'un lobule à l'autre , mais feulement des lobules dans leurs interftices , c'eft-à-dire , dans les cellules qui entourent les vaiffeaux , & qui parcourent l'intervalle des lobules , & il reffort enfuite de ces interftices ou cellules par les lobules.

Il y a donc dans les poumons deux fortes de cellules, dont les unes compofent les lobules , & les autres entourent les vaiffeaux , tant fanguins que nerveux, qui parcourent l'intervalle des lobules ; on donne à ces dernieres le nom de *cellules-vafculaires* , pour les diftinguer de celles qui compofent les lobules que l'on appelle *cellules-bronchiques* , parce qu'elles communiquent avec les ramifications de la *trachée-artére* , appellées les bronches.

La *trachée-artére* eſt un conduit qui commence au fond de la bouche, avec laquelle il communique, deſcendant le long de la partie moyenne & antérieure du col, il va ſe perdre dans les poumons, dans leſquels il ſe diſtribuë par un grand nombre de ramifications.

On diſtingue la *trachée-artére* en trois parties, une ſupérieure, une moyenne, & une inférieure. La ſupérieure eſt appellée *larynx*, la moyenne retient le nom de *trachée-artére*; & l'inférieure, qui eſt la diviſion de celle-ci en deux rameaux qui ſe ſubdiviſent en pluſieurs, ſe nomme les *bronches*.

Le *larynx* eſt compoſé de cartilages, de ligamens, de glandes, de muſcles, & de membranes. Les cartilages ſont au nombre de cinq; le premier & en même tems le plus conſidérable, eſt appellé *thyroïde* ou *ſcutiforme*. Il eſt un peu convéxe dans ſa partie antérieure, & concave dans la poſtérieure; c'eſt ce cartilage qui forme cette éminence qu'on nomme communement la *pomme d'Adam*. Ce cartilage, dont la figure approche de la carrée, ſe termine par quatre productions appellées cornes, dont les ſupérieures ſont jointes par un ligament fort à l'extrémité des cornes, de l'os *hyoïde*, & les inférieures au cartilage, qui eſt placé au-deſſous, nommé *cricoïde.*

Le cartilage *cricoïde*, autrement dit *annulaire*, parce qu'il fait le tour entier du *larynx*, eſt ſitué au-deſſous du *thyroïde*. La partie antérieure de ce cartilage eſt moins large que la poſtérieure ; & c'eſt au-deſſus de la partie poſtérieure de ce cartilage que ſont placés ceux que l'on nomme *aryténoïdes.*

Les *aryténoïdes* ſont deux cartilages, dont la figure approche de celle d'une pyramide. Ils ſont joints par leur baſe, & à peu de diſtance l'un de l'autre avec le *cricoïde* ; & de telle maniere qu'ils peuvent ſe mouvoir ſur le *cricoïde*, en s'approchant ou en s'éloignant l'un de l'autre, comme j'ai dit en traitant des muſcles qui meuvent ces deux cartilages. La partie antérieure de ces cartilages eſt convéxe, & la poſtérieure concave, formant comme une eſpéce d'échancrure. Ces cartilages laiſſent entr'eux par leur baſe, une eſpace qui ſe trouve diminué par deux cordes ligamenteuſes, qui achevent de former l'ouverture que l'on nomme la glotte, dont la figure approche de celle d'un triangle allongé, formant comme une eſpéce d'V. conſonne, dont la pointe qui eſt pardevant, commence au milieu de la face interne du cartilage-thyroïde, & la bâfe fe trouve du côté des arythénoï-des, où cette ouverture fe termine ; fes parties latérales étant formées par ces deux cordes ligamenteufes dont j'ai parlé ci-devant, qui font attachées d'une part à la bâfe des arythénoïdes , & vont fe terminer, en fe rapprochant, au milieu de la partie interne & inférieure du carti-lage-thyroïde, & à la portion voifine du cricoïde.

Immédiatement au-deffus de ces cor-des ligamenteufes, il s'en trouve deux au-tres qui ont la même étendue & les mê-mes attaches que les premieres ; elles fe portent auffi de derriere en devant, & l'intervalle de ces ligamens forme de cha-que côté une fente tranfverfale, qui eft l'ouverture d'une petite poche membra-neufe. Les Anciens ont nommé ces deux cavités, les ventricules du *larynx* ; on les appelle aujourd'hui les finus du larynx. La membrane qui forme les parois de ces deux cavités, eft la continuation de celle qui tapiffe tout l'intérieur du larynx ; la-quelle membrane eft très-fenfible , & fe trouve continuellement humectée par une férofité fournie par les grains glanduleux, cachés, derriere cette membrane.

M. Morgagni a découvert fur la partie

antérieure des cartilages-arythénoïdes, deux petites glandes qu'il a nommées, à raison de leur situation, *arythénoïdiennes*; elles font du nombre des conglomérées, & leur usage est de fournir une humeur lymphatique qui mouille l'intérieur du larynx.

Le cinquième cartilage du larynx, & en même tems le plus élevé, a été nommé *épiglotte*, à raison de sa situation au-dessus de la *glotte*; il est attaché à la face interne du *thyroïde*. Ce cartilage a deux faces, une convexe & une concave. La convexe est en devant, & la concave est du côté de la *glotte*. Ce cartilage se trouve percé dans toute son étendue de plusieurs petits trous qui traversent sa substance; c'est par ces trous que s'échappe continuellement une sérosité lymphatique, qui est fournie par une glande placée sur la partie convexe de ce cartilage.

L'*Epiglotte* a trois principaux ligamens que l'on peut regarder comme autant de muscles; car on découvre dans leur épaisseur des fibres charnuës. Le premier qui est antérieur, est attaché d'une part tout le long de la partie convexe de l'*épiglotte*, & de l'autre à la bâse ne l'os *hyoïde*, & à la membrane externe de la langue, avec laquelle il paroit continu. Quelques-uns

nomment ce ligament le frein de l'*épiglotte.* Les deux autres ligamens font attachés d'une part aux *arythénoïdes*, & de l'autre aux parties latérales de l'*épiglotte*, qu'ils
abaissent pendant la déglutition.

Il se rencontre immédiatement à la partie antérieure & inférieure du larynx, une
glande communément appellée *thyroï-
dienne*, dont la figure approche de celle
d'un croissant ; car elle a dans ses extrémités deux avances en forme de cornes, qui
font tournées vers le haut, & vont se terminer aux parties latérales des cartilages
thyroïde & *cricoïde*, & aux portions voisines de l'œsophage. La partie moyenne de cette glande se trouve attachée au
haut de la *trachée-artére*, proprement dite.
On ignore son usage, parce qu'on n'a
point encore découvert qu'elle eût aucun conduit excréteur.

La portion du conduit compris depuis le *larynx* jusqu'aux poumons, retient
le nom de *trachée-artére*. C'est un conduit en partie cartilagineux, & en partie
membraneux, qui commence au *larynx*,
descend le long de la partie moyenne &
antérieure du col, entre dans la poitrine, & se termine environ la quatriéme
vertebre du dos, où il se partage en deux
branches, dont je parlerai ci-après.

La partie antérieure de la *trachée-artére* est cartilagineuse, & la postérieure membraneuse. Les cartilages qui composent la *trachée-artére* sont au nombre de seize ou de dix-huit, & rarement de vingt. Ils ne font point le cercle entier, il s'en faut environ un tiers ; les extrémités où les cornes des cartilages font plus minces que le rette de leur étenduë, & s'uniffent pour la plûpart avec celles des cartilages voifins. Tous ces cartilages font fitués tranfverfalement, & fe trouvent également éloignés les uns des autres : l'intervalle qu'ils laiffent entr'eux, eft d'environ une ligne ; il eft occupé par une membrane ligamenteufe & élaftique, qui s'attache à chaque anneau ; le rette de chaque cartilage eft fermé par une membrane affez épaiffe, garnie extérieurement de plufieurs grains glanduleux femés un à un.

Tout le conduit de la *trachée-artére* eft auffi couvert intérieurement d'une membrane qui forme plufieurs plis qui s'étendent fuivant fa longueur, & fe continuent même dans les bronches. Cette membrane eft nerveufe & d'un fentiment très-exquis ; elle fe trouve continuellement humectée par une férofité lymphatique, qui eft fournie par un grand nombre de glandes cachées derriere : on rencontre au-delà

de

de ces glandes deux plans de fibres charnuës, dont les plus intérieures font circulaires ; & les plus extérieures longitudinales ; le tout fe trouve enfin recouvert
extérieurement d'une tunique qui paroît
une continuation de la membrane des
poumons. On obferve que l'œfophage
eft couché latéralement à gauche le long
de la portion cartilagineufe de la *trachée-
artére*, & ne touche qu'en partie à fa
portion membraneufe.

Le *larynx* & la *trachée - artére* reçoivent des nerfs de la huitiéme paire, dont
les principaux fe nomment *récurrents* ; fes
artéres viennent des carotides externes,
& fes veines vont fe décharger dans les
jugulaires.

La *trachée-artére* étant parvenuë environ à la quatriéme vertebre du dos, fe
partage en deux branches, qu'on a nommées les *bronches* : ces branches confervent leur portion membraneufe, jufqu'à
leur entrée dans les poumons, où elles
fourniffent autant de rameaux, que les
poumons forment de petites lobes ou
lobules.

Il faut remarquer que les différentes
ramifications des *bronches*, fe trouvent
intérieurement revêtuës des mêmes mem-

II. Partie.　　　　　　　　　　L

branes que la *trachée-artére*, & ont auffi leurs cartilages difpofés à peu près de même; avec cette différence néanmoins, que de demi-circulaires qu'ils étoient avant l'entrée des *bronches* dans les poumons, ils deviennent circulaires dès qu'elles y font entrées; ce qui fe continue dans toutes leurs divifions, jufqu'aux rameaux les plus fins qui deviennent membraneux en fe perdant dans les cellules qui compofent les lobules.

On obferve auffi que les cartilages des *bronches* ont ceci de particulier. 1°. Que le cartilage inférieur eft beaucoup plus petit que celui qui eft au-deffus. 2°. Que ces cartilages font brifés, c'eft-à-dire, que le cercle qui les compofe, fe trouve fait de trois ou quatre piéces.

On découvre dans les poumons plufieurs glandes noirâtres, qui fe rencontrent à chaque divifion des bronches, depuis la premiere de ces divifions jufqu'à celles qui font les plus éloignées : on a nommé ces glandes *bronchiales*. Leur volume eft différent, les plus groffes approchent de celui d'une noifette; il s'en trouve qui ne font guére plus groffes que des pois. Quelques-uns regardent ces glandes comme conglobées, d'autres veulent

qu'elles foient conglomérées. Ces derniers affurent que les conduits excréteurs
de ces glandes déchargent dans la cavité
des *bronches* une férofité lymphatique, qui
garantit les parois des *bronches* de l'impreffion trop vive de l'air qui paffe continuellement dans les poumons.

Outre les ramifications des *bronches*, les
lobules & les glandes *bronchiales* , il fe
trouve encore dans les poumons des nerfs,
des artéres & veines tant fanguines , que
lymphatiques. Les nerfs accompagnent
les ramifications des *bronches* , & celles des
vaiffeaux fanguins ; & ils fe répandent par
plufieurs filamens fur les parois des cellules
bronchiques , comme auffi fur les vaiffeaux
qu'ils accompagnent. Ces nerfs viennent
des *plexus* pulmonaires, fitués de chaque
côté derriere les poumons, & formés par
la huitiéme paire & l'intercoftal, comme
je dirai dans la *Nevrologie.*

A l'égard des vaiffeaux fanguins , les
uns fourniffent aux poumons la matiere de
leur nourriture , & les autres le fang qui
doit y recevoir quelque préparation. Les
premiers font les artéres & les veines *bronchiales*, & les derniers font l'artére & la
veine *pulmonaires.*

Les artéres *bronchiales* auffi nommées
les *artéres de Ruyfch*, tirent pour l'ordinai-

re leur origine de l'aorte defcendante, immédiatement au-deſſus des premieres intercoſtales, rarement au-deſſous , par un
ſeul tronc , quelquefois par deux qui ſe
portent obliquement aux poumons, en ſe
diviſant en une infinité de rameaux qui
font couchés immédiatement ſur les *bronches* .

Les veines *bronchiales* accompagnent
les artéres dans toutes leurs diſtributions,
& ſe déchargent pour l'ordinaire dans la
veine *azygos* , près de la veine-cave ſupérieure , & quelquefois dans la veine-cave
même.

Les autres vaiſſeaux ſanguins qui ſe diftribuent aux poumons, ſont connus ſous
le nom d'*artére* & de *veine pulmonaire* .
L'artére tire ſon origine du ventricule
droit , ſe porte obliquement de droit à
gauche, étant placée au-devant de l'aorte,
elle perce enſuite le péricarde, & ſe diviſe en trois branches, dont l'une compoſe
le canal artériel, qui n'a d'uſage que dans
le fœtus; des deux autres branches, l'une
va au poumon droit , & l'autre au poumon gauche. Ces branches ſe diviſent en
une infinité de rameaux qui accompagnent les *bronches* , & vont ſe perdre enfin
aux lobules.

La veine pulmonaire accompagne l'artére dans toutes ses ramifications, & après avoir reçu le sang apporté par l'artére pulmonaire, elle va s'en décharger par quatre branches différentes dans un sac nommé *pulmonaire*, qui s'ouvre dans l'oreillette gauche. Les ramifications de la veine & de l'artére pulmonaire, forment le réseau *vasculaire* qui se remarque sur la surface externe des cellules des lobules.

Ces différentes ramifications d'artéres & de veines sanguines accompagnent les bronches dans toutes leurs divisions, en se glissant dans les intervalles que les lobules laissent entr'eux, & elles sont renfermées dans une membrane cellulaire qui forme le tissu spongieux, que j'ai dit se trouver dans l'intervalle des lobules.

M. *Helvétius* a observé que les ramifications de l'artére *pulmonaire* sont plus nombreuses, & ont même plus de capacité, que celles de la veine *pulmonaire*; ce qui est le contraire des artéres & des veines des autres parties du corps, à l'égard desquelles on remarque que les ramifications des artéres sont moins nombreuses, & ont moins de capacité que celles des veines.

Quant aux veines lymphatiques, on les découvre sans peine sur les poumons du cheval, ou sur ceux du bœuf, peu de tems après la mort. On a vu aussi ces vais-

feaux lymphatiques dans l'homme qui alloient fe rendre dans le canal *thorachique.*＊

Le diaphragme eft une cloifon muf-
culeufe, qui fépare la poitrine d'avec le
ventre inférieur. Il eft fitué obliquement,
de maniere que fa partie antérieure eft plus
élevée que la poftérieure, laquelle defcend
plus bas, en faifant un angle aigu avec les
vertebres du dos. Cette cloifon forme
une efpéce de voûte, dont la convexité regarde la poitrine. Le diaphragme eft compofé de deux mufcles, un fupérieur, &
un inférieur.

Le mufcle fupérieur eft plus grand ;
c'eft lui qui forme la cloifon, il eft en
quelque façon rayonné. Vers le milieu de
ce mufcle fe remarque fa partie tendineufe ou aponévrotique, qui repréfente en
quelque maniere une feuille de trefle é-
chancrée à l'endroit du pédicule. Les
anciens ont nommé cette partie tendineufe le centre nerveux du diaphragme.
Ses fibres charnuës fe trouvent dans la circonférence, & font attachées comme par
digitations à l'appendice *xiphoïde*, aux
cartilages des dernieres vrayes-côtes, &
de toutes les fauffes, elles s'avancent même jufqu'à la portion offeufe de quel-

＊ Voyez M. Hunauld, Mémoires de l'A-
cadémie des Sciences, année 1734.

ques-unes de ces côtes. La plûpart de ces attaches laiffent entr'elles des intervalles, qui ne font fermés, que par le *péritoine* & la *pleure*. Il faut obferver que de toutes les attaches latérales de ce mufcle, celles du côté droit paroiffent un peu plus inférieures que celles du côté gauche, & qu'outre cela toute fa partie latérale droite fe trouve un peu plus large que la gauche. parce qu'elle eft plus voûtée.

Le mufcle inférieur du diaphragme a beaucoup moins de volume que le fupérieur, mais il eft plus épais. Il eft engagé par en haut dans l'échancrure du centre nerveux, dont il paroît fe détacher. & il fe partage enfuite, en formant comme deux aîles, qui fe portent obliquement à droit & à gauche, en fe croifant l'une & l'autre. Elles font enfuite environ deux travers de doigt de chemin fans être unies, & en laiffant entr'elles un efpace de figure prefque ovale, par lequel fe gliffe l'œfophage : Immédiatement derriere, ou au-deffous l'œfophage, ces deux portions fe réuniffent par le croifement de leurs fibres, & environ un pouce au-deffous, elles fe féparent de nouveau pour laiffer paffer le tronc de l'aorte inférieure, l'*azygos*, & le canal *thorachique*, & fe terminent enfin, chacune féparement par des

tendons applatis, qui font d'inégale longueur, au corps des deux vertebres fupérieures des lombes. La portion du côté
droit, qui eſt la plus forte & la plus longue, s'avance juſqu'à la quatriéme vertebre des lombes. On nomme communément ces deux portions, les appendices
du diaphragme.

Ce muſcle, outre ſon attache qu'il a par
en haut dans l'échancrure de l'aponévroſe
du muſcle ſupérieur, ſe trouve encore
joint poſtérieurement à la portion charnuë du même muſcle, & au corps de la
derniere vertebre du dos.

On remarque dans la partie latérale droite du centre nerveux du diaphragme,
une ouverture ronde qui donne paſſage au
tronc de la veine-cave inférieure. Elle
eſt diſpoſée de maniere qu'elle ſemble devoir garantir cette veine de la compreſſion
qu'elle auroit pû recevoir de la part de ces
fibres, pendant que ce muſcle agit ; car on
obſerve que ces fibres ſont pour la plûpart
contournées obliquement les unes ſur les
autres, à peu près comme le ſont les petits brins d'oſier qui forment les bords des
petits paniers.

On voit, par ce que je viens de dire,
qu'il ſe trouve dans le diaphragme trois
ouvertures conſidérables ; ſçavoir, une

ronde dans sa portion aponévrotique, pour le passage de la veine-cave, une ovale dans sa portion charnuë, pour celui de la partie inférieure de l'œsophage, & enfin une troisiéme ouverture, dont la circonférence est en partie charnuë, & en partie tendineuse, celle-ci donne passage, comme j'ai dit ci-devant, à l'aorte inférieure, & au canal thorachique. L'ouverture pour la veine-cave est à droit, celle pour l'œsophage est un peu à gauche, & la derniere, qui est en maniere de fourche, répond plus au milieu.

Le muscle supérieur du diaphragme se trouve tapissé du côté de la poitrine par la pleure, si l'on en excepte la portion du centre nerveux qui répond au péricarde; sa partie inférieure est recouverte par le péritoine.

Les vaisseaux du diaphragme sont des nerfs, des artéres & des veines, tant sanguines que lymphatiques. Les nerfs nommés *diaphragmatiques*, viennent de la troisiéme & quatriéme paire cervicales ; il reçoit aussi quelques rameaux de l'intercostal, & de la huitiéme paire. Ses artéres viennent des intercostales & des lombaires ; il en reçoit aussi des soûclavieres. On nomme diaphragmatiques supérieures les artéres que lui fournit la soûclaviere, pour les diftinguer de celles qui lui font fournies par le tronc cœliaque & par les lombaires , aufquelles on donne le nom de diaphragmatiques inférieures. Les veines fanguines accompagnent les artéres, elles portent le même nom , & fe déchargent dans le tronc de la veine-cave inférieure, dans l'*azygos*, & dans la *foûclaviere*. On donne aulfi à tous ces vaiffeaux le nom de *phréniques*. A l'égard des veines lymphatiques, elles fe déchargent pour la plûpart dans le réfervoir du chyle.

DE LA RESPIRATION.

Les poumons font les principaux organes de la refpiration. Cette fonction comprend deux mouvemens ; fçavoir l'infpiration, & l'expiration. Dans l'infpiration l'air entre dans les poumons par la trachée artére ; & dans l'expiration il en fort par la même voye Dans l'infpiration la capacité de la poitrine fe trouve augmentée par l'élévation des côtes & par l'abaiffement du diaphragme. Les poumons n'étant plus alors comprimés par les parois de la poitrine, l'air qui s'y trouve renfermé, fe raréfie, & par-là fon reffort fe trouve affoibli; ce qui donne lieu à l'air extérieur de s'introduire dans la trachée-artére, & de s'infinuer dans toutes fes ramifications jufques dans les véficules, & cela d'autant plus aifément, que l'air intérieur dans cet état de raréfaction, oppofe moins de réfiftance à l'air extérieur. Ce que je viens de dire, donne lieu de penfer que la principale caufe de l'entrée de l'air extérieur dans les poumons, eft moins la compreffion qu'il reçoit de l'augmentation du volume de la poitrine, que la force de fon propre reffort qui l'emporte fur le reffort affoibli de l'air intérieur; enforte que l'on pourroit refpirer un air qui ne feroit point comprimé par l'augmentation du volume de la poitrine ; pour lors il fe feroit à l'égard de la poitrine, ce qui arriveroit à un foufflet qui n'auroit point d'ouverture dans fes panneaux ; fi, dans une chambre affez exactement clofe, pour que l'air qu'elle renferme, n'eût aucune communication avec l'air extérieur, on appliquoit l'extrêmité du tuyau de ce foufflet à un trou qui lui feroit proportionné, & qui répondroit hors de la chambre; car alors à mefure que l'on écarteroit les panneaux du foufflet, il fe rempliroit de l'air extérieur. On peut donc dire que de même que l'écartement des panneaux du foufflet n'eft point dans ce cas, la caufe de l'entrée de l'air dans fa cavité ; de même auſſi l'augmentation de la capacité de la poitrine n'eſt point la cauſe de l'entrée de l'air dans les poumons, mais ſeulement une condition néceſſaire pour que l'air y entre.

Dans l'expiration, la capacité de la poitrine diminuë par l'abaiſſement des côtes, & par l'élévation du diaphragme ; l'air ſort alors des poumons, tant par l'approche des parois de la poitrine , que par l'action des fibres élaſtiques qui entrent dans leur compoſition.

L'air qui eſt entré dans la trachée-artére s'inſinuë dans les bronches , & parvenu enfin dans les cellules, que j'ai dit compoſer les lobules des poumons, il agit ſur le ſang contenu dans les vaiſſeaux qui rampent ſur les parois de ces cellules , & par ſon action il le diviſe , en atténuant ſes parties groſſieres ; ce qu'il fait , ſoit par lui-même, ſoit par le moyen des particules fines , dont il eſt le véhicule. Mais outre cette diviſion des parties groſſiéres du ſang, M. *Helvétius* ajoute que l'air condenſe cette liqueur trop raréfiée, c'eſt-à-dire, rapproche ſes parties trop écartées les unes des autres ; de ſorte que le ſang occupe moins d'eſpace au ſortir des poumons, qu'il en occupoit avant que d'avoir reçu aucue impreſſion de l'air ; on ne doit donc pas s'étonner, dit cet ha-

bile Physicien, si les ramifications des veines pulmonaires sont moins nombreuses,
& ont moins de capacité, que celles des artéres pulmonaires, puisque le sang qui y
passe, ayant été condensé par l'air dans
l'inspiration, il n'occupe pas autant d'espace que s'il étoit raréfié. On peut expliquer sur le même principe, l'inégale capacité des artéres & des veines qui se distribuent généralement dans tout le corps,
en disant que les artéres ont moins de capacité, & sont en plus petit nombre que
les veines, parce que le sang s'y trouve
condensé, & que les veines au contraire
en ont plus, parce que le sang s'y trouve
raréfié. Les Physiciens qui sont d'une opinion contraire à celle de M. *Helvétius*, pensent que l'air ne peut entrer dans les poumons, sans diviser le sang, & sans l'agi-
ter; ainsi, sans avoir recours à sa condensa-
tion, ou à sa raréfaction, pour rendre raison de la circulation de cette liqueur dans
ses vaisseaux, quoique d'inégale capacité,
ils disent que le sang coule avec plus de
vîtesse dans les veines pulmonaires, que
dans les artéres pulmonaires; & qu'à l'é-
gard des autres artéres du corps, & des
veines qui leur répondent, le sang coule
avec plus de rapidité dans les artéres que
dans les veines, & que cet excès de vî-

tesse supplée à ce qui manque à leur capacité. Ils se fondent sur ce principe d'hy-
drostatique, que le dégré de vîtesse avec
lequel une liqueur coule dans certains vaisseaux, peut suppléer à la petitesse de leur
capacité. *

Mais outre ces usages de la respiration,
on doit ajouter, 1°· Que le sang se décharge par son moyen d'une certaine quantité de sérosité qui s'échappe par la trachée-artére dans l'expiration ; c'est ce
qu'on appelle vulgairement *Haleine*, &
que j'ai nommé transpiration pulmonaire. 2°· La respiration est nécessaire pour
faciliter le passage du sang à travers les
poumons : Elle est nécessaire aussi pour
l'expulsion des crachats & de la mucosité
qui s'amasse dans les sinus qui répondent
dans le nez, pour exciter la sensation des
odeurs, &c. Personne n'ignore que dans
les efforts où l'on a besoin de beaucoup de
force, on suspend la respiration; c'est même par cette suspension de la respiration,
en retenant autant d'air qu'il est possible
dans les poumons, & par l'extrême tension où se trouvent alors tous les organes
qui servent à la respiration, que l'on ex-

* Voyez là-dessus la réponse de M. Helvétius à M. Michelotti, imprimée à Paris chez
Barois, en 1728.

plique comment un homme qui étant couché sur une planche appuyée seulement par les deux bouts, & ayant sur la poitrine une enclume de six cens livres, souffre que l'on casse sur cette enclume une barre de fer à grands coups de marteau; comme on l'a vu il y a quelques années à Paris. Enfin, la respiration sert à la formation de la voix, & l'on regarde le larynx comme l'organe particulier où elle se forme.

La voix est un son que l'homme produit en rendant l'air dans l'expiration; & comme tout son suppose un tremblement, ou un fremissement subit des parties de l'air, excité par un corps à ressort; nous allons examiner ce qui se trouve dans le larynx, capable de modifier les parties de l'air d'une maniere à produire un son.

Le *larynx* est composé principalement de cinq cartilages élastiques, qui forment le commencement d'un conduit appellé trachée-artére, composé aussi de plusieurs cartilages; ce conduit va se perdre en se ramifiant dans les poumons, & c'est par son moyen que l'air entre dans les poumons, & qu'il en sort. L'orifice de ce conduit, appellé la *glotte*, a quelque chose de singulier; c'est une espece de fente oblongue, qui n'a guére plus d'une ligne

de largeur fur quatre ou cinq de longueur:
cette fente eſt capable de ſe reſſerrer ou
de ſe dilater plus ou moins, & elle ſe trouve bordée de deux bandes ligamenteuſes
aſſez fortes, qui ſont très-tenduës. Cela
poſé, l'on conçoit aiſément que pour former la voix, il eſt néceſſaire que l'air qui
revient par la trachée-artére, en paſſant
par la glotte, qui eſt fort étroite, eu égard
à la capacité de ce conduit, ébranle les
fibres élaſtiques des bandes ligamenteuſes
qui font les bords de la glotte, & que
les ébranlemens, ou les vibrations excitées
dans ces fibres en ſe communiquant à
l'air, produiſent un ſon qu'on nomme la
voix, dont les tons varient ſuivant que
la glotte ſe trouve plus ou moins rétrécie.
On ajoute que l'air reçoit encore une mo-
dification dans les ſinus du larynx, dont
les orifices qui ſont couverts de deux bandes ligamenteuſes fort tenduës, peuvent
auſſi ſe rétrécir plus ou moins.

Lorſque la voix ſimple, ou le cri, ſe
change en une voix articulée, cela dépend
des modifications que l'air, au ſortir de la
glotte, reçoit en paſſant par le goſier, &
par la bouche, & cela au moyen des organes
qui s'y rencontrent; tels que ſont la langue,
les dents, les lévres, &c. auſquelles modifications on doit ajouter celles que ce mê-

me air reçoit en parcourant les differentes anfractuofités du nez, & les finus qui
qui y communiquent, & avec cela il eft
néceffaire que les narines foient libres ;
car on obferve que fi l'on parle, ou que
l'on chante, ayant les narines fermées,
on rend une voix très-défagréable.

Il paroît donc par ce que je viens de
dire, que la voix ne fe forme dans le larynx que par les modifications que l'air au
fortir de la trachée-artére, y reçoit à l'occafion des changemens furvenus à la glotte, plus ou moins retrécie, foit qu'on
veuille crier, parler, ou chanter. *

CHAPITRE XIV.

De la Tête.

TOut le monde fçait que la Tête eft
la partie du corps humain la plus
élevée : elle renferme non feulement le
cerveau généralement pris, mais encore
les principaux organes des fens.

On divife la tête en deux parties, dont

* Voyez M. Dodart fur la Voix, dans les Mémoires de l'Académie Royale des Sciences, années 1700. 1707.

l'une est dite sa partie cheveluë, & l'autre la face. On distingue dans la premiere plusieurs régions, dont la supérieure est nommée *vertex*, ou le sommet de la tête, l'antérieure *sinciput*, la postérieure *occiput*, & les latérales les *tempes* : Elle est composée de deux sortes de parties, les unes contenantes, & les autres contenuës. Celles-ci font le cerveau, le cervelet, & la moëlle allongée, avec les vaisseaux qui s'y distribuent. Les parties contenantes font communes & propres : Les premieres font la peau & la graisse ; les propres font charnues, osseuses & membraneuses.

Les charnuës font les muscles frontaux & occipitaux, qui vont former une espéce de coëffe ou calote aponevrotique qui recouvre la plus grande étenduë du crâne ; on pourroit ajouter à ces muscles ceux que l'on nomme crotaphites. On comprend parmi les osseuses toutes les piéces du crâne, & parmi les membraneuses le péricrâne, auquel on ajoute la dure-mere & la pie-mere.

Le péricrâne est cette membrane qui revêt immédiatement la surface externe du crâne : elle n'est point différente de celle qu'on a nommée *périoste*, & qu'il a plû aux Anatomistes d'appeller ici *péri-*

crâne, eu égard au crâne qu'elle recouvre. On obferve qu'à l'endroit des mufcles crotaphites, cette membrane fe fépare en deux lames, dont l'une paffe par-deffus ces mufcles pour fe terminer à la partie fupérieure du zygoma , & l'autre paffe par-deffous , & touche immédiatement au crâne.

Le *péricrâne* fe trouve très-adhérent au crâne, principalement à l'endroit des futures, au travers defquelles cette membrane fournit des filets à la dure-mere, & fe termine pardevant au bord des orbites.

Le *péricrâne* reçoit un grand nombre de nerfs & de vaiffeaux fanguins. Les nerfs lui viennent de la portion dure de la feptiéme paire, & de la feconde paire cervicale. Les artéres font des ramifications de la carotide externe, & les veines fe déchargent dans les jugulaires.

ARTICLE PREMIER.

Du Cerveau en général.

ON donne en général le nom de *cerveau* à toute la maffe qui occupe entiérement la cavité du crâne, & qui eft enveloppée de deux membranes, appellées la dure-mere & la pie-mere. Cette

masse comprend le cerveau, le cervelet
& la moëlle allongée. Ces trois parties sont
jointes ensemble, & sont situées de maniere que le cerveau couvre le cervelet &
la moëlle allongée. Le volume de ces trois
parties n'est point le même, celui du cerveau étant beaucoup plus considérable,
que celui du cervelet & de la moëlle allongée.

La dure-mere est une membrane assez
épaisse, & d'un tissu fort serré, qui tapisse la surface interne du crâne, & s'y trouve très-exactement attachée, non seulement dans toute sa base, & aux endroits
qui répondent aux sutures, mais même
dans tout le reste de son étenduë. Il faut
observer que les attaches de cette membrane à la base du crâne, & aux endroits
des sutures, sont plus fermes que dans le
reste du crâne, & pricipalement aux enfans, où ces attaches se trouvent beaucoup
plus fortes que dans les adultes.

On considére à la dure-mere sa composition, ses prolongemens, ses replis, ses
vaisseaux & ses sinus.

La dure-mere est faite principalement
de deux lames, dont les fibres se croisent
obliquement ; ces lames sont distinguées
en interne & en externe.

Les prolongemens de la dure-mere

font formés par les deux lames de cette membrane ; on en remarque deux antérieurs, qui tapiſſent la face interne des orbites , à laquelle ils tiennent lieu de périoſte, & ſe continuant juſqu'aux bords de ces cavités, vont ſe confondre avec le péricrâne. Ces deux prolongemens ſortent du crâne de chaque côté par les trous optiques , & par les fentes ſphénoïdales. Le troiſiéme prolongement ſort du crâne par le grand trou de l'occipital, entre dans le canal des vertebres, & fournit une enveloppe particuliere , non ſeulement à la moelle qui s'y trouve renfermée, mais même à tous les nerfs qui en partent. Enfin la dure-mere forme autant de prolongemens particuliers, qu'il y a de cordons de nerfs qui ſortent du crâne & du canal de l'épine ; & ces prolongemens les accompagnent juſqu'à leurs principales diviſions.

Quant aux replis de la dure-mere , ils ne ſont faits que par la lame interne de cette membrane. On en peut compter juſqu'à cinq, parmi leſquels il s'en trouve deux conſidérables appellés la *faulx* & la *tente* du cervelet. La faulx embraſſe de toute part l'apophyſe *criſta-galli* ſe continue le long de la ſuture ſagittale, & parvenue environ à la partie moyenne de l'occipital, elle fe termine au milieu du fecond repli appellé la *tente* du cervelet; dans ce trajet, elle fe gliffe entre la partie droite & la partie gauche du cerveau, pour les foutenir alternativement l'une & l'autre, lorfque nous fommes couchés fur le côté droit ou fur le côté gauche de la tête.

Le fecond repli de la dure-mere, appellé la *tente* du cervelet, parce que le cervelet, qui eft caché deffous, fe trouve par fon moyen à l'abri de la compreffion du cerveau, eft attaché transvrfalement le long de la partie moyenne de l'occipital, & pardevant à l'angle poftérieur de l'apophyfe pierreufe, en s'avançant même jufqu'aux apophyfes clinoïdes poftérieures de l'os fphénoïde. Ce repli laiffe dans le milieu de fa partie antérieure, une échancrure affez confidérable pour le paffage de la moëlle allongée, qui va gagner le grand trou de l'occipital.

Le troifiéme repli eft attaché le long de l'épine de l'occipital, & il foutient les lobes du cervelet. Enfin, le quatriéme & le cinquiéme repli, qui font les plus petits, fe trouvent attachés aux apophyfes clinoïdes, tant antérieures que poftérieures du fphénoïde, pour augmenter la capacité de la felle à cheval, fur laquelle eſt logée une glande nommée *pituitaire*, & garantir cette glande de la compreſſion qu'elle eût pu recevoir de la part du cerveau.

Les vaiſſeaux de la dure-mere ſont ſes nerfs, ſes artéres, & ſes veines, auſquels vaiſſeaux on doit ajouter ſes ſinus. Les nerfs ſont en petit nombre ; car elle ne paroît recevoir que quelques filets de la cinquiéme paire, & quelques-uns de la huitiéme. Les artéres lui ſont fournies principalement par la carotide externe. La carotide interne & la vertébrale lui donnent auſſi quelques rameaux.

La carotide externe lui fournit de chaque côté une branche nommée artére de la dure-mere, qui entre dans le crâne par un trou de l'os ſphénoïde, appellé *petit rond*, ſe partage enſuite en pluſieurs rameaux qui rampent ſur la ſurface externe de la dure-mere, & ſe diſtribuent dans toute l'étenduë de cette membrane. Les autres branches que la dure-mere reçoit de la carotide, entrent dans le crâne par differens endroits ; les unes paſſent par les trous orbitaires internes, par les trous pariétaux, & d'autres par les maſtoïdiens, &c.

Toutes les ramifications des artéres qui ſe diſtribuent à la dure-mere, ſont accompagnées d'autant de veines ; il y a même pour l'ordinaire deux veines , pour une seule ramification d'artére. Les veines se déchargent dans les finus de la dure-mere, dans les veines jugulaires & dans les vertebrales , & la plûpart sortent du crâne par les mêmes ouvertures que les artéres font entrées.

On ne découvre les veines qu'avec peine, parce qu'elles font cachées en partie par les artéres qui rampent deffus.

A l'egard des finus de la dure-mere, ce font des cavités creufées dans l'épaiffeur de cette membrane ; les Anciens n'en ont reconnu que quatre ; fçavoir, un longitudinal, deux latéraux, & un quatriéme qu'ils ont appellé le droit.

Le finus longitudinal régne tout le long de la partie supérieure de la *faulx* ; il femble tirer fon origine du trou qui fe remarque immédiatement au - deffus de l'apophyfe *crifta-galli* , & fe continuant le long de l'épine du coronal, & de la future fagittale, va fe terminer à la partie moyenne de l'occipital où commencent les latéraux , dans lefquels il fe décharge. Les finus latéraux commencent à la fin du longitudinal , ils fe continuent à droit & à gauche dans les goutieres de

l'occipital,

l'occipital, & vont se terminer dans les veines jugulaires internes.

M. *Morgagni* a observé que le sinus longitudinal ne se décharge pas toujours dans les deux sinus latéraux en même tems, mais le plus souvent dans le sinus latéral droit.

Le quatriéme sinus a été appellé *torcu-lar-hérophili*. c'est le plus court des quatre sinus ; il regne le long de la jonction de la faulx avec le second repli, & va se rendre à la fin du sinus longitudinal.

Outre ces sinus, les modernes en ont découverts plusieurs autres, ausquels ils ont donné aussi divers noms, eu égard à leur différente situation. Le premier se remarque tout le long de la partie inférieure de la faulx, & on le nomme sinus longitudinal inférieur, il va se rendre dans le sinus droit.

Les autres sinus se remarquent principalement à la bâse du crâne ; les premiers, & en même tems les plus considérables, sont placés immédiatement aux côtés de la selle du sphénoïde, on les nomme réservoirs sphénoïdaux ou sinus caverneux, parce qu'on y découvre une substance spongieuse, ou caverneuse remplie de sang, à peu près comme celle de la ratte. On y trouve encore plusieurs nerfs ;

fçavoir, la troifiéme paire, la quatriéme, la cinquiéme & la fixiéme, & enfin le commencement de chaque nerf inter-coftal, avec le tronc de chaque artére carotide interne. Ces réfervoirs communiquent entr'eux par le moyen de deux finus, nommés finus circulaires de la foffe pituitaire, & que l'on a diftingués en fupérieur, & en inférieur.

Il y a encore trois autres paires de finus qui communiquent avec les réfervoirs fphénoïdaux ; fçavoir, les deux ophthalmiques, & ceux de l'apophyfe pierreufe. Les finus ophtalmiques communiquent auffi avec la veine angulaire.

Les finus de l'apophyfe pierreufe font deux de chaque côté, diftingués en fupérieur & en inférieur ; le premier regne le long de l'angle poftérieur & fupérieur de cette apophyfe, & fe termine dans le milieu des latéraux ; le fecond répond à cette efpece de goûtiere formée par la jonction de l'apophyfe pierreufe avec l'avance antérieure de l'occipital & le corps du fphénoïde, & va fe terminer à la fin des latéraux. Ces deux finus communiquent enfemble par un, & quelquefois par deux autres finus qui fe portent de l'un à l'autre tranfverfalement.

Il fe trouve encore un finus dans la

cloifon de la dure-mere qui fépare les lobes du cervelet : ce finus communique
dans fa partie fupérieure, par deux branches avec les latéraux ; & dans fa partie
inférieure, ce finus fe partage en quatre
branches, dont il y en a deux qui fe terminent à la fin des latéraux, & les deux
autres dans les veines vertebrales. La cavité de quelques-uns de ces finus fe trouve
traverfée par plufieurs filets affez forts, qui
s'attachent aux parois de ces finus.

On trouve dans plufieurs fujets, principalement dans ceux qui font morts de
maladie, tout le long des trois premiers
finus, & fur-tout du longitudinal fupérieur, plufieurs grains qui paroiffent glanduleux, & que *Pacchioni* a pris pour des
glandes conglobées ; ils font fitués dans
l'épaiffeur des parois des finus, & s'a-
vancent quelquefois jufques dans leur
cavité.

Il faut remarquer que la direction des
veines qui s'ouvrent dans les finus, n'eft
point la même ; leur plus grand nombre
s'ouvre de derriere en devant, & on en
voit quelques-unes qui s'ouvrent de devant en arriere.

On a crû que quelques rameaux des artéres de la dure-mere, alloient fe rendre
immédiatement dans ces finus ; mais les

Anatomiſtes modernes ont reconnu la fauſ-
ſeté de cette opinion.

Les ſinus ſe déchargent du ſang qu'ils
contiennent non ſeulement dans les veines jugulaires internes, mais même dans
les externes, auſſi bien que dans les veines
vertebrales & dans les ſinus de la moëlle
de l'épine appellés *vertebraux* ; pour le
comprendre, il n'y a qu'à faire attention :
1°. Que les ſinus latéraux avec leſquels
tous les autres communiquent, ſe déchargent immédiatement dans les jugulaires
internes. 2°. Que la plûpart des veines
extérieures de la tête, qui ſe déchargent
dans les jugulaires externes, communiquent avec ces ſinus ; telles ſont les veines angulaires, celles qui ont paſſé par
les trous pariétaux & les maſtoïdiens, de
même que les veines vertebrales qui paſſent par les trous condyloïdiens poſté-
rieurs & enfin les ſinus vertebraux qui
paſſent par le grand trou occipital.

La *pie-mere* eſt une membrane très-fine & très-déliée, & néanmoins d'un tiſſu
aſſez ſerré, qui enveloppe immédiatement
le cerveau, le cervelet, & la moëlle allongée, auſſi bien que celle qui eſt renfermée dans le canal de l'épine, & fournit en
même tems une gaine particuliere à tous
les filets qui compoſent chaque nerf ; elle

eft parfemée d'un très-grand nombre de vaiffeaux fanguins qui attachent fi étroitement cette membrane à la fubftance du cerveau, du cervelet, & de la moëlle allongée, qu'il eft difficile de l'en féparer dans un état fain.

La *pie-mere* eft compofée de deux lames, entre lefquelles rampent les vaiffeaux dont elle fe trouve parfemée. La lame interne de la *pie-mere* forme un grand nombre de replis, qui s'infinuent dans tous les fillons qui fe remarquent fur la furface du cerveau, & du cervelet.

Les artéres & les veines de cette membrane font les mêmes que celles qui fe diftribuent au cerveau, au cervelet & à la moëlle allongée ; on n'a point découvert encore des nerfs à cette membrane, & elle n'eft jointe à la dure-mere que par les veines qui vont fe décharger dans les finus.

Plufieurs Auteurs célébres admettent une troifiéme membrane au cerveau, qu'ils difent être fituée entre la *dure* & la *pie-mere* ; ils la nomment à raifon de fon peu d'épaiffeur *arachnoïde* ; mais on a reconnu que cette membrane n'étoit que la lame extérieure de la pie-mere, féparée de l'interne, elle ne fe découvre pour l'ordinaire que fur la moëlle allongée, & fur celle de l'épine. M iij

Il y a quatre artéres confidérables qui se diftribuent au cerveau généralement pris, dont il y en a deux antérieures appellées *carotides*, & deux poftérieures qui font connuës fous le nom d'*artéres vertebrales* ; celles-ci entrent dans le crâne par le grand trou de l'occipital, & les premieres y entrent féparément par un conduit oblique, creufé dans chaque os temporal. Ces vaiffeaux communiquent enfemble dans le crâne, & avant que d'y entrer, ils fe contournent différemment, comme je le marquerai dans l'Angiologie, en les décrivant.

ARTICLE II.

Du Cerveau en particulier.

LE cerveau confideré par fa partie fupérieure repréfente affez bien un corps rond ou fphérique, d'où vient que l'on a nommé les deux parties qui le féparent fuivant fa longueur, les *hemifphéres* du cerveau, quoiqu'à la rigueur ce ne foit qu'un quart de fphére que chacune de ces parties repréfente. La portion inférieure ou la bâfe du cerveau fe trouve comme partagée en fix lobes, diftingués en antérieurs, en moyens & en poftérieurs.

On diftingue dans le cerveau deux fubftances, l'une externe, & l'autre interne: la premiere a été nommée cendrée ou *corticale*; & la feconde, fubftance blanche ou *médullaire*. Le plus grand nombre des Anatomiftes regardent aujourd'hui lafub-ftance corticale comme l'organe fécrétoi-re d'un fluide fpiritueux, nommé *efprit animal*, & la fubftance médullaire, com-me un affemblage de tuyaux très-fins qui reçoivent ce fluide, à mefure qu'il eft féparé par la fubftance *corticale*.

On remarque fur la furface de la fubftan-ce *corticale* plufieurs fillons, dont les di-rections irrégulieres imitent affez bien les circonvolutions des inteftins gréles; ce font ces différens fillons que l'on nomme les *anfractuofités* du cerveau. Outre ces fillons, on remarque de chaque côté une fciffure affez confidérable qui fépare les lobes antérieurs du cerveau d'avec les lobes moyens, on la nomme la grande fciffure de *Sylvius*.

En écartant un peu les deux hémifphé-res du cerveau, on voit paroître un corps blanc, qui n'eft que la fubftance médullai-re, que l'on nomme dans cet endroit *corps calleux*, eu égard à fa confiftance qui eft un peu plus ferme que dans le refte du cerveau. Il paroît compofé de plufieurs filets qui s'étendent tranfverfalement d'un hémifphére à l'autre ; & on voit regner le long de fon milieu une efpece de future formée de deux petits cordons blancs : enfin le corps calleux fe continuë avec le centre ovale ; c'eft ainfi qu'on a nommé cette portion de la fubftance médullaire qui fe montre après avoir coupé horifontalement toute l'étenduë des deux hémifphéres au niveau à peu près du corps. calleux, laquelle fubftance compofe le deffus, pour ne pas dire la plus grande étenduë des parois des ventricules fupérieurs du cerveau.

Les ventricules communément appellés fupérieurs, font deux cavités creufées dans la fubftance du cerveau ; on les a diftingués, eu égard à leur fituation, en droit & en gauche, & ils occupent pour l'ordinaire toute l'étenduë des hémifphéres du cerveau : ces ventricules repréfentent, chacun en particulier, une efpece de fer à cheval, dont les cornes font tournées vers la partie antérieure du crâne ; on découvre dans la partie poftérieure de chacun des ventricules, l'embouchure d'un conduit aveugle, qui a environ un pouce de longueur.

Ces ventricules font féparés l'un de l'autre par une cloifon affez mince, & tranfparente, appellée *feptum lucidum* ;

elle se trouve attachée par en haut tout le long du corps calleux , & par en bas au pilier antérieur de la voûte à trois piliers : cette cloison est faite de deux lames fort minces, qui laissent entr'elles une cavité qui n'a aucune communication avec les ventricules, elle se trouve le plus souvent remplie de sérosité.

Le corps calleux étant enlevé , on découvre la voûte à trois piliers nommée *fornix* , & une portion du plexus choroïde : des trois piliers il y en a deux postérieurs & un antérieur ; celui-ci est placé au milieu des ventricules , au-dessous du corps calleux ; le commencement de ce pilier se trouve comme soutenu par deux cordons blancs appellés les racine de la voûte , entre lesquelles il se remarque un troisième cordon qui se porte transversalement de l'une à l'autre ; les piliers postérieurs ne font que le partage du pilier antérieur , ils recouvrent les couches des nerfs optiques , & se terminent dans la partie postérieure de ces éminences.

La voûte ne se trouve attachée aux parties voisines que par les extrêmités de ses piliers , & par la portion supérieure de son pilier antérieur. Toute sa surface inférieure est seulement couchée sur les parties voisines , ensorte que les sérosités contenues dans le ventricule droit ou dans le gauche, peuvent passer de l'un à l'autre ventricule en se glissant sous le pilier antérieur.

Le plexus choroïde est un tissu d'un très-grand nombre d'artéres & de veines qui se distribuent sur une membrane fort mince, sur laquelle se voyent quelquefois plusieurs grains glanduleux qui fournissent la sérosité qui moüille l'intérieur de ces ventricules. Les veines du plexus choroïde vont se décharger dans le sinus droit.

Le plexus choroïde étant enlevé, on apperçoit dans les ventricules plusieurs éminences & cavités : les premieres éminences, & en même tems les plus considérables, du moins par leur volume, sont nommées les corps canelés, & les couches des nerfs optiques.

La substance extérieure des corps canelés est grisâtre, & l'intérieure se trouve divisée en plusieurs rayes blanches, entre lesquelles la partie cendrée s'insinuë ; c'est à raison de ces rayes blanches qu'on a nommé ces éminences corps canelés, *corpora striata*, par le rapport que ces rayes ont avec les caneleures qui sont creusées sur la plûpart des colonnes.

Les éminences nommées les couches

des nerfs optiques ont une figure presque ovale, leur substance extérieure est blanche, & l'intérieure grisâtre ; elles sont jointes l'une à l'autre dans toute leur longueur par leur portion latérale & supérieure, & sont séparées dans le reste de leur étenduë ; l'espace en forme de canal qu'elles laissent entr'elles, est nommé le troisiéme ventricule. Il s'éleve sur la surface des couches des nerfs optiques, une petite éminence de figure ovale, & dont la substance est la même que celle des couches des nerfs optiques.

On remarque derriere les couches des nerfs optiques, deux autres paires d'éminences, qu'on a nommées *nates* & *testes* ; les *nates* sont les plus antérieures, ce sont deux corps arrondis qui sont arrosés de plusieurs vaisseaux sanguins. Les éminences appellées *testes* sont placées derriere les premieres.

On trouve entre les couches des nerfs optiques & les *nates*, une glande nommée *pinéale* ; elle est attachée pardevant au moyen d'un petit cordon transversal, qui passe d'une couche des nerfs optiques à l'autre.

L'entrée du troisiéme ventricule forme uné espéce de fente ovale que l'on a nommée vulva, mais que l'on appelle aujourd'hui avec plus de raifon, ouvertu-re commune antérieure, parce qu'elle communique avec les deux premiers ven-tricules ; & vers la partie poftérieure fe découvre uue feconde ouverture com-munément appellée anus. C'eft l'orifice d'un conduit connu fous le nom d'aqueduc de *Sylvius*, qui répond dans un quatriéme ventricule placé fous le cervelet, & dont il reçoit les férofités furabondantes, pour les transmettre dans le troifieme, qui s'en décharge enfuite, de même que de celles qu'il a reçu des deux premiers ventricu-les, dans une glande nommée *pituitaire*, placée dans une foffe du fphénoïde qui porte fon nom, & celui de felle-à-cheval. Cette décharge fe fait au moyen d'un conduit nommé, eu égard à fa figure, l'entonnoir, & en latin *infundibulum*; qui s'abouche par fon pavillon, ou fa portion la plus large, avec la partie antérieure & inférieure du troifiéme ventricule, & fe termine par fon extrêmité oppofée à la glande pituitaire, que quelques-uns ont nommé *abforbante*, par rapport à fon ufa-ge ; laquelle transmet fes férofités fura-bondantes dans les veines jugulaires inter-nes, au moyen des réfervoirs fphénoïdaux placés dans fon voifinage, & des finus de la bafe du crâne.

ARTICLE III.

Du Cervelet.

LE Cervelet est situé au-dessous des lobes postérieurs du cerveau, dont il est séparé par la cloison appellée la *tente* du cervelet. Sa figure est presque ronde, se trouvant un peu applati en-dessus, & il est partagé dans sa partie postérieure en deux lobes.

Le cervelet est composé de même que le cerveau, de deux substances; une cendrée ou corticale, & l'autre blanche ou médullaire.

Les sillons qui se remarquent sur sa surface externe, & qui sont même assez profonds, ne sont point anfractueux comme au cerveau, mais paralleles les uns aux autres, & se continuent d'un côté à l'autre du cervelet, de maniere qu'il se trouve exterieurement partagé en plusieurs lames appliquées les unes contre les autres, à peu près comme les feuillets d'un éventail.

On remarque dans la partie antérieure de même que dans la postérieure du cervelet, deux éminences qu'on a nommées *vermiculaires*, eu égard à leur figure, &

qu'on a diſtinguées en antérieure & en poſtérieure par rapport à leur ſituation.

La pie-mere fait à l'égard des lames du cervelet, ce qu'elle a fait au cerveau à l'égard de ſes anfractuoſités.

Le cervelet étant ouvert ſuivant ſa longueur, on obſerve que ſa ſubſtance blanche repréſente de chaque côté une eſpéce d'arbre, nommé de quelques-uns l'arbre de vie. Le tronc de cet arbre, communément appellé le *péduncule* du cervelet, ſemble produire trois paires d'éminences par le dévelopement de ſes fibres, ſçavoir une antérieure, qui va s'unir aux éminences appellées *teſtes*, une moyenne qui va à l'éminence annulaire, & une poſtérieure qui va à la moëlle de l'épine.

On découvre auſſi à l'ouverture du cervelet, le quatriéme ventricule, dont la fin eſt appellée *calamus ſcriptorius.* Cette cavité eſt couverte pardevant d'une expanſion moëlleuſe, connuë ſous le nom de *valvule* de *M. Vieuſſens*; au-deſſous de laquelle ſe voit l'orifice poſtérieur de l'aqueduc de *Sylvius.*

Article IV.

De la Moëlle allongée.

LA troifiéme partie du cerveau généralement pris, eft la moëlle allongée;
elle eft fituée au-deffous du cerveau & du
cervelet , avec lefquels elle communique par quatre gros paquets de fibres
blanches, qui femblent être la réunion de
toutes celles qui entrent dans leur compofition.

On confidére le long de la partie inférieure de la moëlle allongée , cinq éminences ; & outre cela , l'origine des dix
paires de nerfs. La plus confidérable de
ces éminences fe nomme annulaire , &
par quelques-uns *pont de varole* ; la feconde & troifiéme font appellées *pyramidales* , & les dernieres *olivaires*. On voit
auffi au-devant de l'éminence annulaire
deux petits corps blancs arrondis , & une
portion de l'entonnoir , qui va fe terminer, comme j'ai dit ci-devant, à la glande pituitaire ; & immédiatement après
ces éminences la moëlle allongée femble
comme fe partager en deux portions latérales, au moyen de deux rainures affez profondes qui s'y remarquent , & dont l'u-

ne eſt dans la partie antérieure ou inférieure de la moëlle allongée, & l'autre
dans ſa partie poſtérieure ou ſupérieure :
Si l'on écarte doucement les côtés de ces
rainures ou fentes, on découvre un en-
trelaſſement croiſé de pluſieurs petites
cordes médullaires qui paſſent obliquement d'un côté à l'autre. C'eſt une découverte de M. *Petit*, Docteur en Médecine & de l'Académie Royale de Sciences,
au moyen de laquelle on explique pourquoi la paralyſie qui arrive à l'occaſion de
quelque affection du cerveau, attaque les
membres du corps, ſitués au côté oppoſé à la portion du cerveau qui eſt affec-
tée.

La glande pituitaire ſe montre ſous
la forme d'un petit corps, dont la figure
& le volume approchent aſſez d'une féve
d'aricot : ſa ſubſtance eſt ſpongieuſe, &
ſa ſituation eſt ſur la ſelle du ſphénoïde
entre les deux lames de la dure-mere, la
lame externe formant une loge à cette
glande, & l'interne la recouvrant par en
haut : celle-ci eſt percée vis-à-vis le milieu de cette glande d'un petit trou pour le
paſſage de l'entonnoir ; il ſe trouve auſſi
une petite ouverture à la membrane propre de cette glande, qui a le même uſage.
C'eſt par ce conduit que cette glande re-

çoit continuellement les férofités qui ont été fournies dans les ventricules par le plexus choroïde, & elle s'en décharge enfuite dans les réfervoirs fphénoïdaux, où fe mêlant avec le fang qui s'y trouve, elles font reprifes par les finus qui y répondent, qui les conduifent dans les veines jugulaires internes.

C'eft principalement fur la moëlle allongée que fe découvre la membrane *arachnoïde*, qui n'a point de vaiffeaux fanguins, & qui femble n'être que la lame externe de la pie-mere.

La moëlle allongée, & celle qui eft renfermée dans le canal de l'épine, donnent origine à plufieurs nerfs, qu'on a diftingués par paires ; on en compte dix pour la moëlle allongée, & trente pour la moëlle de l'épine.

La premiere paire des nerfs de la moëlle allongée, eft celle des *olfaƈtifs* qui naiffent de la partie antérieure & inférieure des corps cannelés, & vont fe diftribuer fur la membrane intérieure du nez, en paffant par les trous de la lame cribleufe de l'os ethmoïde.

La feconde eft celle des *optiques*, qui paroiffent tirer leur naiffance des éminences nommées couches des nerfs *optiques*, & vont fe perdre dans l'œil, en paffant par

les trous optiques, & forment par leur
épanoüissement la membrane nommée
rétine.

La troisiéme est celle des *Môteurs des
yeux* qui naissent de la partie antérieure de
l'éminence annulaire ; & vont se perdre
aux muscles de l'œil & de la paupiere.

La quatriéme est celle des *pathétiques,*
qui naissent derriere les éminences nommées *têtes,* & vont se perdre au muscle
de l'œil appellé *grand oblique.*

Ces deux paires, de même que la branche de la cinquiéme, que je nommerai
ophtalmique, sortent du crâne par les
fentes sphénoïdales.

La cinquiéme paire vient antérieurement de la moëlle allongée, & va se distribuer à l'œil, à la mâchoire supérieure &
à l'inférieure, en se partageant en trois
branches nommées ophtalmique, maxillaire supérieure, & maxillaire inférieure.

La sixiéme paire sort postérieurement
de l'éminence annulaire, & va se perdre
au muscle de l'œil nommé *abducteur,* en
passant par la fente sphénoïdale.

La septiéme, communément appellée
auditive, vient des parties latérales de
l'éminence annulaire ; elle a deux portions, une molle qui se perd dans l'intérieur de l'oreille, & une dure qui se distri-

buë à l'extérieur de l'oreille & à la face.

La huitiéme, nommée la *vague*, vient des éminences olivaires ; elle fe diftribuë à l'œfophage, à la *trachée-artére*, aux poumons, au ventricule, &c. Elle fort par les trous déchirés poftérieurs.

La neuviéme naît entre les éminences pyramidales & les olivaires, & va fe diftribuer principalement à la langue.

La dixiéme naît derriere les éminences olivaires, & fe perd aux petits mufcles droits extenfeurs de la tête.

On voit auffi fur la moëlle allongée la communication des artéres carotides avec les vertebrales, & leurs différentes ramifications, tant fur le cerveau que fur le cervelet, & la moëlle allongée.

La moëlle de l'épine qui n'eft que la continuation de la moëlle allongée, paroît auffi compofée de deux fubftances ; l'extérieure eft blanche, & l'intérieure eft cendrée. Elle eft couverte de quatre tuniques. La premiere qui eft fort épaiffe, fe trouve collée à la face interne du canal des vertebres. La feconde eft une continuation de la dure-mere; il fe rencontre entre ces deux tuniques une fubftance graiffeufe. La troifiéme tunique eft nommée *arachnoïde*; & la quatriéme eft la pie-mere, qui recouvre immédiatement la fubftance de la moëlle de l'épine.

On obferve le long de la partie antérieure & poftérieure de la moëlle de l'é-
pine, une fente qui ne pénétre que jufqu'à fa portion cendrée, & dans laquelle
fente s'infinuë la pie-mere.

La moëlle n'a pas la même groffeur
dans toute fon étenduë, fon volume paroît
plus confidérable au bas du col & au bas
du dos ; & on obferve qu'elle ne defcend
pas plus bas que la feconde vertebre des
lombes, auquel endroit elle fe termine en
formant une efpéce de cône , de la circonférence duquel naiffent les nerfs qui
vont aux parties inférieures.

Les nerfs qui font fournis par la moelle de l'épine, naiffent par deux plans de
fibres, dont l'un eft antérieur & l'autre poftérieur ; ces deux plans s'uniffent
dans l'endroit où ils percent la dure-mere,
& où commence le cordon nerveux. Ces
nerfs font diftingués en paires , dont on
compte jufqu'à trente ; les fept premieres
ou les fupérieures font nommées *cervica-*
les , les douze fuivantes font appellées
dorfales , les cinq fuivantes *lombaires*, &
les fix dernieres *facrées*. A ces trente paires
on doit ajoûter les deux nerfs appellés les
acceffoires de la huitiéme paire , *Socii*
octavi paris.

La moëlle de l'épine reçoit ſes arté-res des vertebrales, des intercoſtales, & des lombaires. Les différentes branches fournies par ces artéres, forment deux troncs principaux que l'on nomme *arté-res ſpinales*, qui s'étendent le long de la moëlle de l'épine, l'une étant ſituée par devant, & l'autre par derriere. Ses vei-nes vont ſe rendre dans les ſinus vertebraux qui regnent tout le long de la moëlle, étant placés latéralement entre la dure-mere & la membrane ligamenteuſe qui couvre immédiatement le canal. Ces ſi-nus ne ſont, à proprement parler, que deux troncs de veines qui communiquent avec les vertebrales, les intercoſtales, & les lombaires.

ARTICLE V.

De l'uſage du Cerveau.

Uoiqu'il ſoit vrai de dire que l'on n'a rien de certain ſur l'uſage des diffé-rentes parties qui compoſent le cerveau, on doit convenir néanmoins que cet orga-ne a tant de part aux fonctions de tous les autres organes du corps, qu'on l'a nommé avec raiſon l'organe des orga-nes, ou le premier mobile de toute l'œco-

nonrie animale. On ne doit donc point
s'étonner si l'Auteur de la nature a pris
tant de soin pour le mettre à l'abri des
impressions nuisibles des corps extérieurs;
en effet, outre qu'il est renfermé dans une
boëte osseuse dont la structure particuliere
le défend contre ces impressions, il se trouve encore recouvert de deux membranes.
La premiere, qui est la dure-mere, ne garantit pas seulement le cerveau de la dureté
& des inégalités du crâne, elle est encore d'un grand usage par les cloisons qu'elle
forme; car par l'antérieure elle empêche,
comme j'ai dit, qu'un des hémisphéres
du cerveau, ne pese sur l'autre, lorsqu'on
a la tête panché d'un côté ; & la postérieure garantit le cervelet du poids des
lobes postérieurs du cerveau. A l'égard
des sinus qui se remarquent dans l'épaisseur de cette membrane, leur usage ne se
borne point à rendre la circulation du
sang plus libre dans la tête, ils empêchent
encore, par leurs contours différents,que
cette liqueur ne revienne au cœur avec
trop de rapidité. Je ne dis rien des mouvemens attribués à la dure-mere par des
Auteurs célébres , parce qu'étant aussi
étroitement attachée qu'elle l'est au crâne , il ne paroît pas qu'elle puisse se mouvoir, sans compter qu'on ne lui découvre

aucune fibre charnuë, ni même des artéres en assez grand nombre pour lui
communiquer ces prétendus mouvemens.
Il est vrai qu'étant mise à découvert, on
la voit s'élever & s'abaisser ; mais ces
mouvemens ne lui appartiennent nullement, car elle ne fait alors que suivre les
mouvemens de diastole, & de systole du
cerveau, qui lui sont communiqués par
le grand nombre d'artéres qui s'y distribuent.

Quant à la pie-mere, il semble que le
grand nombre des cloisons qu'elle forme,
est nécessaire pour servir d'appui aux
vaisseaux sanguins qui pénétrent la substance molle du cerveau, & qui s'y distribuent en quantité, principalement à
sa substance cendrée, que j'ai dit être regardée de plusieurs célébres Anatomistes
comme l'organe sécretoire de l'esprit
animal, qui passe ensuite dans sa substance blanche ou médullaire, formée de
l'union des canaux excréteurs des glandes de la substance cendrée, pour se distribuer enfin par les nerfs, dans toutes
les parties du corps.

On demande si les fibres médullaires
qui partent des glandes de la substance
cendrée du cerveau, se continuent dis-
tinctes, & sans que leur cavité communi-

que avec les fibres voisines dans le chemin qu'elles font depuis leur origine, jusqu'à l'endroit où les nerfs commencent? Ou bien si ces fibres communiquent entre elles, en formant dans leur chemin un réservoir commun, en maniere de corps spongieux, où elles se terminent pour y décharger les esprits qu'elles ont reçu des glandes, & duquel réservoir commun, nommé par quelques-uns *Emporium*, partent ensuite les filets qui vont composer les nerfs, desorte que dans cette idée l'esprit animal qui vient du côté droit du cerveau, communique avec celui qui vient du côté gauche. La délicatesse des fibres qui composent la substance médullaire du cerveau, ne permettant point de les suivre dans leur route, on est obligé d'avoir recours à quelque expérience qui puisse favoriser l'une ou l'autre de ces opinions. En voici deux qui paroissent favorables à l'opinion de ceux qui admettent un réservoir commun pour les esprits animaux.

La premiere de ces expériences a été faite sur un chien, en lui emportant une portion considérable de la substance cendrée du cerveau; & malgré cela il a conservé le mouvement dans toutes les parties de son corps. La seconde expérience est fon-

dée

dée sur des cas arrivés à des personnes blessées à la tête, ausquelles une partie du cerveau a été emportée, sans qu'elles ayent été attaquées de paralysie dans aucune partie de leur corps.

On ne peut guéres, ce semble, expliquer ce phénomene, sans admettre un réservoir commun ; car dans l'extirpation qui a été faite de cette portion considérable du cerveau, un très-grand nombre de glandes ayant été détruites, tous les filets nerveux qui en partent, doivent manquer d'esprits, & en priver par conséquent les parties où ces filets nerveux vont se rendre : ce qui doit nécessairement produire dans les mêmes parties une perte de mouvement. Mais de ce que le mouvement s'est conservé dans toutes les parties du corps, on en peut raisonnablement conclure que les esprits qui n'ont pas cessé de couler dans toutes les parties, ne pouvant venir des glandes qui ont été emportées, ont dû tirer leur source d'un réservoir commun ; à moins qu'on ne voulût dire, qu'une même partie du corps recevant ses fibres nerveuses, de différents endroits du cerveau, elle peut conserver son action, quoique quelques-unes de ces fibres cessent de lui fornir les esprits, les autres pouvant suppléer à leur défaut ; mais en répond que chacune des fibres charnuës qui composent le corps d'un muscle, recevant séparement son filet nerveux , tout le muscle ne sçauroit conserver son action , cette action devant nécessairement se perdre dans les fibres charnuës qui répondent aux glandes emportées.

Les partisans de cette opinion , disent que ce réservoir , & les nerfs sont toujours remplis d'esprits animaux, & qu'il en coule sans cesse dans toutes les parties , puisqu'il s'en sépare toujours de nouveaux , qui remplacent ceux que le réservoir & les nerfs fournissent : ainsi cet écoulement ne finit jamais pendant le cours de la vie , c'est une source qui ne tarit point , mais qui fournit inégalement, suivant la disposition du sang & des organes : & quoique les esprits animaux coulent continuellement dans nos organes, parce qu'ils sont poussés par ceux qui se filtrent dans les glandes , la moindre cause suffit pour interrompre leur cours , & les repousser vers le cerveau, la force qui les oblige à descendre étant très-foible , par conséquent facile à être surmontée par les impressions que les objets font sur nos organes ; mais à mesure que les esprits animaux sont repoussés vers le cerveau, ils en ébranlent les fibres par une nécessité

méchanique, & excitent en nous les senti-
mens de douleur & de plaisir, & toutes
les idées qui s'impriment à notre ame,
par la présence des objets, parce qu'il paroît que le principe de nos sensations &
de nos perceptions dépend de l'ébranlement de ces fibres.

DES SENSATIONS.

Comme c'est par le moyen des nerfs
que les impressions des objets sont trans-
mises jusqu'au siége de l'ame, il est bon
d'observer que les nerfs peuvent être
ébranlés, ou dans leur origine, c'est-à-
dire, dans leur commencement, ou dans
leur extrémité, ou enfin dans la portion
comprise entre leur commencement &
leur extrêmité. Si les nerfs sont ébranlés dans leur origine par le mouvement
des esprits animaux, l'impression qui en
revient à l'ame, s'appelle *Image* ou *Idée.*
Si l'ébranlement se fait dans leur portion
moyenne, ou dans leur extrêmité, &
qu'il se communique jusqu'au cerveau,
alors l'impression que l'ame en reçoit
se nomme sentiment ou sensation. Ce
sentiment sera ou fâcheux ou agréable,
selon que les ébranlemens que les nerfs
recevront de la part des objets, seront

ou légers, ou violens ; car il y a lieu de préfumer que l'ébranlement qui caufe la douleur, ne différe que du plus ou du moins de celui qui caufe le chatoüillement.

Il eſt à remarquer qu'il y a des organes qui reçoivent l'impreſſion de certains objets, à l'occaſion de laquelle l'ame a une ſenſation particuliere, tandis que les autres organes, quoiqu'expoſés à l'impreſſion de ces mêmes objets, n'en font point ébranlés. Ces organes qui font ébranlés par ces objets particuliers, fe nomment organes des fens, on en fixe le nombre à celui de cinq ; fçavoir, la peau, le nez, la langue, l'œil & l'oreille. En effet, il n'y a que la peau qui foit capable de caufer en nous le fentiment des qualités tactiles d'un corps, je veux dire, qui nous faſſe appercevoir diftinctement fi les corps que nous touchons, ont une furface égale ou raboteufe, &c.

Le nez eſt le feul organe par lequel nous puiſſions avoir la fenfation des odeurs ; la langue & le palais, celle des faveurs ; l'œil celle de la lumiere & des couleurs ; & l'oreille celle du fon.

De ces organes, il s'en trouve où il eſt néceſſaire que l'objet qui doit exciter la fenfation, foit immédiatement appliqué à l'organe ; il en eſt d'autres qui ne laissent pas d'être ébranlés , quoique l'objet qui doit exciter la sensation , soit éloigné de l'organe. Pour sentir, par exemple, par le moyen du toucher, les égalités ou les inégalités d'un corps , il faut que l'objet soit appliqué à la peau même, on doit dire la même chose des saveurs, par rapport à la langue & au palais: Mais pour voir les objets lumineux & colorés, & entendre les sons, l'ébranlement nécessaire pour exciter ces sensations, ne se peut faire sans le secours de quelque substance intermédiaire , comme de l'air , &c. qui se trouve entre l'organe & l'objet.

Lorsqu'en conséquence d'une impression faite sur quelque organe du corps, une sensation est excitée dans notre ame, il y a quatre choses que l'on a coutume de confondre, & qu'il est cependant important de distinguer. 1°· L'action de l'objet auquel on raporte la sensation ; par exemple, la piquûre de la peau par une épingle, &c. 2°· L'ébranlement que les fibres nerveuses ont reçû de la part de cet objet. 3°· La perception qui revient à l'ame de cet ébranlement, en un mot la sensation. 4°· Le jugement qu'on peut nommer naturel, par lequel l'ame attribuë cette sensation à la partie piquée ; quoiqu'il soit certain que cette sensation n'est que dans l'ame.

ARTICLE VI.

De l'Organe du Toucher.

LA Face est le siége des principaux organes des sens. Celui du toucher est le plus étendu de tous, puisque la peau est l'organe de cette sensation. On doit distinguer deux sortes de touchers ; l'un , que l'on appelle le toucher *universel*, parce que son organe se trouve dans toutes les parties où les nerfs se distribuent, & que c'est par son moyen que les autres sens reçoivent leur impression : On le nomme pour l'ordinaire l'*attouchement*. Le second s'appelle le toucher *particulier*, parce que son organe se borne aux mammelons de la peau : On le nomme encore le *tact*.

Le toucher *universel* ne nous donne qu'une idée vague des qualités tactiles des corps , ne nous faisant distinguer que leur volume, leur chaleur, leur froideur, &c.

Le toucher *particulier* nous fait appercevoir les différentes qualités tactiles des corps, comme leur figure, leur inégalité, leur poli, &c. & cela plus ou moins distinctement selon que les mammelons de la peau sont plus ou moins disposés à être ébranlés.

Mais quoiqu'il soit vrai de dire que les mammelons de la peau sont l'organe imdiat du toucher particulier ; cependant, comme ce toucher s'excite principalement par les ébranlemens que reçoivent les mammelons de la partie de la peau qui couvre le bout des doigts, il est à croire que c'est principalement des ébranlemens de ces mammelons , que dépend cette sensation. On peut voir ce que j'ai dit de la peau, en parlant des tégumens.

ARTICLE VII.

De l'Organe du Goût.

LA langue est regardée comme l'organe principal de la sensation du gout. On sçait que c'est un corps charnu capable d'une infinité de mouvemens , situé dans la cavité de la bouche, dans l'intervalle des dents qui bordent la mâchoire inférieure , en s'étendant encore plus loin en arriere , où cet organe se trouve plus épais & plus large ; d'où vient qu'on a nommé sa partie postérieure sa base, qui est étroitement attachée à l'os hyoïde , & qui l'est aussi au larynx , & au pharynx. La langue se trouve attachée pardevant le long de sa partie inférieure , par un ligament membraneux, appellé le frein , qui

n'eſt que la continuation de la membrane
qui couvre l'intérieur de la bouche & la
langue ; enfin , la langue eſt attachée à
la mâchoire inférieure , à l'os hyoïde , &
aux apophyſes ſtyloïdes des os tempo-
raux au moyen de ſes muſcles qui ſont
décrits dans la Myologie.

La face ſupérieure de la langue ſe
trouve un peu convéxe & applatie ; elle
eſt partagée également , ſuivant ſa longueur en deux parties latérales par une ligne un peu enfoncée, qu'on a nommée la
ligne médiane.

La membrane qui recouvre la langue,
ſe trouve parſemée le long de ſa face ſupérieure de pluſieurs éminences que l'on
nomme les mammelons de la langue , &
que l'on regarde aſſez communément
comme l'extrêmité des nerfs qui ſe diſtribuent à cette partie , quoiqu'il y en ait
qui paroiſſent plûtôt glanduleux, que nerveux ; tels ſont ceux qui ſe remarquent à
la baſe de la langue , & qui ſont les plus
conſidérables par leur volume : ils ont la
figure de petits champignons , ayant une
tête ſur un pédicule très-court, & ſe trouvent comme nichés dans les foſſettes ſu-
perficielles. Les ſeconds ſont plus petits :
ce ſont pluſieurs éminences orbiculaires,
qui occupent plus ou moins la partie an-

térieure & la moyenne de la langue : Les mammelons de la troifiéme efpece font les plus petits, & en même tems les plus nombreux ; ils occupent toute l'étenduë de la face fupérieure de la langue, & s'avancent même dans les intervalles des autres mammelons.

On voit auffi dans plufieurs fujets fur la face fupérieure de la langue, du côté de fa bâfe, une ouverture aveugle, que j'ai dit être le rendez-vous de plufieurs petits conduits falivaires. M. *Heifter* a découvert deux de ces conduits, dont il donne la figure dans fon Anatomie.

La langue eft principalement compofée de fibres charnuës très-mollaffes ; on en diftingue de deux fortes : Les unes font bornées à la langue même, fans s'étendre plus loin, & les autres font la continuation de fes mufcles. Les premieres, qu'on a nommées les mufcles intrinfeques de la langue, compofent deux plans particuliers, qui vont fuperficiellement le long de la face fupérieure de la langue, & dont l'un eft formé de fibres longitudinales, & l'autre qui eft placé deffous, eft compofé de fibres tranfverfales, lefquelles fibres s'entrelaffent en partie, & fe terminent par leurs extrémités, les unes vers les bords de la langue, & les autres vers la bâfe & la pointe. Quelques-uns font de ces fibres de la langue un mufcle particulier, qu'ils nomment *lingual*, & qui concourt avec les autres mufcles de cet organe, à faire tous les mouvemens dont il fe trouve prefque continuellement agité. Les fibres de la langue qui font continuës à fes mufcles, font de trois fortes: les unes font longitudinales, les autres tranfverfales, & d'autres verticales. Les longitudinales font en partie les épanoüiffemens des mufcles *ftylogloffes*, *bafiogloffes*, & *géniogloffes*; les tranfverfales femblent être produites par les *myloglaffes*, & les verticales font la fuite des *géniogloffes*.

Les vaiffeaux de la langue font fes nerfs, fes artéres, & fes veines: fes nerfs viennent de la neuviéme paire & de la troifiéme branche de la cinquiéme; fes artéres que l'on appelle *rarines*, lui font fournies par la *carotide* externe, & fes veines qui portent le même nom, vont fe décharger dans les *jugulaires*.

Comme ces vaiffeaux s'accompagnent, on doit bien prendre garde lorfqu'on faigne à cette partie, de ne point piquer l'artére, fon ouverture produifant une hémorragie très-difficile à arrêter, & qui depuis peu a été funefte à un jeune

Seigneur. On évitera aussi d'ouvrir ces vaisseaux en coupant le filet.

Outre que la langue est le principal organe du goût, elle sert encore à la mastication, à la déglutition, à la prononciation, & à l'expulsion des crachats.

Le goût est une sensation excitée par les saveurs différentes des alimens dont nous usons. On regarde les parties salines des alimens comme la cause principale des saveurs, & on pense que les corpuscules qui forment ces parties salines étant atténuées par la salive, & appliquées ensuite à l'organe du goût, s'y insinuent & le meuvent, selon le rapport qu'elles ont avec lui. Par cet organe on doit comprendre les mammelons de la langue, mais principalement ceux de la troisiéme espéce, qui sont les plus petits, & que j'ai dit se trouver sur la pointe de la langue, & se répondre ensuite sur le reste de son étenduë ; on se persuade que ce sont des parties salines des alimens que dépendent leurs saveurs, parce qu'on observe qu'il n'y a point de corps savoureux dont on ne puisse tirer du sel, & qui ne devienne insipide après que l'on a retiré, de même qu'il n'y a rien d'insipide, qu'on ne rende savoureux, si l'on y mêle du sel. D'ailleurs, on remarque que rien ne devient capable d'être goûté qui ne soit humide, parce qu'il est nécessaire que les particules des sels se trouvent assez atténuées pour pénétrer jusqu'à l'organe immédiat, & y faire les ébranlemens suffisans pour exciter la sensation. Je n'entre point ici dans les différentes espéces de saveurs ; je dirai seulement que ce qui paroît produire une différence dans les goûts de plusieurs personnes, vient principalement de la nature de leur salive, qui est plus propre dans les uns que dans les autres, à dissoudre les parties des corps savoureux ; & le changement de goût qui survient à une même personne, paroît être l'effet de quelque altération survenuë à la salive.

Quoiqu'il soit vrai de dire que la langue soit le principal organe du goût, qu'elle serve à la mastication, à la déglutition, & même à la prononciation, cependant ces fonctions peuvent se faire sans le secours de cet organe ; ce qui est prouvé par une observation insérée dans les Journaux d'Allemagne, où il est dit, * qu'un enfant âgé d'environ huit à neuf ans, originaire du Bas-Poitou, lequel dans la petite vérole perdit la langue par la gangrene, & la cracha par morceaux, ensorte

* Voyez là-dessus M. de Jussieu, dans les Mémoir. de l'Acad. R. des Sciences, année 1718.

qu'il ne lui en reſtoit aucune portion ; que malgré cela, dis-je, cet enfant par-loit, crachoit, mâchoit & avaloit les ali-mens, il avoit auſſi le ſens du goût, dis-tinguant même différentes ſaveurs ; mais avant que cette obſervation ait paru, *Mal-pighi*, & pluſieurs autres Anatomiſtes ont penſé que le palais ſervoit au goût, fon-dés ſur la découverte qu'ils y avoient faite des mammelons nerveux. On peut s'af-ſurer ſoi-même que le palais ſert au goût, en y appliquant quelque corps ſavou-reux : car on ne manquera pas d'en dis-tinguer la ſaveur, à meſure que ſes par-ties ſeront aſſez développées pour y faire quelque impreſſion.

A R T I C L E V I I I.

Du Nez.

LEs Auteurs déſignent par des noms différens les parties extérieures du nez ; ils nomment la ſupérieure la racine du nez ; l'inférieure le globe du nez ; celle qui eſt entre-deux le dos du nez ; celles qui font les bords des narines les les aîles du nez ; & celle qui les ſé-pare la colonne du nez.

Les parties qui compoſent la voûte du

nez, ne font pas feulement la peau , & une très-petite portion de graiffe, il y a encore des os des mufcles, & des cartilages; à l'égard des os & des mufcles, il en eft fait mention dans l'Oftéologie & dans la Myologie.

Les cartilages du nez font au nombre de cinq; il y en a quatre qui forment la partie inférieure du nez, deux fupérieurs & deux inférieurs; ces derniers compofent principalement les narines : le cinquiéme fait la partie antérieure & moyenne de la cloifon, qui fépare l'intérieur du nez en deux cavités, dont les narines font l'entrée. Ces deux cavités ne font pas feulement formées par la difpofition particuliere des deux os fupérieurs du nez , & des cartilages dont je viens de parler, les os maxillaires unis enfemble, & ceux du palais en font auffi une portion confidérable; l'os fphénoïde & l'ethmoïde concourent auffi avec le *vomer* à la formation des parois des cavités du nez; & la jonction de l'ethmoïde , avec le *vomer* , fait la portion offeufe de la cloifon des narines.

On confidére plufieurs chofes dans chaque cavité du nez. On voit dans la partie fupérieure la portion cellulaire de l'os ethmoïde , & dans l'inférieure, les os

ſpongieux ; on y découvre auſſi les embouchures des ſinus frontaux dans les cellules de l'os ethmoïde ; celle des ſinus
maxillaires de chaque côté, entre la portion cellulaire de l'os ethmoïde, & les
lames inférieures du nez ; les embouchures des ſinus ſphénoïdaux s'apperçoi-
vent dans la partie poſtérieure & inférieure du nez. On découvre outre cela
dans le nez les orifices des conduits lachrymaux, & des inciſifs, & enfin la
communication des cavités du nez avec
le goſier.

Il faut remarquer que chaque cavité
du nez ſe trouve tapiſſée d'une membrane ſpongieuſe, nommée *pituitaire*. Cette
membrane recouvre auſſi les cellules de
l'os ethmoïde, les os ſpongieux ou lames inférieures du nez, & les parois intérieures des ſinus & des conduits lachrymaux & inciſifs, & elle eſt parſemée dans
toute ſon étenduë de pluſieurs grains glân-
duleux qui fourniſſent l'humeur mucilagi-
neuſe, dont elle eſt continuellement abreu-
vée ; c'eſt principalement ſur la portion de
cette membrane qui recouvre les cellules
de l'os ethmoïde, que viennent s'épanouir
les filets de la premiere paire des nerfs, &
quelques rameaux de la cinquiéme, qui
reçoivent les impreſſions des corps odo-

rans, & les tranſmettent juſqu à l'ame
pour la ſenſation de l'odorat.

Les artéres qui ſe diſtribuent au nez,
lui viennent des carotides, & les veines
vont ſe décharger dans les jugulaires.

Nous appellons ici odeurs les particules
qui ſe détachent des corps odoriférans
pour exciter la ſenſation de l'odorat, quoique ce nom d'odeurs ſe donne auſſi quelquefois à la ſenſation même qu'elles excitent. On doit concevoir ces particules
comme très-ſubtiles & très-volatiles, puiſque pour exciter l'odorat, c'eſt-à-dire
pour que ces particules ébranlent les nerfs
répandus dans l'intérieur du nez, de la maniere qui convient pour exciter cette ſenſation, il eſt néceſſaire qu'elles ſoient tranſ-
miſes dans cet organe, par le moyen de
l'air qui s'y introduit pendant l'inſpiration: on penſe aſſez communément que
ces particules ſont les ſels & les parties ſul-
phureuſes des corps odoriférans, quoique
l'on convienne auſſi que parmi ces corps
il s'en rencontre qui n'excitent la ſenſation de l'odorat, que par le détachement
de quelques-unes de leurs parties intégrantes: c'eſt de la différence des particules qui ſe détachent des corps odoriférans, que dépend celle des odeurs; & il y
a apparence que ce qui rend ces odeurs

agréables ou désagréables est la différence des ébranlemens excités par ces mêmes
particules.

Quant à l'humeur lymphatique fournie par les glandes de la membrane pituitaire, elle est nécessaire pour que l'organe
soit maintenu dans l'état qui convient pour
être ébranlé par les corpuscules des corps
odoriférans ; & même pour modérer la
trop grande impression de l'air qui passe
continuellement par le nez.

A R T I C L E I X.

De l'Oeil.

POur se former quelque idée de différentes parties de l'œil, il faut les distinguer en celles qui composent son globe, & en celles qui le recouvrent.

Tout le monde sçait que l'œil est situé
dans cette cavité de la tête, nommée orbite, dont la figure approche assez de celle d'un cône ; il est couvert en devant par
les paupieres, au-dessus desquelles se
voyent les sourcils, qui sont formés de
plusieurs poils couchés obliquement ; la
peau qui les soutient paroît plus épaisse
qu'au reste du visage. On appelle la tête
des sourcils, leur portion qui est du côté

du nez, & on donne le nom de queuë à leur extrêmité oppofée.

Les paupieres font deux prolongemens de la peau, bordés dans leurs extrêmités d'un cartilage nommé *tarfe*, & couverts dans toute leur étenduë des mufcles qui fervent à les mouvoir. On a nommé les angles de l'œil les endroits où les paupiéres s'uniffent; on les appelle auffi *canthus*, & on donne le nom de grand *canthus* ou d'*interne* à celui qui eft du côté du nez, & de petit *canthus* ou d'*externe* à celui du côté oppofé.

Au bord de chaque paupiere fe voit une rangée de plufieurs petits poils affez roides & courbés d'une maniere particuliere, on les nomme communément les *cils*. Dans l'épaiffeur des cartilages nommés *tarfes*, fe trouvent plufieurs petites glandes fébacées, dont les conduits excréteurs s'ouvrent au bord des paupieres. On les nomme glandes *ciliaires*, ou les glandes de *Meïbomius*.

On ne compte pour l'ordinaire que deux mufcles pour les paupieres; fçavoir, un pour relever la paupiere fupérieure, nommé fon releveur propre, & un pour les approcher l'une de l'autre, appellé orbiculaire.

Le Releveur a fon attache fixe au fond

de l'orbite, & fon attache mobile a bord de la paupiere. Le mufcle orbiculaire a fes attaches fixes à tout le bord de l'orbite, & fes attaches mobiles aux deux paupieres. Ce mufcle forme du côté du grand *canthus* un tendon affez confidérable à la fection duquel quelques-uns ont attribué mal-à-propos l'éraillement des paupieres, qui fuccéde quelquefois à l'opération de la fiftule lachrymale, cet éraillement n'étant caufé que par la deftruction de la peau qui fait l'union des paupieres.

Le globe de l'œil fe trouve joint aux paupieres par une membrane mince & tranfparente, appellée la *conjonctive*, & vulgairement le blanc de l'œil. Cette membrane eft attachée par une de fes extrêmités à la circonférence de la *cornée*, & par l'autre aux bords des paupieres, elle eft outre cela attachée par fa partie moyenne aux bords de l'orbite. Elle tapiffe tout l'intérieur des paupieres, & la partie antérieure de la tunique de l'œil, nommée *cornée opaque*, laquelle eft couverte, comme je dirai ci-après, des aponovrofes des mufcles droits de cet organe.

Il fe rencontre au-deffus du globe de l'œil, du côté du petit angle, une glande conglomérée nommée *lachrymale*, dont les canaux excréteurs ayant traverfé la

conjonctive, déchargent sur la surface du
globe la lymphe lachrymale, qui passe
ensuite dans deux ouvertures qui se trouvent dans le grand angle sur le bord des
paupieres. Ces ouvertures nommées *points
lachrymaux*, répondent à deux conduits
qui vont se rendre dans un qui leur est
commun, & celui-ci communique dans
une poche appellée sac *lachrymal*, situé
du côté du grand angle de l'œil, dans une
petite fosse creusée au bord de l'orbite,
dans l'os *unguis* & l'os *maxillaire*, & cachée en partie par le tendon du muscle
orbiculaire. Le sac *lachrymal* répond à un
conduit membraneux, nommé aussi *lachrymal*; ce conduit est logé dans le canal
nasal, & va se décharger dans le nez, immédiatement derriere le cornet inférieur
ou la lame inférieure : on observe que l'o-
rifice de ce conduit du côté du nez est
pour l'ordinaire assez étroit. On observe
aussi que la direction de ce conduit est oblique, se portant de devant en arriere.

On voit aussi dans le grand angle un
petit corps rouge que l'on nomme *caruncule lachrymale*, qui est glanduleuse, &
fournit une humeur semblable à celle que
séparent les glandes ciliaires. On découvre aussi dans le même endroit un petit
repli sémi-lunaire formé par la *conjonctive*.

On rencontre entre l'orbite & le globe de l'œil ſes muſcles, ſes vaiſſeaux, & quantité de graiſſe. Les muſcles de l'œil ſont diſtingués en droits & en obliques. Les droits ſont diviſés en releveur, abaiſ-ſeur, adducteur & abducteur; les obliques en grand & en petit. Les droits ont leur attache fixe à la circonférence du trou optique, & leur attache mobile ſe trouve au bord antérieur de la cornée opaque par des tendons applatis, ou apo-névroſes, qui s'uniſſent les unes aux au-tres, & forment par ce moyen une mem-brane nommée aponévrotique, laquelle fait proprement le blanc de l'œil.

Le grand oblique a ſon attache fixe au fond de l'orbite, paſſe enſuite ſon tendon par un anneau cartilagineux, nommé *trochlée*, ſitué du côté du grand angle au bord ſupérieur de l'orbite, & va ſe termi-ner à la partie poſtérieure du globe. Le petit oblique a ſon attache fixe au bord in-férieur de l'orbite, du côté du grand an-gle, & ſon attache mobile à la partie poſ-térieure du globe.

L'œil reçoit ſes artéres des carotides, & ſes veines vont aux jugulaires. A l'é-gard des nerfs, outre la ſeconde, la troi-ſiéme & la quatriéme paire qu'il reçoit en-tieres, il reçoit encore une portion de la cinquiéme & de la ſixiéme.

Le globe de l'œil eſt compoſé de membranes & d'humeurs. Les membranes ſont diſtinguées en communes & en propres ; les communes ſont la *cornée*, l'*uvée*, & la *rétine* ; les propres ſont l'*arachnoïde*, & la *vitrée*. Les humeurs ſont trois ; ſçavoir, l'*aqueuſe*, la *criſtaline*, & la *vitrée*.

La *cornée* renferme toutes les parties qui compoſent le globe de l'œil ; cette membrane eſt tranſparente en devant, & opaque dans le reſte de ſon étenduë. On nomme ſa portion tranſparente, *cornée* tranſparente, & ſa portion opaque, *cornée* opaque ou *ſclérotique*.

La ſeconde membrane, appellée *choroïde*, eſt percée en devant d'un trou rond, nommé la *pupille*, ou la *prunelle*, dont la circonférence extérieure ſe trouve différemment colorée, d'où vient qu'on l'a nommée *iris*. La prunelle ſe dilate & ſe reſſerre, ſuivant la clarté ou l'obſcurité des lieux, ou ſuivant l'approche ou l'éloignement des objets. Ces mouvemens de dilatation ou de reſſerrement dépendent de pluſieurs fibres qui ſe trouvent dans la face interne de l'*iris*, & dont les unes ſont circulaires, & les autres longitudinales.

Pluſieurs Anatomiſtes donnent le nom d'*uvée* à cette portion de la *choroïde*, & ils appellent choroïde le reste de cette membrane, on remarque extérieurement dans l'union de ces deux portions ou membranes, un cercle blanchâtre qui a environ une ligne & demie de largeur, on le nomme communément *ligament ciliaire*, auquel se trouve étroitement attaché le bord de la *sclérotique*, à l'endroit de son union avec la cornée transparente.

La portion de la choroïde comprise depuis le ligament ciliaire jusqu'au nerf optique, se trouve composée de deux lames tres-fines, dont la plus intérieure appellée membrane de *Ruysch* est enduite d'une humeur noirâtre. Cette lame étant parvenuë vis-à-vis le ligament ciliaire paroît former plusieurs plis rayonnés ausquels on donne le nom de productions ou de procès ciliaires, ces plis sont reçus dans autant de sillons ou de canelures creusées dans la partie antérieure de l'humeur vitrée joignant le cristalin.

La troisiéme membrane est nommée *rétine*, qui tapisse la face interne de la membrane de *Ruysch*, & s'avance jusqu'au *cristalin*, où elle se termine : elle paroît n'être qu'une matiere blanchâtre, & presque transparente, à peu près semblable à celle du pain à chanter mouillé ; mais étant lavée dans l'eau, elle fait voir une toile très-fine avec ſes vaiſſeaux : elle eſt formée par l'épanoüiſſement du nerf optique ; & le plus grand nombre des Phyſiciens la regarde comme l'organe immédiat de la viſion.

Les humeurs de l'œil ſont au nombre de trois. La premiere ou la plus antérieure eſt nommée *aqueuſe*, qui occupe l'eſpace compris entre la cornée tranſparente & l'*iris*, & celui que l'on dit ſe trouver entre la partie poſtérieure de l'*iris*, & le *criſtalin*, auſquels eſpaces on a donné le nom de chambres, & on les a diſtinguées en antérieure & en poſtérieure.

La ſeconde humeur eſt nommée *criſtaline* ou ſimplement le *criſtalin*, qui eſt ſitué immédiatement après l'humeur *aqueuſe* derriere l'*iris*, & vis-à-vis la *prunelle* ; ſa figure eſt lenticulaire, & elle a une conſiſtance aſſez ferme. Pluſieurs Anatomiſtes ont cru que cette humeur ou ce corps transparent étoit renfermé dans une enveloppe particuliere qu'ils ont nommée *arachnoïde* ; mais on a obſervé que le ſac particulier qui renferme le criſtalin, eſt une continuation de la membrane de l'humeur *vitrée*.

La troiſiéme humeur eſt nommée *vitrée*, qui eſt cave dans ſa partie antérieure ; & c'eſt dans cette cavité, commu-

némment

némént appellée le *chatton* de l'humeur
vitrée, qu'est reçuë la convéxité postérieure du *criftalin*. La membrane dans
laquelle cette humeur eft contenuë, forme plufieurs cellules, & outre cela un fac
particulier pour loger le criftalin.

Je paffe aux ufages de ces parties. L'œil
fe trouve garanti des injures extérieures,
non feulement par la cavité offeufe dans
laquelle il eft renfermé, mais encore par les
deux paupieres, dont les bords font toujours tendus par les cartilages nommés
tarfes, ce qui rend leur application plus
exacte. M. *Vinflow* a obfervé que ces cartilages ne s'uniffent que par leur bord extérieur, laiffant dans le refte de leur épaiffeur un efpace triangulaire, le long duquel la lymphe lachrymale a la liberté de
paffer pendant le fommeil, pour fe rendre
aux points lachrymaux. La lymphe lachrymale qui mouille continuellement le
devant de l'œil, garantit la cornée tranfparente de l'impreffion de l'air ; & cette
lymphe paffe enfuite dans le nez par le moyen des points lachrymaux & des conduits
qui leur répondent, à moins que ces rou-
tes ne fe trouvent fermées, ou obftruées;
car pour lors cette lymphe fe répand le
long des joües, & caufe le larmoyement.

On donne aux poils qui font rangés fur

II. Partie. O

les bords des paupieres , l'ufage d'arrêter , pendant la veille, les petits corps qui
voltigent dans l'air , & qui pourroient ter-
nir la cornée tranfparente , & aux fourcils
celui de modérer l'impreffion d'une trop
grande lumiere.

Quant aux mufcles de l'œil, ils fervent
en général à le tourner différemment vers
les objets que nous regardons ; ce qu'ils
font d'autant plus aifément que la figure
ronde du globe de l'œil, la molleffe de la
graiffe qui l'entoure , & la fléxibilité des
nerfs & de tous les vaiffeaux qui le retien-
nent , le difpofent beaucoup à céder à
la moindre action de fes mufcles. Quant
à leur ufage particulier, celui des mufcles
droits fe trouve en partie indiqué par les
noms différens qu'on leur a donnés , &
celui des obliques eft principalement de
contrebalancer l'action des droits , & de
fervir d'appui au globe pendant que ces
derniers agiffent.

Quant aux membranes de l'œil , leur
ufage eft d'en contenir les humeurs ; &
celui des humeurs eft de changer la direction des rayons de lumiere , d'une maniere à les réunir fur la rétine, pour y faire
les impreffions capables d'exciter cette
fenfation qu'on nomme la vifion.

Les Phyficiens regardent la lumiere

comme l'agitation particuliere d'une matiere très-fubtile & tıès-déliée, différente
de l'air, qui eft répanduë dans les efpaces
qui font entre les objets & nous ; cette
matiere reçoit fon agitation des corps lumineux , comme du foleil, d'une bougie
allumée, &c. dont les parties font fuppo-
fées en très-grand mouvement.

On fçait que les parties qui compofent
la lumiere, font pouffées en ligne droite
des objets vers nos yeux , & cette fuite
de parties ainfi pouffées, fe nomme *rayon*.

On doit concevoir, 1°· Que de chaque
point d'un objet, foit éclairé, foit lumineux , part une infinité de rayons de lumiere, qui s'étendent de tous côtés : ceux
d'entr'eux qui tombent fur la portion de
la cornée qui répond à la prunelle , forment par leur arrangement un cône, dont
la pointe eft fur l'objet, & la bafe fur la
cornée. 2°· Que de ces rayons qui partent d'un même point de l'objet, ceux qui
tombent obliquement fur la cornée , fe
rompent en s'inclinant vers le rayon du
milieu, à mefure qu'ils traverfent les différentes humeurs de l'œil ; enforte qu'ils
fe trouvent tous réünis fur un même point
de la rétine. Ces différents détours des
rayons collatéraux vers le rayon cen-
tral , font connus des Phyficiens fous le

nom de réfraction , & dépendent de la différente confiftence & furface des humeurs de l'œil.

Cette réunion des rayons de lumiere qui partent d'un même point de l'objet, laquelle fe fait fur la rétine , eft abfolument néceffaire ; car fans cela la vifion feroit imparfaite , comme il arrive à ceux qui ont le criftalin trop convéxe , dans lefquels rayons s'uniffent avant que de parvenir à la rétine, à caufe de cet excès de convéxité ; ce qui fait que ces perfonnes font obligées , pour bien diftinguer les objets, d'avoir recours à des lunettes concaves, dont la proprieté étant d'écarter les rayons de lumiere , fait que malgré cet excès de convéxité du criftalin , les rayons ne fe réüniffent que fur la rétine.

On remarque une difpofition contraire du criftalin dans de certains fujets ; elle eft affez ordinaire aux vieillards , où ce corps transparant ayant perdu de fa convéxité , les rayons traverfent la rétine fans s'y réunir , ce qui fait que ces perfonnes ne voyent qu'imparfaitement les objets, à moins qu'elles n'ufent de lunettes un peu convéxes , qui fuppléent à ce défaut du criftalin.

On comprend fans peine que fi le criftalin perd sa transparence , comme il arrive ordinairement dans la cataracte , alors les rayons de lumiere ne pouvant le traverser, ne feront point sur la rétine les impressions qui doivent être suivies de la vision. On conçoit aussi que malgré les impressions suffisantes de ces rayons sur la rétine, elles deviendront inutiles pour la vision , si les filets nerveux qui composent cette membrane, sont hors d'état de transmettre ces impressions , jusqu'au siége de l'ame , comme il arrive à ceux qui ont la goutte sereine.

ARTICLE X.

De l'Oreille.

LEs Anatomistes divisent pour l'ordinaire l'oreille en externe & en interne. L'oreille externe comprend non seulement l'aîle de l'oreille , mais encore le conduit qui lui est continu , & qui est fermé par la membrane du *tambour*, laquelle fait la séparation de l'oreille externe d'avec l'interne. Celle-ci comprend la caisse du tambour , & le labyrinthe.

L'aîle de l'oreille est composée principalement d'un cartilage, si l'on en excepte la partie inférieure, qu'on nomme le lobe

de l'oreille, qui paroît faite d'une fubftance en partie graiffeufe, & en partie glanduleufe. Le cartilage qui compofe l'aîle
de l'oreille, forme des replis, des éminences, & des cavités. On a nommé le premier
de ces replis, ou le plus extérieur, *helix*,
& celui qui eft au-deffous a été appellé *an-
thelix*: ce dernier fe trouve comme partagé
en deux dans fa partie antérieure; & on
donne le nom de *fcapha* ou de foffe naviculaire à la cavité qui fe rèmarque entre
ces deux portions. Il y a outre cela deux
éminences formées auffi par le cartilage.
On a nommé la plus antérieure *tragus* ou
hircus, & la plus poftérieure *anti-tragus*;
on voit enfin entre ces deux éminences
une cavité nommée la conque. Toute
cette partie extérieure de l'oreille eft couverte de la peau, & d'une membrane qui
paroît nerveufe.

Le conduit de l'oreille eft en partie
cartilagineux, en partie *membraneux*, &
en partie *offeux*. Sa portion cartilagineufe
eft une continuation du cartilage qui a
formé l'aîle de l'oreille; cette portion
cartilagineufe fe trouve interrompuë en
certains endroits comme par des coupures.
La portion membraneufe eft faite de la
continuation de la peau qui recouvre le
conduit, laquelle peau ferme les vuides

que la portion cartilagineuſe laiſſe. Cette peau eſt percée d'une infinité de petits trous, qui répondent à autant de glandes qui ſont cachées derriere, & logées dans un réſeau particulier. Ces glandes nommées cérumineuſes fourniſſent la cire de l'oreille. Enfin, la portion oſſeuſe, laquelle ne ſe rencontre point dans le *fœtus*, acheve de former le conduit, qui eſt fermé dans ſon extrêmité, par une membrane très-mince & tranſparente, appellée membrane du tambour, laquelle eſt poſée obliquement ; la partie ſupérieure de ſa circonférence étant tournée en dehors, & la partie inférieure en dedans ; cette membrane eſt compoſée de pluſieurs lames qui ſe ſéparent par la macération, & elle ſe trouve comme enchaſſée dans une rainure gravée intérieurement à l'extrêmité de ce conduit ; la direction de ce conduit eſt oblique, & il s'avance de derriere en devant.

On obſerve dans le fœtus qu'il n'y a que la portion de ce conduit qui porte la rainure pour la membrane du tambour, qui ſoit oſſeuſe ; & c'eſt cette portion que l'on nomme *cercle oſſeux*, quoiqu'il ne faſſe point un cercle entier, ſe trouvant échancré dans ſa partie ſupérieure. Pendant que le *fœtus* eſt renfermé dans la matrice, la membrane du *tambour* se trouve couverte extérieurement d'une substance blanche & mucilagineuse, qui se séche dans la suite, & se divise en plusieurs petites parties, qui sortent avec la cire de l'oreille ; & le conduit, qui est comme membraneux se trouve très-retréci, suivant la remarque de M. *Valsalva.* *

Les nerfs qui se distribuent à l'oreille externe, lui sont fournis par la portion dure de la septiéme paire, & par la seconde paire cervicale. Les artéres lui viennent de la carotide externe, & ses veines se déchargent dans les jugulaires.

L'oreille externe a des muscles & des ligamens : on ne compte pour l'ordinaire que trois muscles dont il a été fait mention dans la Myologie. Les ligamens sont au nombre de deux, dont l'un qui est antérieur, vient de l'apophyse zygomatique, & le second qui est postérieur, vient de l'apophyse mastoïde.

La caisse du tambour est une cavité, dont la surface, qui est fort inégale, se trouve tapissée par une membrane, que plusieurs regardent comme une continuation de celle qui revêt l'intérieur du nez, nommée *pituitaire.* On considere dans cette

____

* Voyez là-dessus M. Valsalva, dans son Traité de l'Oreille.

caiſſe deux conduits , deux ouvertures nommées fenêtres , quatre oſſelets , trois muſcles , & une branche de la cinquiéme paire des nerfs.

Les conduits ſont diſtingués en antérieur & en poſtérieur ; celui-ci communique dans les cellules de l'apophyſe maſtoïde ; & l'antérieur établit une communication entre la caiſſe & le fond de la bouche : on nomme ce conduit *trompe d'Euſtache* ; nom qui lui a été donné, parce qu'il eſt fort étroit du côté de la caiſſe, & que ſa cavité augmente à meſure qu'il s'en éloigne , enſorte que dans ſon extrêmité qui répond dans le fond de la bouche , il forme un pavillon. On a vû à Paris un homme qui s'eſt guéri de la ſurdité , en pouſſant une liqueur dans ce conduit à la faveur d'une ſeringue, dont le tuyau courbé s'introduiſoit par la bouche pour aller gagner l'orifice de ce conduit, qui ſe trouve derriere la luette, environ le milieu de l'aîle interne de l'apophyſe ptérygoïde*. Le commencement de ce conduit eſt oſſeux, & le reſte de ſon étenduë eſt en partie membraneux , & en partie cartilagineux. On obſerve auſſi dans la caiſſe du tambour , immédiatement au-

*Voyez là-deſſus le Traité des Inſtrumens de Chirurgie , par M. de Garengeot.

deſſus de la *trompe*, un demi-canal qui loge un des muſcles du marteau.

Les fenêtres ſont diſtinguées, eu égard à leur figure en ovale & en ronde ; c'eſt par le moyen de ces deux ouvertures que la caiſſe communique dans le labyrinthe.

Les oſſelets ſont au nombre de quatre, nommés le *marteau*, l'*enclume*, l'*étrier*, & l'*orbiculaire*. On conſidére au *marteau* une tête & un manche ; la tête a deux éminences, & une cavité pour ſon articulation *ginglymoïde* avec le corps de l'*enclume*. Le manche du *marteau* eſt collé à la membrane du *tambour*. M. *Rau* a découvert une apophyſe au marteau, qu'il a nommée apophyſe grêle.

On conſidére à l'*enclume* un corps & deux branches ; il ſe trouve dans le corps de l'*enclume* deux cavités, & une éminence pour ſon articulation avec le *marteau* ; les branches de l'*enclume* ſont d'inégale longueur, la plus courte n'a point de connexion avec les autres oſſelets, mais la plus longue, qui eſt un peu courbée, ſe termine en une cavité ſuperficielle, pour recevoir une des convexités de l'os *orbiculaire*, tandis que l'autre convexité de cet os eſt reçuë, dans une cavité ſuperficielle creuſée dans la tête de l'*étrier*.

L'*Etrier* a une bâse ovale, & deux branches qui en partent & qui vont s'unir pour former sa tête. Les branches font un peu creufes dans leur face interne ; & c'eft dans ces rainures, que s'attache une membrane très-mince qui ferme l'efpace que ces branches laiffent entr'elles. La bafe de de l'*étrier* ferme la fenêtre ovale, la ronde n'eft fermée que par une membrane très-mince & tranfparente.

Des trois mufcles qui fe trouvent dans la caiffe du tambour, il y en a deux qui appartiennent au *marteau*, le troifiéme eft pour l'*étrier*. Les mufcles du *marteau* font diftingués en interne, & en externe. Le mufcle interne a fon point fixe à la portion cartilagineufe de la *trompe d'Euftache*, & au demi canal qui fe remarque à la partie antérieure de la caiffe ; fon tendon fait un coude en paffant derriere un bec offeux , & vient fe terminer au commencement du manche du *marteau*. Le mufcle externe du marteau, furnommé fon mufcle antérieur eft charnu, long, & gréle ; il eft collé le long de la paroi extérieure de la trompe d'Euftache par fon extrémité antérieure, immédiatement devant l'épine du fphénoïde ; fon extrémité poftérieure fe termine par un tendon gréle & long qui fe gliffe dans la fciffure

O vj

glénoïdale, ou articulaire de l'os des tempes, & par une petite échancrure oblique de cette sciflure dans la caifle, où il s'attache tout le long de l'apophyfe gréle du marteau. *Cafferius* admet un fecond mufcle externe, qui a fon point fixe à la partie ofleufe du conduit extérieur de l'oreille, & vient fe terminer au *marteau*; mais la difficulté que l'on trouve à découvrir ce mufcle, a donné lieu à la plûpart des Anatomiftes de douter de fon exiftence.

A l'égard du petit nerf qui fe remarque dans la caifle, communément appelé la corde du *tambour*, c'eft un rameau de la branche de la cinquiéme paire qui va fe diftribuer à la langue, ce nerf fuit la route du mufcle externe du *marteau*, pafle le long de la face interne de la membrane du *tambour*, & va fe perdre dans la portion dure, en pénétrant le conduit ofleux qui la renferme.

Le mufcle de l'*étrier* eft caché dans une apophyfe pyramydale, fituée à la partie poftérieure de la caifle; & fon tendon fort par le trou qui fe remarque à la pointe de cette apophyfe, pour fe terminer à l'*étrier*, immédiatement au-deflous de fa tête.

La feconde partie & en même tems la

plus enfoncée de l'oreille intérieure, eſt connuë ſous le nom de *labyrinthe* ; elle eſt compoſée de trois parties, nommées le *limaçon*, le *veſtibule*, & les *canaux demi-circulaires*. Le limaçon eſt ſitué en devant & en dehors, les canaux demi-circulaires ſont en arriere, & le veſtibule au milieu.

Le limaçon eſt fait principalement d'un conduit oſſeux, qui fait deux tours & demi en ſpirale. La cavité de ce conduit va toujours en diminuant, & ſe trouve partagée dans toute ſon étenduë en deux moitiés appellées *rampes*, diſtinguées en externe & en interne par une cloiſon nommée *lame ſpirale*, dont une partie eſt oſſeuſe, & l'autre membraneuſe.

On peut diſtinguer au limaçon ſa bâſe, ſa pointe, ſon noyau, & ſes deux rampes. Le commencement de ces deux rampes eſt au veſtibule, dans lequel la rampe externe, nommée improprement ſupérieure par quelques-uns, va s'ouvrir, tandis que l'interne ſe termine à la fenêtre ronde. Ces deux rampes communiquent entre elles à la pointe du limaçon, ſuivant les obſervations de M. Mery. *

* Voyez ſon Traité de l'oreille inſeré dans l'Explication Méchanique & Phyſique des Fonctions de l'Ame ſenſitive, par M. Lamy.

Le veſtibule eſt une petite cavité irrégulierement arrondie ; elle eſt tapiſſée intérieurement d'une membrane parſemée de beaucoup de vaiſſeaux. On y conſidere ſept ouvertures, ſans compter pluſieurs petits trous qui donnent paſſage aux vaiſſeaux ſanguins & aux nerfs, qui pénétrent dans cette cavité. De ces ouvertures il y en a cinq qui répondent aux trois canaux demi-circulaires, la ſixiéme répond à la fenêtre ovale, & la ſeptiéme eſt l'orifice de la rampe externe du limaçon.

Les canaux demi-circulaires ont été diſtingués en ſupérieur, en moyen, & en inférieur. Le ſupérieur ſe joint par une de ſes extrémités à l'inférieur, en ſorte que les cavités de ces deux conduits ſe confondent, ne formant enſemble qu'une ſeule ouverture dans le veſtibule. C'eſt dans ces conduits, auſſi-bien que dans les rampes du limaçon, que ſe diſtribuë la portion molle de la ſeptiéme paire. On y découvre auſſi pluſieurs vaiſſeaux ſanguins, ſoit par les ſecours des injections fines, ſoit par l'inflammation, comme M. *Winſlow* dit l'avoir obſervé.

L'oüie eſt une ſenſation excitée par les ſons reçûs dans l'oreille, & les ſons, comme j'ai dit ailleurs, ne conſiſtent que dans un tremblement ou un frémiſſement ſubit des parties de l'air, excité par un corps à reſſort mis en action. La figure particuliere de l'oreille extérieure en forme d'entonnoir, favoriſe l'entrée d'une plus grande quantité de parties d'air mûës par les corps ſonores; & ſa compoſition cartilagineuſe fait que ſes parties y ſont maintenuës dans toute leur force : Enfin, l'obliquité du conduit dans lequel ces parties ſont reçuës, en augmente encore la force, en leur donnant lieu de ſe réfléchir différemment. On attribuë à la cire qui s'amaſſe dans le conduit de l'oreille, l'uſage d'arrêter les ordures, & les inſectes qui pourroient en s'y inſinuant, altérer la membrane du tambour. Il eſt bon d'obſerver que cette cire amaſſée en trop grande quantité dans ce conduit, devient une cauſe de ſurdité.

Les ſons étant parvenus juſqu'à la membrane du tambour, elle en eſt ébranlée, & l'action des muſcles du marteau, que j'ai dit s'y attacher, étant de la tenir plus ou moins tenduë, elle s'accommode par ce moyen à la foibleſſe, ou à la violence des ſons. Quelques-uns ont dit que cette membrane n'étoit point abſolument néceſſaire pour oüir. Il faut convenir à la vérité que la ſenſation de l'oüie peut s'exciter ſans le ſecours de la membrane du tambour, comme l'expérience des fourds, qui entendent beaucoup mieux en leur parlant dans la bouche, qu'à l'oreille, femble le prouver; mais on ne peut nier que cette membrane ne foit abfolument néceffaire pour garantir les parties renfermées dans la caiffe, de l'impreffion des corps extérieurs, puifqu'on voit les animaux à qui on a percé cette membrane, perdre bientôt après, l'ufage de l'oüie.

On donne au conduit nommé la *trompe d'Euftache*, deux ufages principaux : 1°. De fervir de décharge à la lymphe fournie par les glandes de la membrane qui tapiffe les cellules de l'apophyfe maftoïde ; laquelle lymphe entretient la foupleffe des parties molles de la caiffe. 2°. De fervir de retraite à l'air contenu dans la caiffe, pendant que la membrane du tambour eft tirée en dedans par l'action du mufcle interne du marteau. La perte de l'oüie qui ne manque point d'arriver lorfque la trompe eft bouchée, femble prouver ces ufages.

Les offelets contenus dans la caiffe fe trouvant ébranlés par les fons qui font parvenus jufqu'à la membrane du tambour, communiquent leurs ébranlemens à l'air inné qui occupe les efpaces que les ramifications de la portion molle du nerf auditif,

ont laiffé en parcourant les différentes cavités du labyrinthe, & l'air inné communiquant fes ébranlemens à ces ramifications nerveufes, il excite la fenfation de
l'oüie. Quelques-uns ajoutent que l'air
inné reçoit auffi fes ébranlemens par l'air
contenu dans la caiffe, qui fe trouve ébranlé en même tems que les offelets, & que ces
ébranlemens fe communiquent à cet air
inné, au moyen de la fenêtre ronde, laquelle n'eft fermée, comme j'ai dit, que
par une membrane fort mince.

Comme les expenfions ou ramifications
nerveufes fournies par la portion molle de
la feptiéme paire, répondent aux différentes cavités du labyrinthe dans lefquelles
elles fe diftribuent, l'on peut concevoir
que ces cavités fe trouvant differentes entr'elles, foit par leur longueur, foit par
leur largeur, les expenfions ou ramifications nerveufes qui s'y diftribuent, doivent differer de même. Cette difference
de leur longueur & de leur largeur, donne
lieu de préfumer que ces expenfions nerveufes peuvent avoir plus de rapport & de
proportion avec certains fons, qu'avec
d'autres; & fuppofé que cette conjecture
foit véritable, c'eft-à-dire, que ces expenfions ayent plus ou moins de largeur & de
longueur les unes que les autres, felon

qu'elles font deftinées à nous faire avoir la fenfation des fons différens ; on concevra aifément pourquoi le labyrinthe & fes parties ne font pas plus grandes dans un enfant que dans un adulte : car fi les dimenfions avoient été differentes dans ces deux âges, les mêmes fons auroient agi fur nous d'une maniere dans notre enfance, & d'une autre quand nous aurions été plus avancés en âge. C'eft pour la même raifon que les offelets de la caiffe ont la même grandeur dans un enfant que dans un adulte : car, par exemple, la bafe de l'étrier doit toujours répondre à la grandeur de la fenêtre ovale, & communiquer les mêmes fons & de la même maniere au labyrinthe. Mais fi l'Auteur de la Nature a pris tant de foin, pour que dans des âges differens, nous entendiffions les mêmes fons de la même maniere, il n'en a pas moins pris pour que le même fon ne fût pas dans le même tems entendu différemment ; c'eft à quoi il a pourvu en donnant la même grandenr & la même figure au labyrinthe droit & au labyrinthe gauche, auffi bien qu'aux offelets de l'un & de l'autre côté; & même, fuivant la remarque de M. *Vafalva*, s'il y a

* Voyez M. Valfalva dans fon Traité de l'oreille.

quelque défaut naturel dans une de ces parties d'un côté, le même défaut se trouve dans la même partie, au côté opposé.

Il faut observer qu'à l'occasion de la communication de la troisiéme branche de la cinquiéme paire des nerfs avec la portion dure de la septiéme, & en même tems de la distribution de cette troisiéme branche de la cinquiéme paire à la langue, l'on a prétendu expliquer pourquoi les sourds de naissance sont aussi nécessairement muëts; mais s'il est vrai que parmi ces sourds de naissance, il s'en trouve quelques-uns qui ne soient muets en même tems, que par l'altération de ces nerfs; on doit convenir aussi qu'il s'en trouve plusieurs qui ne le sont, que parce que n'entendant point les sons, ils ne peuvent par conséquent aprendre aucune langue par leur moyen. En effet, il est à remarquer qu'il y a une maniere particuliere de leur aprendre à parler, dont le détail est expliqué dans un Livre intitulé, *Surdus loquens, sive dissertatio de Loquelâ*, &c. composé par M. *Amman*, Médecin Suisse, établi en Hollande, qui a appris à parler à plusieurs Sourds & Muets de naissance. M. *Winslow* m'a assuré avoir eu souvent conversation avec une Demoiselle de Harlem, qui étoit sourde

& muette de naiſſance, à laquelle M. *Am-*
man avoit appris ſa langue maternelle, &
outre cela la Françaiſe & la Latine : mais il
faut obſerver que toutes ces perſonnes ne
peuvent ſoutenir une converſation, qu'en
voyant avec beaucoup d'attention les différens mouvemens des lévres de ceux qui
leur parlent ; car c'eſt par ces mouvemens
ſeuls , qu'elles peuvent comprendre ce
qu'on leur dit.

SECTION TROISIE'ME.

De l'Angiologie.

CHAPITRE PREMIER.

Des Artéres en général.

L'*Angiologie* eſt cette Partie de l'Anatomie qui traite des vaiſ-ſeaux ſanguins, ſoit artéres, ſoit veines. On nomme *artéres* les vaiſſeaux qui reçoivent le ſang du cœur pour le diſtribuer dans toutes les parties du corps ; & on apelle *veines*, les vaiſſeaux qui rapportent de toutes les parties au cœur, une portion du ſang qui avoit été diſtribué dans ces mêmes parties par les artéres.

Ces deux ſortes de vaiſſeaux ſe diſtin-guent aiſément dans le corps vivant ; les premiers, c'eſt-à-dire, les artéres ayant deux mouvemens que les veines n'ont pas, ou du moins qui ne s'y montrent pas d'une maniere auſſi ſenſible. Dans l'un de ces mouvemens les artéres ſont dilatées, & dans l'autre elles ſe reſſerrent. On nomme le premier *diaſtole*, & le ſecond *ſyſtole*.

La capacité des artéres va toujours en diminuant à meſure qu'elles s'éloignent du cœur, à la difference des veines dont la capacité augmente à proportion qu'elles ſe trouvent plus près de cet organe ; cette diſpoſition particuliere de la capacité de ces vaiſſeaux, & qui leur donne une figure approchante de celle d'un cône, n'eſt pas d'un petit avantage pour augmenter le cours du ſang dans les artéres ; car on ſçait que le cours d'une liqueur augmente en paſſant d'un eſpace large dans un lieu plus étroit. Ce que je viens de dire au ſujet de la figure des artéres, ne regarde que la capacité de leurs principaux troncs: on obſerve en effet que pluſieurs rameaux qui réſultent de la diviſion de ces differens troncs, ont une figure cilindrique, qui rend la cavité de ces vaiſſeaux égale dans une portion de leur étenduë. Ces rameaux en fourniſſent auſſi une infinité d'autres qui diminuent à un tel point que l'œil ne ſçauroit les découvrir ſans le ſecours du microſcope, encore eſt-il néceſſaire, pour les mieux diſtinguer, d'avoir recours aux

injections fines, & colorées. M. *Vieuſſens**
a nommé ces vaiſſeaux *nevro-lymphati-*
ques, à cauſe de leur extrême tenuité, qui
les lui a fait paroître comme autant de filamens nerveux. On les nomme aujour-
d'hui lymphatiques artériels & veineux,
parce qu'à raiſon de leur extrême fineſſe,
ils n'admettent dans leur cavité que la partie lymphatique du ſang, dont les molé-
cules ſont infiniment plus tenuës, que
celles de ſa partie rouge ; & ce n'eſt que
dans un état contre nature que les molé-
cules de la partie rouge, s'y inſinuent auſſi.
comme il arrive dans les inflammations.
Ces vaiſſeaux ſe trouvent en quantité ſur
les parties qui ſont naturellement blanches, comme la peau, la conjonctive, vulgairement appellée le blanc de l'œil, &
généralement ſur toutes les membranes,
&c. Ces vaiſſeaux lymphatiques doivent
être diſtingués de ceux qui accompagnent
les glandes conglobées, ou qui ſe voyent
en quantité ſur la ſurface de certains viſcéres, comme ſur celle du foye humain,
& encore mieux ſur celle du foye de
porc, ſur la ratte du veau, &c. On
nomme ces dernieres lymphatiques valvulaires, à cauſe du grand nombre des valvules qui s'y rencontrent ; je ferai mention

* Voyez ſon Traité des Liqueurs.

de ces vaisseaux dans l'*Adénologie*, en traitant des glandes conglobées.

Quoiqu'il soit très-difficile de déterminer le nombre des membranes ou tuniques des vaisseaux sanguins, quelques Auteurs néanmoins les décrivent d'une maniere à donner à entendre qu'elles sont aussi aisées à distinguer, que celles des intestins. M. *Heister* en compte jusqu'à cinq : Il nomme la premiere vasculeuse, la seconde celluleuse, la troisiéme tendineuse, la quatriéme musculeuse, dont les fibres sont circulaires ; celle-ci est la plus considérable, ce qui a donné lieu à M. *Douglas* (*a*) de penser que c'est la seule qui doit être admise, & la cinquiéme est nerveuse. Ces differentes tuniques ne se démontrent que sur les gros troncs, & on préfére même pour cela l'aorte du bœuf, où elles sont plus sensibles que sur l'aorte humaine. M. *Morgagni*, si connu en Anatomie, parlant de ces membranes, dit que la description que les Modernes en ont donnée, se montre assez sur l'aorte du bœuf ; mais non dans l'homme. (*b*)

(*a*) Voyez Jac. Douglasii, Descriptio Peritonaei.

(*b*) Voyez Morgagni, Adv. Anat. II. Animadv. XXXVIII.

Des Artéres en particulier.

TOutes les artéres commencent par deux troncs principaux, dont l'un fort du ventricule droit du cœur, pour aller se distribuer aux poumons; on le nomme *artére pulmonaire*. Le second, qui est appellé *aorte*, prend naissance du ventricule gauche, pour aller se distribuer généralement à toutes les parties, sans en excepter même les poumons, ni le cœur.

L'aorte fournit dès son commencement, deux artéres nommées *coronaires*, dont l'une est antérieure, & l'autre postérieure : elles se distribuent à la substance du cœur, & à celle de ses oreilletes. Les orifices de ces deux vaisseaux se découvrent dans l'aorte, vis-à-vis la partie supérieure des valvules *sigmoïdes*. L'aorte se porte ensuite un peu obliquement à droit, d'où revenant à gauche & en arriere, elle décrit un demi-cercle, appellé la *crosse* de l'aorte, de la partie supérieure de laquelle naissent pour l'ordinaire trois branches considérables ; l'on donne à ces trois branches en commun le nom d'*aorte ascendante*, ou supérieure ; & le tronc continué de l'*aorte*, immédiatement au-dessous de sa *crosse*, s'appelle *aorte* inférieure, ou *descendante*.

II. Partie. P

Les trois branches qui composent l'aorte supérieure, ont chacune de noms particuliers. On nomme la branche qui est à droite, *soûclaviere* droite, celle qui est à gauche, est appellée *soûclaviere* gauche, & la branche qui est au milieu, est connuë sous le nom de *carotide* gauche.

Les artéres *soûclavieres* s'écartent presque transversalement chacune de son côté derriere, & sous les clavicules, d'où leur vient le nom de *soûclavieres*, elles se terminent sur le bord supérieur de la premiere côte, entre les attaches inférieures des muscles scaléne, où elles prennent le nom d'artéres *axillaires*, comme je dirai ci-après. Chaque artére soûclaviere fournit dans ce trajet quatre branches principales connuës sous le nom de *mammaire interne*, de *vertebrale*, de *cervicale* & d'*intercostale supérieure*, ausquelles on doit ajouter la *diaphragmatique supérieure*.

La *soûclaviere* droite donne outre cela naissance à la carotide du même côté.

La *mammaire* interne descend intérieurement le long des côtes près du sternum, & vient se perdre au muscle droit, en fournissant dans son chemin des rameaux à la glande nommée *thymus*, au péricarde & au médiastin; elle en donne aussi d'autres qui traversent les muscles inter-

coftaux pour fe diftribuer aux mammelles.

La *vertébrale* ou *cervicale interne* entre
dans les trous qui font creufés dans les
apophyfes transverfes des vertebres du
col, en fourniffant dans ce chemin des rameaux à la moëlle de l'épine, & aux mufcles voifins. Cette artére étant parvenuë
au haut du col près de l'occipital, elle
fait trois contours differens avant d'entrer
dans le crâne : le premier, qui eft très-
léger, fe trouve dans fon paffage par le trou
oblique de l'apophyfe tranfverfe de la feconde vertebre du col ; le fecond eft à la
fortie de ce trou, près de l'apophyfe
transverfe de la premiere vertebre ; & le
troifiéme, qui eft le plus confidérable, eft
derriere l'apophyfe oblique fupérieure de
cette même vertebre : Cette artére perce
enfuite la dure-mere, & entre dans le
crâne par le grand trou de l'occipital ;
dès fon entrée elle fe porte obliquement
fur l'avance antérieure de cet os, pour s'u-
nir avec fa compagne, & de leur union fe
forme un tronc commun, apellé *vertébral*,
& par quelques-uns *artére bafilaire*, laquelle après avoir fourni plufieurs rameaux à
la moëlle allongée s'avanée jufqu'à l'os
fpénoïde, où elle fe partage en deux
branches, dont chacune commuique

avec la branche poſtérieure de la carotide interne voiſine, & ſe perd dans le lobe poſtérieur du cerveau. Chaque artére vertébrale dès ſon entrée dans le crâne ſe diſtribuë au cervelet, & fournit
outre cela un rameau pour la formation de
l'*artere ſpinale*, qui deſcend le long de la
moëlle de l'épine, à laquelle elle ſe distribuë.

L'*artére cervicale* ſe partage d'abord en
deux branches, dont l'une ſe porte antérieurement pour ſe diſtribuer à la partie
antérieure du col, & particulierement à
la trachée-artére, à l'œſophage & au
pharynx. L'autre branche eſt poſterieu-
re, & ſe diſtribue aux muſcles du col, &
aux parties voiſines.

La *diaphragmatique ſupérieure* deſcend
le long du péricarde, auquel elle fournit
des rameaux, & ſe perd enſuite dans la
partie ſupérieure du diaphragme.

L'*intercoſtale ſupérieure* ſe détache de la
partie inférieure de la ſoûclaviere, deſcend ſur la face interne des deux, trois,
ou quatre côtes ſupérieures, proche des
vertebres, & jette ſous chacune de ces
côtes une branche qui ſe gliſſe intérieurement le long de leur bord inférieur, en ſe
diſtribuant aux muſcles intercoſtaux, &
à la pleure ; quelques rameaux entrent

dans le canal des vertebres. Il arrive quelquefois que cette artére vient de l'aorte inférieure.

La soûclaviere fort de la poitrine, en paffant par l'intervalle que la branche antérieure du mufcle fcaléne laiffe en s'écartant de fes branches poftérieures, & dès fa fortie, elle prend le nom d'*axillaire* : elle fournit quatre branches principales, nommées *mammaire* externe, *fcapulaire* interne, *fcapulaire* externe, & *humerale*.

La *mammaire* externe ou la *thorachique* fe diftribue à la partie antérieure de la poitrine, tant aux mufcles qu'aux mammelles ; la *fcapulaire* interne fournit des rameaux aux mufcles de la face interne de l'omoplate , & la *fcapulaire* externe aux mufcles de fa face externe : l'*humérale* fe diftribuë pricipalement au mufcle *deltoïde*.

L'artére *axillaire* defcend enfuite le long de la partie interne du bras, où elle prend le nom de *brachiale*, n'étant couverte dans cet endroit, non plus que fous l'aiffelle, que de la peau & de la graiffe. Elle fournit dans fon chemin des rameaux aux mufcles voifins, & outre cela dans la partie fupérieure du bras, une branche affez confidérable, qui fe porte obliquement vers fa partie poftérieure ; le long de la quelle elle descend, en s'avançant jusqu'au condyle externe. A mesure que l'artére brachiale descend le long du bras, elle s'avance vers sa partie antérieure, en se cachant sous le muscle biceps, & parvenuë à la partie inférieure du bras, elle passe sous l'aponovrose de ce muscle, & se partage en deux branches principales, nommées *cubitale* & *radiale* : on trouve quelquefois des sujets où cette division se fait à la partie moyenne du bras, & d'autres à sa partie supérieure ; mais la division la plus ordinaire se trouve environ un pouce au-dessous du condyle interne de l'*humerus*.

La branche *cubitale* passe derriere le muscle rond, & dans cet endroit elle fournit trois rameaux assez considérables, dont l'un passe sous les muscles voisins, ausquels elle se distribuë, & remonte derriere le codyle interne pour aller communiquer avec un autre rameau que le tronc brachial a fourni. Le second rameau de la cubitale traverse le ligament *inter-osseux* dans sa partie supérieure, pour se distribuer aux muscles de la partie externe de l'avant-bras ; & le troisiéme descend le long de ce ligament, & parvenu au muscle quarré, il traverse aussi ce même ligament, & va se perdre dans les parties voisines.

La branche *cubitale* continuë sa route le long de l'avant-bras, vis-à-vis le cubitus, couverte par les muscles *sublime* & *cubital* interne ; étant parvenuë au poignet, elle passe sur le ligament annullaire interne & commun, & à côté des os *pisiforme* & *crochu*, où elle fournit un rameau qui se glisse derriere les tendons des muscles *sublime* & *profond*, pour aller faire une arcade au haut de la partie interne & supérieure du *métacarpe*, laquelle se distribuë aux muscles inter-osseux, &c. Ce rameau de la cubitale s'anastomose ensuite avec la branche radiale qui a traversé le muscle adducteur du doigt indice pour se rendre dans la main. La *cubitale* se continuë ensuite dans la main, où elle forme pour l'ordinaire une espéce de crosse, de laquelle se détachent plusieurs rameaux, qui se continuent intérieurement le long des parties latérales des doigts, & principalement des quatre derniers, en s'avançant même jusqu'à leurs extrêmités, où ces rameaux se communiquent. Ces artéres ne sont couvertes dans la main que de l'aponevrose *palmaire*.

Il se rencontre des sujets où la branche cnbitale, au lieu de se glisser derriere le muscle *rond*, comme elle fait ordinairement, passe au-devant de ce muscle, &

se trouve alors si superficielle qu'on la prendroit aisément pour une veine de l'avant-bras, si l'on n'avoit soin d'en examiner les battemens avant de placer la ligature pour la saignée ; car on sçait que cette ligature un peu serrée, rend les mouvemens des artéres moins sensibles : on doit donc observer, comme une chose très-essentielle, de bien s'assurer de la situation des artéres, avant de placer la ligature dans la saignée du bras, si l'on ne veut courir le risque d'ouvrir une artére, au lieu d'une veine qu'on avoit dessein de piquer.

La branche *radiale*, après avoir donné un rameau ou deux, qui remontent vers le condyle externe pour communiquer avec la branche qui a passé obliquement derriere le bras, s'avance devant le tendon du muscle rond, descend le long de la partie interne du *radius*, n'étant couverte vers l'extrêmité inférieure de cet os que des tégumens communs ; elle passe ensuite sous les tendons extenseurs du pouce, traverse le muscle adducteur du doigt indice, fournit des rameaux au pouce, & continuant son chemin vers la partie interne du métacarpe, va s'anastomoser avec le rameau de la branche *cubitale* qui a passé derriere les tendons des muscles sublime & profond.

Les rameaux qui partent du tronc de l'artére brachiale au-deſſus de ſa diviſion, & qui vont communiquer avec ceux qui viennent des branches cubitale & radiale, ſont d'un grand ſecours après l'opération de l'anevriſme faite au pli du coude ; car comme j'ai fait obſerver que l'artére brachiale ne ſe diviſoit pour l'ordinaire qu'au-deſſous de ce pli, l'on conçoit aiſément que la ligature qu'on la coutume d'employer en pareil cas , ayant été faite au tronc même de l'artére , les parties qui compoſent l'avant-bras , étant ſituées au-deſſous, ſeroient privées de nourriture ſans le ſecours de ces vaiſſeaux de communication, qu'on nomme auſſi vaiſſeaux collatéraux ; puiſque c'eſt par eux que les ſucs nourriciers ſe diſtribuent à toutes les parties de l'avant-bras. Il n'en eſt pas ainſi, ſi l'artére brachiale ſe diviſe au-deſſus du pli du coude ; car alors la ligature n'étant faite qu'à une de ſes branches , le ſang a la liberté de ſe diſtribuer à tout l'avant-bras & à la main par la branche qui n'eſt point liée, & ſe diſtribuera même aux parties de l'avant-bras , & de la main qui recevoit leur artére de la branche liée , attendu la communication qui ſe trouve entre les branches cubitales & radiales, comme j'ai dit ci-devant. L'on

P v

pourra aſſurer en quelque maniere le ſuc-
cès de l'opération , ſi la ligature de l'artére étant faite ; le pouls ſe fait ſentir à
l'ordinaire , ce qui ſera une preuve que la
ligature n'eſt point faite au tronc de l'artére, mais à une de ſes branches.

La carotide droite prend naiſſance de
la ſoûclaviere, au lieu que la gauche part
immédiatement de la croſſe de l'aorte.
Elle monte le long de la partie antérieure
du col, à côté de la trachée-artére, n'é-
tant couverte dans ce chemin que par les
muſcles *maſtoïdien* & *péaucier* , ſans fournir de rameaux conſidérables; mais parvenuë à la hauteur du larynx , elle ſe partage en deux branches principales, dont l'u-
ne, & qui paroît comme la continuation
du tronc de la carotide , eſt nommée carotide interne : celle-ci pénétre dans le
crâne, & dans ſon chemin elle forme trois
contours , dont le premier eſt logé dans
le conduit oſſeux du *temporal*, & les deux
autres dans le *réſervoir ſphénoïdal*, ou *ſinus
caverneux* ; & un peu avant ſa ſortie de
ce *ſinus* , elle ſe diſtribuë à l'œil par des
rameaux qui entrent dans l'orbite par la
fente ſphénoïdale , & par le trou optique , elle fournit auſſi des rameaux à la
glande pituitaire. La carotide interne
perce enſuite la dure-mere , & va ſous la

bafe du cerveau gagner le côté de l'entonnoir, à peu de diftance de l'autre carotide, & là elle fe partage en deux branches principales, une antérieure, & une
poftérieure. La branche antérieure après
avoir fait quelque chemin, s'unit par une
anaftomofe ou communication avec la pareille branche de la carotide du côté oppofé, & fe divife enfuite en une infinité
de rameaux, qui fe diftribuent aux parties
antérieures du cerveau. La branche poftérieure communique d'abord avec l'artere bafilaire ou tronc vertebral, & fe
partage enfuite en plufieurs rameaux qui
fe diftribuent aux parties moyenne, &
poftérieure du cerveau.

L'autre branche de la carotide, appellée
carotide externe, donne plufieurs rameaux.
Le premier nommé *thyroïdien* fe diftribuë
au *larynx*. Le fecond nommé *fublingual*
fe diftribuë à la glande *fublinguale*, à la
langue, où il fe nomme artére *ranine*.
Le troifiéme appellé *maxillaire externe*
fournit à la glande qui porte ce nom, &
aux mufcles voifins, & s'avance fur la
mâchoire inférieure pour fe porter vers la
commiffure des lévres; aufquelles il fe
diftribuë; il paffe enfuite à côté du nez
à qui il fournit aufli des rameaux, & vient
gagner le grand angle de l'œil, où il prend

le nom d'artére *angulaire*, laquelle après avoir fourni des rameaux aux paupieres, & à l'œil, & communiqué avec un des rameaux de la carotide interne qui ont paſſé dans l'orbite, elle va ſe perdre aux muſcles frontaux, où elle communique avec l'artére temporale.

Le quatriéme rameau eſt connu ſous le nom d'artére occipitale, parce qu'elle va ſe perdre aux muſcles *occipitaux*. Cette artére ſe diſtribuë à la dure-mere par un rameau qui entre dans le crâne par le trou maſtoïdien.

Le cinquiéme rameau nommé artére auriculaire fournit à l'oreille extérieure; elle entre enſuite dans la caiſſe du tambour pour ſe diſtribuer à la membrane qui la tapiſſe, & aux parties qui y ſont renfermées.

Le tronc de la carotide externe continuë ſa route derriere l'angle de la mâchoire inférieure, & parvenu vis-à-vis ſon apophyſe condyloïde, il donne quatre rameaux principaux, qui ſe ſubdiviſent en pluſieurs autres : Le premier, après avoir fourni au crotaphite pénétre dans l'orbite par la fente ſphéno-maxillaire, pour ſe diſtribuer à l'œil, & à ſes muſcles, ſe diſtribuë auſſi dans l'intérieur du nez par des ramifications qui paſſent par le trou ſphéno-palatin, & au palais par d'autres qui paſſent par le trou *guſtatif*, ou palatin poſtérieur. Le ſecond rameau ſe perd dans la glande parotide. Le troiſiéme, connu de quelques-uns ſous le nom de maxillaire interne, entre dans le conduit de la mâchoire inférieure pour ſe diſtribuer aux dents, en ſort enſuite par le trou mentonnier, pour ſe perdre dans le voiſinage. Le quatriéme des rameaux que la carotide externe fournit, lorſqu'elle eſt parvenuë près le condyle de la mâchoire, ſe nomme *artére de la dure-mere*, & par quelques-uns *artére épineuſe*. Ce rameau entre dans le crâne par le trou nommé petit rond ou épineux, & ſe diſtribuë à toute la dure-mere, en communiquant, non-ſeulement avec l'artére de la dure-mere du côté oppoſé, mais encore avec les autres rameaux que la carotide lui fournit, & qui entrent dans le crâne, ſoit par les trous maſtoïdiens, ſoit par les trous des pariétaux, ou par les orbitaires internes, &c.

La *carotide externe* paſſe enſuite ſur l'apophyſe zygomatique, & ſur le muſcle crotaphite, où elle ſe termine en formant l'artére nommée *temporale*, qui ſe partage en trois rameaux principaux, diſtingués en *antérieur*, en *moyen*, & en *poſtérieur*, leſquels ſe diſtribuent aux muſcles *frontaux* & *occipitaux*, en communiquant non feulement avec les ramifications de l'artére *temporale* du côté oppofé, mais auffi avec celles des artéres nommées *nafales* & *occipitales*.

L'aorte inférieure paroît comme la continuation du tronc de l'aorte, à la différence de l'aorte fupérieure qui eft formée par les branches qui fe détachent de fa *croffe*. Le commencement de l'aorte inférieure répond au corps de la quatriéme vertebre du dos, étant couchée fur fa partie latérale gauche, elle defcend enfuite le long du corps des autres vertebres du dos, & des quatre fupérieures de lombes. Mais à mefure que l'aorte defcend, elle s'avance vers la partie moyenne du corps des vertebres fur lefquelles elle eft couchée, & parvenuë fur la quatriéme des lombes, elle fe partage en deux branches confidérables nommées *iliaques*.

L'aorte inférieure fournit dans tout ce chemin des branches moins confidérables, & plufieurs rameaux. Elle communique avec l'artére pulmonaire par un conduit très-confidérable, nommé *artériel*, qui fe voit en fon commencement, mais qui n'a d'ufage que dans le fœtus; ce qui fait que dans l'adulte, où fon volume fe trouve très-diminué, il n'a plus la forme que d'un ligament.

L'aorte inférieure fournit dans la poitrine plusieurs rameaux ; les premiers se détachent pour l'ordinaire de sa partie antérieure, & vont se distribuer aux poumons, en se portant le long des bronches, d'où vient qu'on les nomme *artéres bronchiales*, lesquelles sont fournies quelquefois par la premiere des intercostales inférieures.

Les artéres *intercostales* inférieures sont pour l'ordinaire au nombre de seize, huit de chaque côté ; elles sortent de la partie postérieure de l'aorte, se portent de côté & d'autre transversalement sur le corps des vertebres, & après avoir fourni des rameaux qui entrent dans le canal des vertebres, & d'autres qui se distribuent aux muscles vertebraux, elles se continuent intérieurement le long du bord inférieur de chaque côte, en se distribuant aux muscles intercostaux & à la pleure ; les intercostales les plus inférieures, c'est-à-dire, celles qui vont aux fausses côtes, se distribuent outre cela aux muscles du bas-ventre.

Il arrive quelquefois que les deux premieres intercostales inférieures, & surtout celles du côté gauche, fournissent aux quatre côtes supérieures de leur côté, les rameaux qui s'y distribuent. L'*aorte* inférieure donne par fa partie antérieure des rameaux à l'œfophage. On nomme ces rameaux, artéres œfophagiennes.

L'aorte inférieure fort de la poitrine en paffant par l'intervale que les tendons ou appendices du diaphragme laiffent entr'elles. Elle fournit, dès fon entrée dans le ventre inférieur, un rameau au côté gauche du diaphragme, appellé artére diaphragmatique inférieure, & outre cela par fa partie antérieure une branche affez confidérable par fon volume, mais qui a très-peu de longueur. On l'appelle communément *tronc cœliaque*; lequel, après avoir fourni un rameau au côté droit du diaphragme, fe partage en trois branches, connuës fous le nom de *coronaire ftomachique*, *d'hepatique*, & de *fplénique*. La *coronaire ftomachique* eft ainfi dite; parce qu'un de fes principaux rameaux embraffe l'orifice fupérieur du ventricule, à peu près comme une couronne; les autres rameaux de cette branche fe diftribuent à la face antérieure & poftérieure de l'eftomac.

Les différens rameaux produits par l'artére ftomachique, ne communiquent pas feulement entr'eux, ils communiquent auffi avec tous les autres rameaux fournis à l'eftomac, tant par l'artére hépatique, que par la splénique. Il arrive assez souvent que la stomachique fournit un rameau considérable qui va se perdre dans le foye, indépendamment de l'artére hépatique qui lui est propre.

La branche *hépatique* fournit quatre rameaux principaux, connus sous le nom d'*artére pylorique*, de *gastro-épiploïque* droite, de *duodénale*, & de *cystique*; La *pylorique* se distribuë à la partie droite & supérieure de l'estomac; la *gastro-épiploïque* droite qui rampe le long de la grande courbure de l'estomac, se distribuë à son fond, & aussi à l'épiploon, la *duodénale* se distribuë au *duodenum*; & la *cystique* distribuë à la vésicule du fiel; celle-ci est quelquefois double. La branche *hépatique*, après avoir fourni tous ces rameaux, va gagner la partie cave du foye, pour se perdre dans la substance de ce viscere.

La branche *splénique* va se distribuer dans la substance de la ratte; elle fournit plusieurs rameaux dans son chemin, qui sont connus sous divers noms. On a nommé vaisseaux courts, ceux qu'elle fournit au grand cul-de-sac de l'estomac, aussi-bien que les veines qui les accompagnent. On a donné le nom de *gastro-épiploïque* gauche au rameau qui se distribuë à la partie latérale gauche du fond de l'estomac,

& à la portion de l'épiploon qui s'y trouve attachée; celui de *pancréatiques*, à ceux qui se distribuent au *pancréas*; & celui d'*épiploïques*, à ceux qui vont à l'épiploon.

La seconde branche que l'aorte inférieure fournit par sa partie antérieure dans le ventre inférieur, est appellée *mésentérique supérieure*. Elle se porte vers le centre du mésentére, en se glissant entre les deux lames dont il est composé, & se divise en plusieurs branches, qui se communiquent d'abord par des arcades réciproques, & dont les rameaux forment de nouvelles communications qui laissent entre elles des espaces de toute sorte de figure, & les rameaux après s'être distribués au mésentére & à ses glandes, vont se perdre aux intestins *iléum*, au *cœcum*, & à la partie droite & supérieure du *colon*, par un grand nombre de ramifications qui embrassent le canal intestinal.

L'aorte inférieure fournit de chaque côté, un peu au-dessous de la méséntérique supérieure, les artéres qui vont aux reins, communément appellés les artéres *émulgentes*; celle du côté droit donne un rameau à la *capsule atrabilaire* de ce côté, tandis que la *capsule atrabilaire* gauche en reçoit un, immédiatement de l'*aorte*.

On voit sortir pour l'ordinaire un pouce au-deſſous des *émulgentes*, deux rameaux connus ſous le nom d'*artéres ſpermatiques*, qui vont gagner dans l'homme les anneaux des muſcles du bas-ventre, en ſe diſtribuant dans ce chemin aux parties voiſines, elles s'engagent enſuite dans les *tuniques vaginales*, & ſe diſtribuent aux teſticules & aux épididymes. Ces vaiſſeaux dans les femmes ne ſortent point du ventre, ils ſe diſtribuent aux *ovaires*, aux *trompes* & à la *matrice*.

L'*aorte inférieure* fournit une troiſiéme branche par ſa partie antérieure, un pouce environ au-deſſous des artéres ſpermatiques, on la nomme *méſentérique* inférieure. Elle ſe diviſe en trois rameaux principaux, dont l'un remonte pour aller gagner le *colon* & communiquer avec la *méſentérique* ſupérieure; le ſecond ſe diſtribuë à la partie inférieure de cet inteſtin; le troiſiéme deſcend derriere le *rectum*, en s'y diſtribuant, & ſe perd dans ſa partie inférieure. On nomme ce dernier rameau *artére hémorrhoïdale interne*.

L'*aorte* fournit outre cela par ſa partie poſtérieure, dans tout ſon chemin dans le ventre inférieur, différens rameaux que l'on nomme *artéres lombaires*, qui ſe diſtribuent principalement à la moëlle de l'épine, & aux muscles voisins.

L'*aorte* étant parvenuë à la quatriéme vertebre des lombes, se partage en deux branches nommées *iliaques*, & fournit dans le même endroit par sa partie postérieure deux ou trois rameaux connus sous le nom d'*artéres sacrées*, qui se distribuent aux parties voisines, mais principalement aux nerfs qui sont dans le canal de l'*os sacrum*.

Chaque branche *iliaque* après avoir fait environ trois travers de doigt de chemin, se divise en deux autres branches d'un volume presque égal, dont l'une se porte dans le bassin de l'*hypogastre*, & la seconde s'avance vers l'arcade des muscles du bas-ventre; on nomme celle-ci *iliaque* externe, pour la distinguer de la premiere, que l'on appelle *iliaque* interne, ou *hypogastrique*, laquelle après avoir fait environ un pouce de chemin, se recourbe un peu obliquement de derriere en devant, & se porte vers la partie latérale de la vessie, où elle prend le nom d'*artére umbilicale*, dont le volume se trouve bien différent dans l'adulte, & dans le fœtus; car dans celui-ci cette artére est très-considérable, & elle fait, comme j'ai déja dit, partie du cordon umbilical, au lieu que dans l'adulte, cette artére se retrécit dès son commencement, & devient même ligamenteuse depuis environ la partie moyenne de la vessie, jusqu'au nombril où elle se termine, ne conservant sa cavité que dans l'endroit où elle fournit des rameaux à la vessie, & aux parties voisines.

L'*artére hypogastrique* fournit ordinairement dans l'endroit de sa courbure quatre ou cinq branches principales, qui se détachent de sa convexité, assez près les unes des autres. Quelquefois elles en naissent séparément ; quelquefois il y en a qui en viennent par un petit tronc commun. Je commence par celle de ces branches qui sort du bassin par la partie supérieure du trou ovalaire. Cette artére fournit des rameaux aux muscles obturateurs, & va se perdre aux *triceps* & au *pectinæus* : On a nommé cette branche, artére *obturatrice*.

Des autres branches, la plus postérieure, après avoir donné quelques rameaux à l'*os sacrum*, passe derriere le muscle *psoas*, auquel elle se distribuë aussi ; & se perd enfin dans le muscle iliaque. Il y a même des rameaux qui pénétrent dans la substance de l'os des iles. On a donné à cette branche le nom de *petite iliaque*.

La troisiéme branche est appellée *ses-*

fiere, elle fort du baffin par la partie fupérieure de l'échancrure appellée *ifchiatique*, paffe au-deffus du mufcle *pyriforme*, auquel elle fournit des rameaux, de
même qu'aux parties voifines, & fe perd
enfin dans le mufcle *moyen feffier* & dans
le *petit*.

La quatriéme branche, nommée *fciatique*, fort du baffin par la même échancrure, en paffant au-deffous du mufcle
pyriforme, & à travers des cordons nerveux qui compofent le nerf *fciatique*,
auquel elle fournit un rameau confidérable qui accompagne ce nerf, fe diftribue
auffi aux mufcles *quadri-jumeaux*, & fe
perd enfin dans le mufcle *grand feffier*:
Un rameau de cette branche paffe fous le
mufcle quarré, & va fe perdre à l'articulation du fémur.

La cinquiéme branche, appellée par
quelques Anatomiftes *honteufe commune*,
fe partage en deux principaux rameaux,
que l'on peut diftinguer en antérieur, &
en poftérieur : l'antérieur fe jette vers
l'union de la veffie au *rectum* dans
l'homme, & après avoir fourni des rameaux aux véficules féminales, au col
de la veffie, aux *proftates* fupérieures,
& aux portions voifines du *rectum*, il
paffe fous l'*os pubis*, à côté d'une veine

confidérable qui eft placée directement fous la fymphife, & il coule le long de la partie fupérieure de la verge, entre cette veine & un nerf, en fe diftribuant en chemin aux corps caverneux, & communique même avec les ramifications d'une branche fournie par l'artére crurale, laquelle fe diftribuë aux tégumens de la verge. On nomme cette branche de la crurale, *artére honteufe cutanée*, pour la diftinguer de la premiere à laquelle on donne le nom d'*artére honteufe externe*. Il fe trouve plufieurs fujets où l'*artére honteufe externe* vient du rameau poftérieur de la *honteufe commune*.

Le rameau antérieur de l'*artére honteufe commune* fort quelquefois immédiatement de l'*hypogaftrique*, principalement dans la femme, où elle fe diftribuë par plufieurs ramifications aux parties latérales de la matrice, lefquelles communiquent, non feulement avec les ramifications de l'artére fpermatique du même côté, mais encore avec les femblables ramifications fournies par l'artére hypogaftrique du côté oppofé.

Le rameau poftérieur de l'*artére honteufe commune*, fort du baffin par la partie inférieure de l'échancrure *ifchiatique*, paſſe derriere l'épine de l'*Iſchion*, ſe gliſſe entre les deux ligamens qui ſont attachés à l'*iſchion* & à l'*os ſacrum*, & gagne la face interne de la tubéroſité de l'*iſchion*, le long de laquelle il ſe continuë juſqu'à la naiſſance du corps caverneux du même côté, ou pour mieux dire, du muſcle éreĉteur qui le recouvre, auquel endroit ce rameau en fournit quelques autres ; ſçavoir, au ſphinĉter de l'anus, auſquels rameaux·on donne le nom d'*artéres hémorrhoïdales externes*. Il y en a deux autres qui vont ſe perdre au bulbe de l'uréthre, dont l'un va à la ſubſtance ſpongieuſe du bulbe, & l'autre au muſcle qui le recouvre. Il s'en trouve un troiſiéme qui pénétre dans le corps caverneux du même côté ; & quelquefois même un quatriéme qui va ſur la verge former la *honteuſe externe*, que j'ai décrite ci-deſſus.

L'*artére iliaque externe* ne fournit de rameaux conſidérables qu'à ſa ſortie par l'arcade des muſcles du bas-ventre ; dans cet endroit elle en fournit deux, que l'on peut diſtinguer en interne & en externe. Le rameau interne, connu ſous le nom d'*artére épigaſtrique*, remonte obliquement en paſſant dans l'homme derriere le cordon des vaiſſeaux ſperma-

tiques ;

tiques , & dans la femme derriere les ligamens ronds , traverſe enſuite l'aponévroſe du muſcle transverſe , vers la partie poſtérieure du muſcle droit , dans lequel il entre environ deux ou trois travers de doigt au-deſſus de l'*os pubis* , & ſe
continuë le long de la face poſtérieure de
ce muſcle , en ſe ramifiant ſur les aponé-
vroſes des muſcles voiſins, & ſe perd enfin en communiquant avec l'artére *mammaire interne*. Le rameau externe ſe porte vers la crête de l'os des iles , pour ſe
diſtribuer aux muſcles transverſes & obliques.

L'*artére iliaque externe* , ayant paſſé
ſous l'arcade des muſcles du bas-ventre
pour ſe continuer le long de la cuiſſe ,
perd ſon nom d'*iliaque* , & prend celui de
crurale. Cette artére fournit dès ſa ſortie
trois rameaux, dont l'un ſe diſtribuë aux
glandes des aînes , & aux parties extérieures de la génération ; l'on nomme ce
rameau artére *honteuſe* cutanée. Des deux
autres , l'un va au muſcle *pectinœus* , &
l'autre à la partie ſupérieurie du couturier ; l'artére crurale fournit enſuite un
peu au-deſſous de ces rameaux trois branches conſidérables, connuës ſous le nom
d'artéres *muſculaires* , & dont il y a une
externe, une moyenne & une interne. Ces

trois branches fortent quelquefois de l'artére *crurale* par un tronc commun, &
quelquefois par deux.

La branche externe fe diftribuë aux
parties fupérieures du mufcle *crural*, du
vafte externe, du *grêle antérieur*, du *fafcia-lata* & du *moyen feffier*, & fournit outre cela un rameau qui fe porte vers la
pointe du *grand trochanter*, pour communiquer avec l'artére *fciatique*, & quelquefois même avec la *honteufe commune.*

La branche moyenne defcend fur la partie interne de la cuiffe entre les mufcles
triceps, aufquels elle fe diftribuë, & ayant
percé le fecond de ces mufcles, elle va
fournir des rameaux à la partie inférieure
du mufcle *grand-feffier*, au demi nerveux, au demi membraneux, & au biceps.

La branche interne fe porte en arriere
vers le *grand trochanter*, & fournit des rameaux aux mufcles *quadri-jumeaux*, &
aux mufcles poftérieurs de la cuiffe.

L'artére *crurale*, depuis l'arcade des
mufcles du bas-ventre jufqu'environ cinq
à fix travers de doigt au-deffous, fe trouve fituée à la partie antérieure & un peu
interne de la cuiffe, n'étant couverte que
de la peau, de la graiffe, de l'aponévrofe
du mufcle *fafcia-lata*, & de quelques

glandes conglobées, & à mesure qu'elle approche du jarret, elle se trouve couverte par les muscles voisins ; elle l'est d'abord par le *couturier*, & traverse ensuite le muscle nommé *triceps* inférieur, pour se rendre au jarret ; ensorte qu'on doit concevoir que de la parrtie presque antérieure de la cuisse, où cette artére étoit d'abord située, elle gagne sa partie interne, & ensuite la postérieure, à mesure qu'elle approche du jarret.

L'artére *crurale* étant arrivée au jarret, où elle n'est couverte que de la peau & de la graisse, perd son nom, & prend celui d'artére *poplitée* ; elle fournit dans cet endroit deux rameaux, un de chaque côté, qui se distribuent aux parties latérales de l'articulation. Cette artére continuë sa route vers la jambe, en passant entre les muscles *jumeaux*, le *plantaire*, & le *poplité*, ausquels elle se distribuë, & se partage en deux branches, dont l'une est antérieure & l'autre postérieure. La branche antérieure, appellée *tibiale* antérieure, perce le ligament inter-osseux dans sa partie supérieure, descend le long de ce ligament, vient se rendre au-dessus du pied, en passant sous le ligament annulaire externe commun, & en fournissant dans son chemin des rameaux aux parties voisines ; étant arrivée au-dessus du pied , elle continuë sa route vers le gros orteil , où elle se partage en deux principaux rameaux , dont le plus considérable se rend à la plante du pied , en traversant les muscles qui occupent l'intervalle des deux premiers os du *métatarse* , & communique avec la branche que je décrirai ci-après. Le second rameau se distribue au gros orteil.

La branche postérieure , après avoir passé sous le jarret , se subdivise en deux autres branches , dont l'une se nomme artére *tibiale postérieure* , & l'autre l'artére *péroniere* ; la premiere , qui est la plus considérable , descend le long de la partie postérieure interne du *tibia* , s'avance jusqu'à la *malléole interne* , se distribue dans ce chemin aux muscles voisins ; & fournit même un rameau assez considérable qui passe par le conduit qui se remarque à la partie postérieure & presque supérieure du *tibia* , & qui pénétre jusques dans le canal de la *moëlle*. Cette branche étant parvenuë derriere la *malléole interne* , se glisse sous la plante du pied , en passant entre le muscle *thenar* , & la partie concave du *calcaneum* , auquel endroit elle se partage en deux rameaux principaux , dont le plus considérable , appellé *plantaire ex-*

terne, se porte vers le côté extérieur de la plante du pied, & s'avance jusqu'à l'extrêmité antérieure du cinquiéme os du *métatarse*, d'où il se porte transversalement vers le premier de cet os, en faisant une espéce d'arcade, de laquelle se détachent les rameaux qui vont aux orteils, & va enfin s'anastomoser avec la branche qui a passé sur le pied entre le premier & le second os du *métatarse*. Le second rameau, appellé *plantaire interne*, étant parvenu par-delà le milieu de la plante du pied, se partage en deux autres petits rameaux, dont l'un va au gros orteil, & communique avec un rameau de l'artére *tibiale* antérieure; l'autre se distribuë aux premieres phalanges des orteils suivans.

La seconde branche, nommée *péroniere*, descend le long de la face postérieure du *péroné*, étant située entre le muscle *soléaire* & le fléchisseur du pouce, ausquels elle fournit des rameaux, & parvenuë à la partie inférieure de la jambe, elle traverse le ligament *inter-osseux* pour passer à la partie supérieure du pied, & se distribuë principalement au *tarse*, où elle finit. Cette branche communique dans son chemin avec la *tibiale postérieure*.

Je ne dis rien des communications nombreuses que les artéres ont entr'elles, &

Q iij

que l'on découvre aifément par le fecours
des injections, ou par une adreffe & une
patience femblables à celles du célébre B.
Euftache, Anatomifte Romain, qui vi-
voit en l'année 1552. comme on en peut
juger par quelques-unes de fes belles Ta-
bles d'Anatomie.

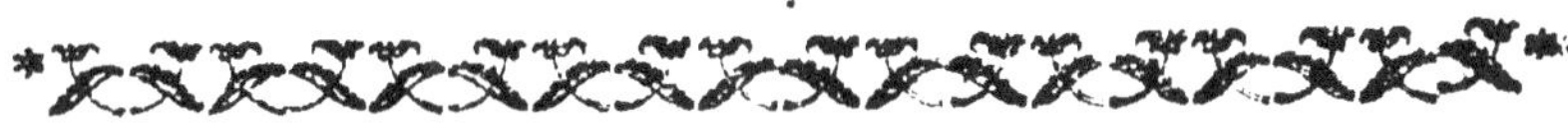

CHAPITRE II.

Des Veines en général.

LEs *Veines* font les vaiffeaux qui rapportent de toutes les parties au cœur
une portion du fang qui avoit été diftribué
dans ces mêmes parties par les artéres.

Les veines commencent où les artéres fi-
niffent; on peut même les confidérer comme des artéres continuées. Elles ne font
dans leur origine que des conduits d'une
petiteffe indéfinie, & de l'union de plufieurs rameaux les uns avec les autres ; il
fe forme des troncs d'une groffeur plus
confidérable, laquelle augmente d'autant
plus, qu'ils s'éloignent de leur origine, &
qu'ils approchent du cœur.

Les veines n'ont point de mouvement
apparent, & il fe rencontre dans leur cavi-

té des membranes disposées en *soupapes* ou *valvules*, qui facilitent le cours du sang vers le cœur, en empêchant son retour vers les extrêmités.

La figure de ces valvules est sémi-lunaire; elles sont attachées seulement par leur bord convexe, & le bord concave qui est libre est tourné vers le cœur. Ces valvules sont quelquefois solitaires, & quelquefois, il s'en trouve deux ou trois ensemble.

Les veines ont moins d'épaisseur que les artéres ; ce qui a donné lieu aux Anciens de croire que les veines n'étoient formées que d'une simple membrane ou tunique, & que les artéres en avoient deux ; mais les Modernes ont découvert que les veines sont composées à peu près des mêmes tuniques que les artéres, avec cette différence néanmoins qu'elles y sont plus minces, & n'ont point le même arrangement. La premiere de ces tuniques est membraneuse, n'étant faite que de plusieurs filets qui s'étendent pour la plûpart suivant la longueur de la veine; la seconde est vasculeuse; la troisiéme glanduleuse, & la quatriéme est faite de plusieurs fibres annulaires, que quelques-uns disent être musculeuses. On fait voir pour l'ordinaire ces différentes tuniques des veines sur la veine-cave du bœuf, son épaisseur

dondant plus de facilité pour la démonftration de ces membranes.

On doit obferver en général que toutes
les artéres font accompagnées dans leurs
diftributions d'autant de veines , & qu'il
fe trouve le plus fouvent deux veines pour
une feule artére. Il n'en eft pas ainfi des
veines ; car on en rencontre plufieurs qui
ne font accompagnées d'aucune artére ,
telles font pour l'ordinaire les veines extérieures des bras & des jambes, &c. On
voit par-là que les ramifications des veines font plus nombreufes que celles des
artéres. On obferve auffi que les troncs &
les principales branches , tant des artéres
que des veines, confervent ordinairement
la même fituation dans tous les fujets ,
mais qu'il n'en eft pas ainfi de leur ramification, principalement aux veines ; car
leur fituation varie beaucoup, non feulement dans plufieurs fujets , mais même à
l'égard des membres d'un même fujet.

Il y a trois veines principales dans le
corps de l'homme, connuës fous les noms
de *veine-cave*, de *veine-porte* , & de *veine
pulmonaire*.

ARTICLE PREMIER.

De la Veine-Cave.

LA *Veine-Cave* comprend deux principaux troncs que l'on connoît sous les noms de *veine-cave* supérieure, & de *veine-cave* inférieure, ou sous ceux de *veine-cave descendante*, & de *veine-cave ascendante*, par raport au cours du sang qui coule dans leur cavité. Ces deux principaux troncs se réunissent à l'oreillette droite du cœur, & y déchargent le sang qu'ils ont reçu des parties avec lesquelles ils communiquent.

La *veine-cave* supérieure ou *descendante* s'étend depuis l'oreillette droite du cœur, jusqu'à la partie supérieure du *sternum*. Il y a une veine assez considérable qui vient s'y décharger ; cette veine n'a point pour l'ordinaire de compagne, d'où vient que les Grecs l'ont nommée *azygos*, & les Latins la connoissent sous le nom de *vena sine pari*, la veine sans paire. La veine *azygos* est couchée antérieurement le long de la partie latérale droite du corps des vertebres du dos, pénétre dans la cavité du ventre inférieur, en passant entre les deux appendices du diaphragme, &

Q v

va communiquer avec la veine *emulgente* droite ; elle reçoit dans son chemin les huit intercostales inférieures de chaque côté, & quelquefois même les quatre intercostales supérieures, aussi bien que les deux petites veines qui ont reçu le sang des artéres *bronchiales*.

La *veine-cave* supérieure paroît formée de deux branches considérables, nommées *soûclavieres*, qui semblent être faites de deux autres branches de veines, appellées *axillaires*, que je décrirai ci-après.

La veine *soûclaviere* du côté droit a moins de longueur que celle du côté gauche ; ce qui dépend de la situation de la veine-cave, qui ne répond pas au milieu du corps des vertebres, mais à leur partie latérale droite : elles reçoivent néanmoins le sang des mêmes parties, & par des veines connuës sous les mêmes noms ; on observe seulement que la soûclaviere gauche reçoit l'extrêmité du canal *thorachique* ; car on ne voit que très-rarement ce conduit se décharger dans les deux soûclavieres en même tems.

Les veines qui se déchargent dans les soûclavieres, ont reçu leurs noms des artéres qu'elles accompagnent ; c'est pourquoi on les nomme *mammaires internes*, *vertébrales*, *thymiques*, & *diaphragmati-*

ques supérieures, & le plus souvent les *intercostales supérieures* vont aussi s'y décharger.

Les *soûclavieres* reçoivent outre cela les veines *jugulaires*, que l'on distingue en *internes* & *externes*. Les *internes* commencent à la fin des *sinus latéraux*, descendent le long de la partie antérieure du col, à côté de la trachée-artére, joignant les *carotides*, & vont se rendre aux *soûclavieres*; elles reçoivent dans leur chemin plusieurs rameaux de veines qui établissent une communication, non seulement entre les deux *jugulaires internes*, mais même de celles-ci avec les *jugulaires externes*.

Les veines *jugulaires externes* sont situées le long des parties latérales du col, n'étant couvertes que de la peau, de la graisse, & des muscles *péauciers*; elles reçoivent les veines qui rapportent le sang de la face de l'extérieur du crâne, & d'une partie du col. La plûpart de ces veines ont des noms particuliers, ou pour mieux dire, portent les mêmes noms que les artéres qu'elles accompagnent, si l'on en excepte la *préparate*, qui répond à l'artére du front : les autres veines sont de chaque côté la *temporale*, l'*occipitale*, l'*angulaire*, la *maxillaire* externe, la *maxillaire* interne, la *ranine*, ou *ranule*, &c.

La veine *temporale* répond à l'artére du même nom, de même que l'*occipitale*, l'*angulaire* à l'artére du grand angle de l'œil, la *maxillaire* externe à l'artére qui paſſe ſur le milieu de la bâſe de la mâchoire inférieure, la *maxillaire* interne à l'artére qui ſe diſtribuë aux dents, & la *ranine* à l'artére qui ſe diſtribuë à la langue, & qui rampe le long de ſa partie inférieure.

Ces veines reçoivent auſſi le plus ſouvent deux branches nommées *cervicales*, qu'on diſtingue en antérieure & en poſtérieure, eu égard à leur ſituation; les unes étant placées à la partie antérieure du col, & les autres à ſa partie poſtérieure. Quelquefois ces veines vont ſe décharger dans les *jugulaires* internes.

Il faut remarquer que les *jugulaires externes* communiquent avec les ſinus de la dure-mere par quelques-unes des veines qui vont s'y décharger, comme par l'*angulaire*, par la *temporale*, l'*occipitale*, &c.

On doit ajoûter à toutes ces différentes veines qui vont ſe décharger dans les ſoûclavieres, celle du bras, que l'on nomme *céphalique*.

Les veines *axillaires* ſe déchargent dans les ſoûclavieres, en paſſant entre la *clavicule* & la *branche* antérieure du muſ-

cle *fcaléne*. Elles reçoivent plufieurs veines qui portent le nom des artéres qu'elles accompagnent; fçavoir, la *fcapulaire*
interne, la *fcapulaire* externe, la *mammaire* externe, & l'*humérale*; elles reçoivent
enfi le fang de toute l'extrémité fupérieure par plufieurs veines, que l'on peut
diftinguer en deux claffes; la premiere,
comprend celles qui ne font accompagnées
pour l'ordinaire dans leur route d'aucune
artére; la feconde renferme celles qui
accompagnent les artéres; il fe trouve le
plus fouvent deux veines pour une feule
artére. Les veines de la premiere claffe
font les plus extérieures, n'étant couvertes que de la peau & de la graiffe. Les
fecondes au contraire fe trouvent plus profondes, à l'exception néanmoins des endroits où j'ai dit que les artéres fe trouvent fuperficielles, comme à l'aiffelle,
le long de la partie interne du bras, à la
partie inférieure du rayon, &c.

Les veines qui accompagnent les artéres, communiquent en plufieurs endroits
avec les veines extérieures, comme au pli
du coude, au poignet, &c.

On a donné des noms particuliers à la
plûpart des veines extérieures : On a nommé *falvatelle* la veine qui fe remarque
fur la main entre le doigt annulaire &

l'auriculaire : Quelques-uns ont appellé *céphalique* du pouce, celle qui rampe le long de ce doigt : On a donné le nom de *radiales* & de *cubitales* à celles qui rampent le long de l'os du coude & du rayon ; les *radiales* se réunissent au haut de la partie interne & supérieure de l'avant-bras, & composent la veine *céphalique* qui monte le long de la partie externe du bras, va gagner la ligne qui sépare les muscles *deltoïde* & *pectoral*, pour se décharger en-suite dans la soûclaviere.

Les branches *cubitales* se réunissent au haut de la partie interne & postérieure de l'avant-bras, & composent la veine *basi-lique* qui communique au pli du coude avec la *céphalique*, par une, & quelquefois par deux branches obliques connuës sous le nom de veines *médianes*. Il se trouve le plus souvent une branche assez considérable qui est située plus en arriere que la *basilique*; on la nomme *cubitale*. Ces deux veines vont gagner la partie interne du bras, pour se décharger dans les veines qui accompa-gnent l'artére *brachiale*, & toutes ensem-ble vont former au haut du bras un seul tronc, connu sous le nom de veine *axillaire*.

La *veine-cave inférieure*, ou *ascendante*, s'étend depuis la quatriéme vertebre des lombes, jusqu'à l'oreillette droite du cœur. Elle est couchée le long de la partie latérale droite du corps de ces vertebres, & à mesure qu'elle approche du diaphragme, elle se porte plus à droit pour gagner la partie postérieure du foye, & traverse le côté droit du diaphragme dans sa portion aponévrotique, communément appellée son *centre nerveux*; elle pénétre enfin dans le *péricarde* pour se rendre au cœur. La veine-cave reçoit dans ce trajet plusieurs veines qui rapportent le sang des parties voisines; comme les *phréniques* qui viennent du diaphragme; les *hépatiques* du foye; les *émulgentes* des reins; les *adipeuses*, qui reviennent des enveloppes graisseuses des reins; les *capsulaires* qui reviennent des capsules atrabilaires; & la *spermatique droite* qui dans l'homme vient du *testicule* droit de l'*épididyme* & de ses enveloppes, & dans la femme de l'*ovaire* & de la *trompe* du côté droit. La *spermatique gauche* se décharge, comme j'ai dit ailleurs, dans l'*émulgente* du même côté. La veine-cave reçoit outre cela les veines *lombaires* qui accompagnent les artéres du même nom; elle reçoit enfin les iliaques, dont elle ne semble être que la continuation; & dans l'angle qui résulte de l'union des iliaques, vont se décharger les veines *sacrées* qui reviennent de l'os *sacrum*, des nerfs & des membranes voisines.

Il se remarque dans le commencement de la *veine-cave* inférieure près du cœur, une valvule assez semblable à celles des autres veines, on la nomme la valvule d'*Eustache* : j'en ai parlé en traitant du fœtus ; elle est attachée à la paroi antérieure de ce vaisseau, & occupe la moitié de son diamêtre, la substance de cette valvule se trouve quelquefois réticulaire, au lieu d'être membraneuse.

Les veines *iliaques* sont composées de deux branches de même que les artéres du même nom, & ces branches sont distinguées en interne & en externe ; l'*iliaque interne*, surnommée *hypogastrique*, reçoit au moins tout autant de rameaux de veines, que l'artére du même nom a fourni de rameaux d'artéres, & tous ces différens rameaux s'accompagnent daus leurs distributions. Il en est de même de la veine *iliaque externe*, c'est-à-dire, qu'elle suit la route de l'artére du même nom ; & les différens rameaux qui viennent s'y décharger, accompagnent les ramifications artérielles.

La veine *iliaque externe* se trouve continuë à une autre veine appellée *crurale*, qui suit la route de l'artére de ce nom, c'est-à-dire, qu'elle passe sous l'arcade des muscles de l'*bdomen*, & reçoit non seulement les branches de veines qui ont accompagné toutes les ramifications de l'artére *crurale*, mais encore plusieurs autres qui ne sont accompagnées d'aucune artére; ce qui a donné lieu de distinguer les veines de l'extrêmité inférieure en deux classes, de même que celles de l'extrêmité supérieure. La premiere comprend les veines qui ne sont pour l'ordinaire accompagnées d'aucune artére ; & sous la seconde sont renfermées celles qui accompagnent les artéres ; celles-ci sont en plus grand nombre que les premieres, puisqu'il se trouve ordinairement deux veines pour une seule artére. Les premieres sont les plus extérieures, n'étant couvertes que de la peau & de la graisse ; les secondes se trouvent plus profondes, à l'exception néanmoins des endroits où j'ai dit que l'artére étoit superficielle, comme à la partie supérieure de la *cuisse*, au *jarrêt*, &c.

Les veines qui accompagnent les artéres, communiquent en plusieurs endroits avec les veines extérieures, comme au *jarret*, à la sinuosité du *calcaneum*, &c.

On a donné des noms particuliers à la plûpart des veines extérieures, comme celui de *saphéne interne*, de *saphéne externe*, & de *surale*. On a nommé *saphéne interne*, cette branche affez confidérable qui eft couchée pour l'ordinaire fur la *malléole interne*, & qui paroît formée de plufieurs rameaux qui rampent fur la partie fupérieure & interne du pied ; cette veine fe continuë le long de la partie latérale interne de la jambe, & s'avance jufqu'à la partie fupérieure de la cuiffe, pour fe décharger dans la veine *crurale*, à deux travers de doigt de l'*aîne*. La *faphéne externe* qui eft couchée fur la *malléole externe*, monte le long de la partie externe & un peu poftérieure de la jambe, & va fe décharger dans les veines qui accompagnent l'artére *crurale*, à l'endroit du *jarret* ; elle paroît formée des rameaux qui rampent fur la partie fupérieure & externe du pied. La *furale* rampe le long de la partie poftérieure de la jambe, & vient auffi fe décharger au *jarret* dans les veines qui accompagnent l'artére *crurale*.

Les veines qui ont accompagné les ramifications de l'artére *crurale* dans la jambe & au pied, fe réuniffent au *jarret* pour former enfemble une feule & quelquefois deux groffes branches, connuës fous le nom de veines *crurales*, qui continuent d'acompagner l'artére *crurale*, en s'avançant vers le haut de la cuiffe, où ces veines fe compofent pour l'ordinaire qu'un feul

tronc qui va s'unir à *l'iliaque externe* :
Ce tronc se nomme la veine *crurale*, laquelle reçoit le sang de toute l'extrêmité inférieure, & d'une portion des muscles du bas-ventre.

Il faut remarquer que la veine *crurale* au haut de la cuisse ; se trouve située du côté du pubis, & au côté intérieur de l'artére, en la couvrant néanmoins un peu, & elle conserve cette même situation, jusqu'environ trois travers de doigt au-dessous de l'aîne, auquel endroit l'artére *crurale* devient antérieure à la veine, & se continuë ainsi jusqu'à leur passage au travers du muscle triceps inférieur *.

La veine-cave rapporte dans l'oreillette droite du cœur tout le sang que lui ont fourni les différentes branches & les rameaux de veines que je viens de décrire.

Quoique les veines ne semblent avoir aucun mouvement, cependant il est des cas, où quelques-uns de ces vaisseaux, & sur-tout les jugulaires externes se meuvent aussi sensiblement que les artéres **.

* Voyez là-dessus Morgagni, Advers. Anat. 11. Animad. XLV.

** Voyez *Lancisi*, de *Motu Cordis*, & *Aneurismat.* & M. *Morand*, sur quelques accidens dans les Organes de la Circulation. Mémoires de l'Académie des Sciences, année 1732.

ARTICLE II.

De la Veine-Porte.

LA veine-porte eſt un tronc de veine aſſez conſidérable, formé par deux branches principales, dont l'une reçoit le ſang qui revient de la ratte, du pancréas, & d'une partie de l'eſtomac, & on nomme cette branche *veine ſplénique* ; l'autre reçoit celui qui revient des inteſtins & du méſentere, & on nomme celle-ci *méſentérique*. Ce tronc de veine pénétre la ſubſtance du foye par ſa partie cave, & avant ſon entrée il forme comme deux autres branches, l'une à droit & l'autre à gauche ; c'eſt le partage du tronc de cette veine en ces deux branches que l'on nomme le ſinus de la veine-porte.

Toutes les veines qui vont ſe décharger dans la veine-porte, ſoit dans ſon tronc, ſoit dans ſes branches répondent aux ramifications de l'artére *cœliaque*, de la *méſenterique ſupérieure* & à celles de la *méſenterique inférieure*.

Les veines qui vont ſe décharger dans le tronc de la veine-porte, ſont connuës ſous les mêmes noms que les artéres qu'elles accompagnent : il y en a cinq principales, fçavoir, la *pylorique* qui vient du *pylore*, la *gaſtro-épiploïque* droite qui vient de la partie droite & inférieure du fond de l'eſtomac & de la portion de l'épiploon qui s'y trouve attachée, l'*inteſtinale* ou *duodenale* qui revient du *duodenum*, & les deux *cyſtiques* qui viennent de la *véſicule* du *fiel*.

Les veines qui ſe déchargent dans la branche *ſplénique*, portent auſſi les mêmes noms que les artéres qu'elles accompagnent : elles ſont pluſieurs, fçavoir, la *coronaire ſtomachique* qui vient de l'orifice ſupérieur de l'eſtomac, la *gaſtro-épiploïque* gauche qui vient de la partie gauche & inférieure du fond de l'eſtomac, & de la portion de l'épiploon qui s'y trouve attachée ; l'*épiploïque* qui revient de l'*épiploon*, & l'*hémorrhoïdale interne*, ou la *méſentérique inférieure* qui vient de l'inteſtin *rectum*, & même d'une bonne portion du *colon*, d'où vient que quelques-uns nomment cette veine *colo-hémorrhoïdale*. La *ſpléni-que* reçoit outre cela les veines, qui de même que les artéres qu'elles accompagnent, ſont connuës ſous le nom de vaiſſeaux courts, & celles qui viennent du pancréas, nommées *pancréatiques*.

La branche *méſenterique*, appellée de quelques-uns *méſentérique ſupéreure*, reçoit principalement les veines qui ont accompagné les différentes ramifications de l'artére *méfentérique fupérieure*; & les différens rameaux qui vont fe décharger dans cette veine, communiquent avec ceux de la *méfentérique inférieure*.

La *veine-porte* allant fe rendre dans le foye, on ne doit point s'étonner fi les perfonnes qui ont quelque obftruction ou embarras dans ce vifcére, font fujettes non feulement aux hémorrhoïdes internes; mais encore à une hydropifie afcite : En effet, l'expérience fait voir que lorfque le cours du fang fe trouve rallenti dans une partie, fa férofité s'infiltre dans la fubftance de cette partie, & quelquefois même s'y épanche, fi cette partie forme une cavité. Le gonflement œdemateux qui furvient aux jambes & aux cuiffes des femmes enceintes fur la fin de leur groffeffe, eft une preuve de l'infiltration de cette férofité, & l'hydropifie afcite qui fuccéde au Skirre du foye, en prouve l'épanchement.

Quant à la veine *pulmonaire*, elle rapporte dans l'oreillette gauche du cœur le fang qui revient des poumons, comme il a été dit.

SECTION QUATRIE'ME.

De la Nevrologie.

ARTICLE PREMIER.

Des Nerfs en général.

A *Nevrologie* eſt cette partie de l'Anatomie qui traite des nerfs.

Les nerfs ſont des cordons formés de l'aſſemblage de pluſieurs filets qui viennent de la moëlle allongée renfermée dans le crâne, & de celle qui eſt contenuë dans le canal des vertebres, communément appellée *moëlle de l'épine*, & vont ſe diſtribuer dans toutes les parties du corps.

Quoique les différents filets qui compoſent les nerfs, ne montrent aucune cavité, cependant preſque tous les Phyſiciens penſent qu'ils ſont creux, ou du moins diſpoſés de maniere à laiſſer couler à travers leur ſubſtance un fluide ſpiritueux , qui vient du cerveau , du cervelet , &c. lequel étant diſtribué dans toutes les parties du corps, ſert principalement à leur mouvement & au ſentiment.

Les nerfs ſont diſtingués en deux claſ-ſes ; la premiere comprend ceux qui tirent leur ſource de la moëlle allongée ; & ſous la ſeconde ſont renfermés ceux qui vien-nent de la moëlle de l'épine. Il y a dix paires de nerfs qui viennent de la moëlle allongée, & il y en a trente qui ſortent de la moëlle de l'épine ; on nomme ces der-niers *vertebraux*, auſquels on doit ajoûter les nerfs acceſſoires de *Willis*, ou les com-pagnons de la huitiéme paire ; mais à tous ces différens nerfs on doit encore joindre deux autres qui s'étendent antérieure-ment le long des vertebres , depuis la tête juſqu'à l'extrêmité de l'*os ſacrum*; on nom-me ceux-ci les nerfs *intercoſtaux*, ils com-muniquent dans leur route avec tous les nerfs vertebraux , & il ſe trouve à l'en-droit de leur communication autant de petites éminences ou tubercules , dont la couleur & la conſiſtence répondent aſſez à celle des nerfs ; on nomme communé-ment ces éminences *ganglions*. La plus conſidérable ſe remarque antérieurement ſur la racine de l'apophyſe transverſe de

la

la premiere vertebre du col, ayant une figure olivaire fort oblongue, & étant d'une consistence un peu mollasse. On rencontre aussi au commencement des nerfs vertébraux des *ganglions*, mais qui sont plus petits que celui dont je viens de parler, & en même tems d'une figure irrégulierement arrondie. Mais outre ces *ganglions*, il s'en trouve quelqu'autres dont je ferai mention dans la suite.

On a découvert par la dissection, que les *ganglions* sont principalement composés de fibres nerveuses, & de quelques autres plus considérables qui paroissent charnuës, le tout est parsemé de quantité de vaisseaux sanguins, & recouvert de la pie-mere & de la dure-mere. * On peut donc concevoir les *ganglions* comme formés par l'entrelacement différent des nerfs qui vont se rendre à ces éminences, ou qui en partent. Quelques-uns pensent que les *ganglions* sont à l'égard des nerfs ce que les glandes conglobées sont à l'égard des vaisseaux lymphatiques, c'est-à-dire, qu'ils affermissent dans leur route les différens nerfs qui s'y rendent, ou qui en partent. M. *Winslow* regarde les *ganglions* de chaque nerf intercostal, comme autant

* Voyez dans M. *Morgagni* la Dissertation *de gangliorum structurâ & usu*, par M. *Lancisi.*

II. Partie. R

d'origines de ces nerfs, & par conséquent comme autant de petits cerveaux.

On observe que les deux cordons qui composent la huitiéme paire des nerfs qui viennent de la moëlle allongée, se communiquent l'un à l'autre par plusieurs ramifications, & qu'ils en font de même, en plusieurs endroits avec les ramifications de chaque nerf intercostal, & forment des entrelacemens particuliers que l'on nomme *plexus* ; on les appelle *plexus gangliformes*, lorsqu'au centre de l'entrelacement des ramifications nerveuses, il se rencontre une espéce de nœud en forme de *ganglion*.

A R T I C L E I I.

Des Nerfs en particulier.

LA premiere paire des nerfs de la *moëlle allongée*, est celle des *olfactifs*, qui naissent de la partie antérieure & inférieure des corps cannelés, sortent du crâne par les trous de l'os *ethmoïde*, & vont s'épanouir sur la membrane qui revêt les lames spongieuses du nez, pour la sensation de l'*odorat*.

Ces nerfs grossissent en s'approchant de l'os *ethmoïde*, & leurs filets en traversant sa lame cribleuse sont renfermés chacun en particulier dans autant de gaines de la dure-mere.

La feconde paire eft celle des *optiques*, qui femblent tirer leur origine des éminences appellées *couches des nerfs optiques*, & fortant du crâne par les trous nommés *optiques*, ils vont fe perdre dans l'œil, où ils forment par leur épanouiffement la membrane nommée *rétine*.

Ces nerfs dans leur chemin s'uniffent l'un & l'autre au-devant de l'entonnoir, & fe croifent même, fuivant les obfervations de M. *Petit*, Docteur en Médecine; ils ne percent point la partie poftérieure de l'œil vis-à-vis la prunelle, mais un peu plus bas, & vers le côté interne.

La troifiéme paire eft celle des *moteurs des yeux* : ils viennent du bord antérieur de l'éminence annulaire, fortent du crâne par la fente *fphénoïdale*, & fe partagent en quatre branches, dont l'une va fe diftribuer au mufcle releveur de l'œil, & fournit des filets au releveur de la paupiere; les trois autres vont aux mufcles de l'œil, nommés abaiffeur, abducteur, & petit oblique; mais outre ces branches, cette paire en fournit une petite très-courte, qui le plus fouvent vient du commencement de la branche qui fe diftribuë au petit oblique. Cette petite branche forme d'abord un petit *ganglion* lenticulaire, qui jette plufieurs filets très-fins autour du nerf optique, lefquels après avoir percé la membrane *fclérotique*, fe gliffent enfuite entre cette membrane & la *choroïde* juf-qu'à l'*iris*, & s'y diftribuent par des rami-fications très-déliées. Ce *ganglion* fournit encore d'autres filets qui communiquent avec le rameau nafal de la brance *ophthal-mique*, que je décrirai ci-après.

La quatriéme paire eft celle des nerfs *pathétiques*, qui naiffent derriere les émi-nences nommées *teftes*, de l'expanfion médullaire appellée *valvule* de M. *Vieuf-fens*, fortent du crâne par la fenne *fphé-noïdale*, & vont fe perdre au mufcle de l'œil nommé *grand oblique*.

La cinquiéme tire fon origine antérieu-rement des parties latérales de l'éminence annulaire, par plufieurs filets qui forment deux gros troncs un peu applatis. Chacun de ces troncs fe partage en trois groffes branches, diftinguées en antérieure, en moyenne, & en poftérieure.

L'antérieure, furnommée *ophthalmi-que* s'avance vers la fente *fphénoïdale*, pour entrer dans l'*orbite*, communique dans ce trajet par un filet ou deux avec la fixiéme paire, & concourt par là à la formation du *nerf intercoftal*; elle fe partage enfuite

en trois rameaux appellés *frontal, nasal* &
lachrymal. Le rameau frontal sort de l'orbite par le trou sourcilier, & va se perdre
dans le muscle orbiculaire des paupieres,
& dans le muscle frontal. Le rameau nasal
après avoir communiqué par un ou deux filets evec le *ganglion lenticulaire* de la troisiéme paire, se partage en deux autres rameaux, dont l'un rentre dans le crâne,
en passant par le trou orbitaire interne, &
en ressort de nouveau par le strous de la lame cribleuse de l'os *ethmoïde*, pour se perdre sur la membrane pituitaire qui revêt les
cellules de cet os ; l'autre rameau va gagner
le grand angle de l'œil pour se distribuer
au sac lachrymal, & aux parties voisines.
Le troisiéme rameau de la branche *ophthal-
mique*, nommé *lachrymal*, va se perdre dans
la glande *lachrymale.*

La branche moyenne surnommée *maxillaire supérieure*, sort du crâne par un
trou du *sphénoïde*, à qui elle donne son
nom, & se partage en deux rameaux principaux, qu'on peut distinguer en supérieur
& en inférieur ; le supérieur entre dans
l'orbite par la fente *sphéno-maxillaire*, &
après avoir donné un filet qui va passer par
le petit trou de l'os de la pommette pour se
distribuer aux parties voisines, il s'insinue

dans le conduit creufé le long de la partie inférieure de l'orbite, auquel on donne le nom de *maxillaire fupérieur* ; dans ce trajet il fournit des filets aux racines des dents molaires les plus antérieures, & à celles des dents canines & incifives, & fort enfuite de ce conduit pour fe diftribuer au mufcle orbiculaire des paupieres, aux mufcles du nez, & à ceux des lévres qui font dans le voifinage.

Le rameau inférieur furnommé le *palatin*, defcend le long de l'apophyfe *ptérigoïde* pour fe rendre au palais, en paffant par le canal formé de l'union de cette apophyfe avec l'os *maxillaire* & celui du palais : dans ce trajet il fournit des filets qui s'infinuent par de petits trous creufés dans la face externe de l'os *maxillaire fupérieur*, pour fe diftribuer aux dents molaires poftérieures. Le rameau palatin avant que d'arriver au palais, fe partage en deux autres rameaux, dont l'un paffe par le trou *palatin-fpénoïdal*, pour fe diftribuer dans l'intérieur du nez au *finus fphénoïdal* & à la *trompe* d'*Euftache*. Le fecond continuë fa route dans le conduit où il eft logé, & il en fort par le trou guftatif qui termine ce conduit, & fe diftribuë à la membrane glanduleufe du palais, à fa portion charnuë appellée le *voile* du palais ; quelques

filets même s'avancent jufqu'au trou palatin antérieur.

La troifiéme branche & en même tems
la plus confidérable de la cinquiéme paire,
s'appelle *maxillaire Inférieure*; elle fort du
crâne par le trou nommé auffi *maxillaire
inférieur*, & immédiatement après fa fortie elle jette trois ou quatre rameaux affez
courts qui fe diftribuent aux mufcles voifins, cette branche fe partage enfuite en
deux rameaux principaux. Le premier
s'infinuë dans le conduit *maxillaire inférieur*, & en le parcourant, fe diftribuë
aux dents de la mâchoire inférieure, &
fort enfuite de ce conduit par le trou mentonnier pour fe perdre dans la lévre inférieure Le fecond des rameaux principaux
fe porte à la langue, dans laquelle il fe diftribuë en s'avançant jufqu'à fa pointe; il
fournit auffi quelques filets aux mufcles
de l'os *hyoïde*. Ce rameau appellé *lingual*
pour le diftinguer de celui qui entre dans
le conduit de la mâchoire inférieure, que
l'on nomme *maxillaire inférieur*; ce rameau, dis-je, avant que de fe diftribuer
à la langue, en jette un petit qui remonte
en arriere, pour gargner la *trompe* d'*Euftache*, en accompagnant, comme j'ai dit,
le mufcle externe ou antérieur du marteau,
& s'infinuer enfuite dans la caiffe du *tam-*

bour, qu'il traverfe en paffant entre la longue branche de l'enclume & le manche du
marteau, & va communiquer avec la portion dure de la feptiéme paire. M. *Winflow*
penfe que ce petit rameau vient de la portion dure de la feptiéme paire pour fe diftribuer à la langue.

La fixiéme paire fort de la partie poſtérieure de l'éminence annulaire, s'avance
vers la felle du *fphenoïde*, à côté de laquelle elle s'attache à l'artére *carotide* interne, & communique dans cet endroit,
par un ou deux filets très-courts, avec la
branche *ophthalmique*; immédiatement &
derriere cette communication elle fournit un rameau, qui fe portant de devant
en arriere, va fe plonger dans le conduit
par où paffe la *carotide*, immédiatement
à côté de cette artére. Ce rameau qui eſt
quelquefois double, eſt communément
pris pour la racine ou l'origine du nerf
intercoſtal. La fixiéme paire paffe enfuite
dans l'orbite par la fente *fphénoïdale*, &
va fe perdre dans le mufcle abducteur de
l'œil.

La feptiéme paire eſt celle des nerfs
auditifs, qui tirent leur origine des parties
latérales & poſtérieures de l'éminence annulaire. Chacun de ces nerfs eſt partagé
en deux cordons qui s'accompagnent de
fort près.

On les nomme communément les portions des nerfs *auditifs* ; & on les distingue, eu égard aux divers dégrés de leur consistance, en portion dure & en portion molle : La premiere qui est la plus petite se trouve placée antérieurement ; & la seconde est située derriere. Ces deux portions se portent dans le trou auditif interne ; la molle pénétre dans le labyrinthe par plusieurs petits trous qui y répondent, & va se perdre dans les différentes parties qui le composent, comme j'ai dit ailleurs. La portion dure surnommée par M. *Winslow* les *petits symphatiques*, s'insinuë dans un conduit tortueux creusé dans l'épaisseur de l'apophyse pierreuse, qui commence dans le fond du trou auditif interne, & son orifice externe est entre les apophyses *styloïde* & *mastoïde*, ce qui a donné lieu d'appeller cet orifice *trou stylo-mastoïdien*. On nomme ce conduit l'*aqueduc* de *Fallope*. La portion dure avant de sortir de ce conduit communique avec le rameau nommé la corde du tambour, & en étant sortie elle donne quelques filets à l'oreille extérieure, & se porte ensuite en devant pour traverser la glande parotide, en lui donnant plusieurs filets ; elle se partage en deux grosses branches, dont l'une est supérieure & l'autre inférieure.

La fupérieure fe divife en fept ou huit rameaux qui fe répandent fuperficielle-ment en maniere de rayons irréguliers fur les parties latérales de la face. Ces ra-meaux vont communiquer pour la plûpart avec les branches *frontale* & *maxillaire fu-périeure* de la cinquiéme paire. On obfer-ve dans certains fujets, que ces rameaux font à l'endroit de leur premier écarte-ment une efpece de *plexus*, qui reffemble à une *patte d'oye*.

La branche inférieure fe porte fous l'angle de la mâchoire inférieure, elle fe diftribuë par plufieurs rameaux aux par-ties latérales inférieures de la face, & aux parties voifines de la gorge, & s'y termi-ne principalement par un grand nombre de filets cutanés; deux ou trois rameaux de cette branche communiquent avec quelques-uns de ceux de la maxillaire in-férieure de la cinquiéme paire, qui font fortis du conduit maxillaire inférieur par le trou *mentonnier*.

La huitiéme paire que les Anciens ont nommée la *vague*, & que M. *Winflow* appel-le les nerfs *fymphatiques moyens*, vient de la partie antérieure des éminences olivaires, fort du crâne par la partie antérieure des trous déchirés. Ce paffage eft diftingué de celui des *finus* latéraux par une cloifon

membraneufe de la dure-mere. Cette paire
reçoit à la fortie du crâne un petit rameau
de nerf qui vient de la moëlle de l'épine,
comme je dirai en le décrivant. On nomme ce petit cordon le nerf acceffoire de
la huitiéme paire, ou le nerf fpinal.

La huitiéme partie en fortant du crâne
fe trouve collée non feulement au nerf
fpinal, mais encore à la neuviéme paire
& au premier *ganglion* de l'*intercoftal*; les
premiers rameaux que la huitiéme paire
fournit, vont aux mufcles voifins de la
bafe de la langue, à ceux du pharynx, &
à la langue même, où elle communique
avec les nerfs de la cinquiéme & de la
neuviéme paire qui s'y diftribuent. Les
rameaux fuivans vont au larynx & à fes
mufcles.

La huitiéme paire defcend par-devant
le premier *ganglion* de l'*intercoftal* le long
du col à côté de l'artére carotide & de
la veine jugulaire interne. Dans ce trajet
elle donne des filets très-fins aux parties
voifines. La huitiéme paire entre enfuite
dans la poitrine par-devant la naiffance
des artéres fouclavieres, & fe gliffe derriere les poumons pour aller gagner l'œ-
fophage. Le tronc de la huitiéme paire
du côté droit en paffant devant l'artére
fouclaviere, donne une branche, laquelle

R vj

se contourne en arriere sous cette artére, faisant comme une espéce d'écharpe, & remonte le long & à côté de la trachée-artére, en lui donnant des filets, de même qu'à l'œsophage, & s'avance jusqu'au larynx ; on donne à cette branche le nom de *nerf récurrent*, lequel étant parvenu au larynx, donne des rameaux à ses muscles, au pharynx, & à la glande thyroïdienne.

Le tronc de la huitiéme paire du côté gauche fournit aussi une branche de *nerf récurrent*, laquelle passe sous la crosse de l'aorte, & va se distribuer à la trachée-artére & à l'œsophage, en s'avançant jusqu'au larynx, où elle se termine, de même que le *nerf récurrent* du côté droit.

Aux endroits où les nerfs récurrens tirent leur origine, les cordons de la huitiéme paire jettent plusieurs filets qui se joignent avec quelques autres fournis par les deux nerfs intercostaux, & tous ensemble se portent obliquement vers le cœur, en s'entrecroisant & en s'unissant même pour la plûpart les uns aux autres, & forment par ce moyen un plexus, que l'on nomme *plexus cardiaque*, qui produit quantité de filets, dont quelques-uns vont au péricarde, & les autres le traversent pour se distribuer au cœur & à ses oreillettes.

Les cordons de la huitiéme paire paſſent enſuite derriere les poumons, en
fourniſſant à chacun pluſieurs rameaux
qui ſe portent en s'entrecroiſant ſur la
naiſſance des bronches, & compoſent les
plexus pulmonaires, dont les filets accompagnent les bronches dans leur diſtribu-
tion dans les poumons.

Les deux cordons de la huitiéme paire après avoir fourni des rameaux aux
poumons, s'approchent l'un de l'autre
de l'œſophage, & à meſure qu'ils deſcendent, le cordon du côté droit ſe porte le
long de la partie poſtérieure de l'œſophage, & celui du côté gauche le long de ſa
partie antérieure, en fourniſſant l'un &
l'autre ſur ce conduit, pluſieurs ramifications, qui s'entrecroiſant & s'uniſſant
même les unes aux autres, font une eſpece
de plexus; & enfin ces cordons étant parvenus près du diaphragme, ils accompagnent l'œſophage dans ſon paſſage au
travers cette cloiſon charnuë. L'antérieur, qui eſt la continuation du cordon
gauche, ſe répand ſur la face ſupérieure
du ventricule, communément appellée
antérieure; & le cordon poſtérieur, qui
eſt la continuation du cordon droit, ſe
répand ſur ſa face interieure, nommée
poſtérieure.

Les ramifications de l'un & de l'autre de ces cordons s'entrelacent, & s'uniffent en plufieurs endroits , principalement autour de l'orifice fupérieur du ventricule, & le long de fa petite courbure jufqu'au pylore, d'où il réfulte une efpece de lacis, que l'on nomme *plexus-coronaire-ftomachique* ; & les deux cordons vont fe perdre dans l'union des nerfs intercoftaux , pour concourir avec eux à la formation des plexus *hépatique*, *fplénique*, *renaux*, &c.

Les nerfs *intercoftaux* furnommés les *grands fymphatiques*, font deux cordons affez grêles, que l'on croît communément tirer leur origine de chaque côté par trois filets de nerfs ; fçavoir, deux de la branche *ophthalmique* de la cinquiéme paire, & un de la fixiéme, ils fortent du crâne par les conduits qui ont donné entrée aux artéres carotides internes , defcendent antérieurement le long des vertebres du col, du dos & des lombes , pour fe rendre à la partie inférieure de l'os *facrum*, où ils fe terminent. Ces nerfs , dans tout ce trajet, fe trouvent fitués le long des parties latérales du corps des vertébres, immédiatement fur la racine de leurs apophyfes transverfes, & communiquent avec tous les ganglions des paires vertébrales par autant de filets, qui vont fe rendre dans leur partie poftérieure ; ils communiquent auſſi avec quelques-unes des paires de la moëlle allongée, principalement avec la huitiéme. Il faut remarquer que dans les endroits où les nerfs intercoſtaux reçoivent les filets de communication des paires vertébrales, il s'y rencontre autant de ganglions d'un volume plus ou moins conſidérable , & c'eſt de ces éminences que ſortent les rameaux que ces nerfs fourniſſent par leur partie antérieure pour ſe diſtribuer dans le voiſinage.

On a toujours regardé la communication des nerfs intercoſtaux avec la cinquiéme & la ſixieme paire de la moëlle allongée, comme l'origine de ces nerfs : mais M. *Petit*, Docteur en Médecine, a démontré par pluſieurs obſervations particulieres * que ces nerfs vont ſe rendre à la cinquiéme & à la ſixiéme paire de la moëlle allongée , au lieu d'en tirer leur origine. M. *Winſlow* penſe que les ganglions diſperſés dans toute l'étenduë des nerfs intercoſtaux ſont les origines de ces nerfs , conſidérant ces éminences comme autant de petits cerveaux.

Le plus conſidérable de ces ganglions ſe trouve ſitué à la partie antérieure de l'a-

* Voyez les Mémoires de l'Académie Royale des Sciences , année 1727.

pophyfe transverfe de la premiere vertébre du col, on le nomme ganglion cervical fupérieur, pour le diftinguer d'un autre qui eft fitué plus bas, dont je parlerai
ci-après. Ce ganglion fe trouve un peu
mollaffe, & il reçoit par fa partie fupérieure le cordon nerveux fort grêle, que
j'ai dit communiquer avec la branche antérieure de la cinquiéme paire avec la fixiéme; ce cordon fournit à la carotide dans
fon paffage par le conduit de l'os temporal,
des filets qui s'entrecroifent en l'embraffant, & forment comme une efpece de
plexus autour de ce vaiffeau.

Le ganglion cervical fupérieur fe trouve très-adhérent par plufieurs filets de
communication avec la huitiéme paire, &
communique auffi de côté & d'autre par
des branches fort courtes avec la neuviéme
& la dixiéme paire de la moëlle allongée,
& outre cela avec la premiere, la feconde,
& quelquefois la troifiéme des paires cervicales, & donne en paffant des filets au
pharynx & aux mufcles voifins. Après cela, ce ganglion fe termine en bas par un
cordon fort menu qui defcend antérieurement le long des mufcles couchés fur les
vertébres du col, & communique dans
ce trajet avec la troifiéme, la quatriéme, la
cinquiéme, & affez fouvent même avec la

fixiéme des paires cervicales, par des petits rameaux plus ou moins obliques, dont il paroît un peu groffi à mefure qu'il defcend.

Ce cordon, ou pour mieux dire le tronc de l'intercoftal étant arrivé vis-à-vis la derniere vertébre du col, forme un fecond ganglion nommé *cervical inférieur*; auffitôt après, l'intercoftal fe détourne de dedans en dehors vers la racine ou le condyle de la premiere côte, & là il forme un troifiéme ganglion appellé premier *ganglion thorachique*. Ces deux ganglions font fort près l'un de l'autre, n'étant féparés que par une petite portion du tronc qui eft très-courte, & quelquefois double, formant dans quelques fujets un petit plexus derriere l'artére fouclaviere : ces deux ganglions communiquent par des rameaux fort courts avec la fixiéme & la feptiéme des paires cervicales; & le ganglion thorachique communique auffi avec la premiere paire dorfale; il fe détache du ganglion cervical inférieur, & quelquefois même du thorachique, plufieurs rameaux qui s'uniffant avec des pareils rameaux de l'intercoftal oppofé, & avec ceux que la huitiéme paire a fournis, vont former le *plexus cardiaque*; il y a des filets de l'intercoftal de chaque côté qui vont se perdre dans les *plexus pulmonaires.*

Le nerf *intercostal* après avoir donné ces rameaux, continue sa route dans la poitrine, étant couché latéralement sur le corps des vertébres du dos, joignant les condyles des côtes, en formant à chaque entre-deux des côtes, un ganglion qui reçoit deux filets de chaque nerf dorsal ; & étant parvenu vers la sixiéme vertébre du dos, l'intercostal fournit en descendant cinq branches, qui se portent obliquement sur le devant, où elles se réunissent, formant par leur réunion un seul cordon, que l'on nomme *intercostal antérieur*, pour le distinguer du vrai tronc de l'intercostal qui se continuë le long des vertébres du dos & des lombes, pour se rendre à l'os *sacrum*, & que l'on appelle *intercostal postérieur.*

Le nerf *intercostal antérieur* traverse le diaphragme vers sa partie postérieure, en communiquant dans ce passage avec le nerf diaphragmatique. Dès son entrée dans le bas-ventre, il produit immédiatement derriere la capsule atrabilaire une espece de ganglion irrégulier qui se trouve un peu allongé & recourbé, ce qui lui a fait donner le nom de ganglion semilunaire ; la convéxité de ce ganglion est tournée obliquement en arriere & en bas,

& fa concavité en devant & en haut.

Le *ganglion fémi-lunaire* du nerf inter-coftal du côté droit communique avec le même ganglion de l'intercoftal gauche , & cette communication fe fait derriere l'eftomac fur l'artére cœliaque, à laquel-le ces ganglions fourniffent plufieurs filets qui font dans cet endroit par leur entre-croifement une efpéce de plexus que l'on a nommé *plexus cœliaque* ; c'eft dans ce plexus que vont fe rendre les deux nerfs ftomachiques , pour concourir à la for-mation des plexus *hépatique* , *fplénique* , *renaux* , &c.

Le *ganglion fémi-lunaire* du côté droit, avec quelques rameaux du *plexus cœliaque* & du *plexus ftomachique* forment un en-trelacement particulier que l'on nomme plexus hépatique , qui fe porte au foye, en embraffant, en maniere de gaine réticu-laire l'artére hépatique & la veine-porte, & accompagne la diftribution de ces vaif-feaux dans la fubftance de ce vifcére. Ce plexus fournit auffi des filets à la véficule du fiel , aux canaux biliaires , au duode-num & au pancréas.

Le *ganglion fémi-lunaire* du côté gauche, avec quelques rameaux du plexus cœlia-que & du plexus ftomachique , forme un entrelacement particulier que l'on nomme *plexus splénique*, qui se porte à la ratte en embrassant en maniere de gaine réticulaire l'artére splénique, & accompagne la distribution de ce vaisseau dans la substance de ce viscére, & dans les parties voisines ausquelles cette artére se porte.

Chaque *ganglion sémi-lunaire* donne de sa convexité des rameaux qui étant joints aux filets des premiers ganglions lombaires, forment un entrelacement particulier appellé *plexus renal*, qui embrasse l'artére emulgente, pour la suivre dans toutes ses distributions dans le rein, & il fournit même un ou deux filets qui accompagnent les vaisseaux spermatiques. M. *Hunauld* a observé dans deux sujets différens un rameau de nerf assez considérable qui se détachoit du ganglion sémi-lunaire, & remontoit du bas-ventre à la poitrine, pour se perdre à l'oreillette droite & à la base du cœur. *

Le *plexus renal* du côté droit communique par quelques filets avec le *plexus hépatiqne*, & celui du côté gauche en fait autant, à l'égard du *plexus splénique*; l'un & l'autre fournissent aussi des filets qui

* Voyez Hist. de l'Ac. R. des Sc. ann. 1734. pag. 44.

vont fe perdre dans le *plexus méfentérique fupérieur.*

Le *plexus méfentérique fupérieur* eft formé principalement par plufieurs rameaux
fournis par l'un & l'autre ganglion fémi-
lunaire, à l'endroit de leur union, qui par
leur différent entrelacement font une efpece de gaine nerveufe à l'artére méfentérique fupérieure, & qui l'accompagne
dans toutes fes diftributions jufqu'aux inteftins.

Le *plexus méfentérique inférieur* eft fait
par plufieurs trouffeaux que le *plexus méfentérique fupérieur* jette en bas dès fon
origine, le long de l'aorte, & qui par leur
different entrelacement font une efpéce
de gaine nerveufe à l'artére mefentérique
inférieure, qui l'accompagne dans toutes
fes diftributions.

Ces trouffeaux nerveux defcendans le
long de l'aorte entre les deux artéres méfentériques, & que l'on a nommés *trouffeaux arriere-méfentérique,* reçoivent quelques filets de communication de l'un & de
l'autre plexus renal ; ils communiquent
auffi avec les troncs des nerfs intercoftaux,
communément appellés dans le bas-ventre *intercoftaux poftérieurs,* par des filets
qui defcendent obliquement des ganglions
lombaires, & ils donnent auffi de coté &

d'autre un filet de nerfs qui accompagne les vaisseaux spermatiques.

Il faut remarquer que ces trousseaux nerveux descendans , ayant produit le *plexus méfentérique inférieur* , jettent encore d'autres trousseaux en dessous qui descendent sur l'extrêmité de l'aorte , étant fortement attachés aux portions voisines du péritoine , & forment conjointement avec des filets que chaque *intercostal postérieur* fournit un troisiéme plexus , nommé *plexus hypogaftrique* , lequel se partage vis-à-vis la derniere vertébre des lombes en deux ganglions aplatis , dont il se détache quantité de filets qui se distribuent à toutes les parties renfermées dans le bassin de l'hypogastre ; sçavoir à l'inteftin *rectum* , aux vésicules séminales , aux proftates , à la veffie & à la matrice.

Le *nerf intercoftal* après avoir fourni dans la poitrine les cinq branches qui composent le cordon nommé *intercoftal antérieur* , devient plus menu. Etant arrivé à la onziéme vertébre du dos , il s'approche de ce cordon antérieur , & après avoir traversé la partie poftérieure & latérale du diaphragme , il s'avance un peu en devant sur le corps des vertébres , il groffit auffi-tôt après par des filets de communi-

cation des deux dernieres paires dorſales,
& continuë ſa route en ſe gliſſant entre le
muſcle pſoas, & les tendons voiſins du petit muſcle du diaphragme, ſur les parties
latérales du corps des vertébres des lombes, & de la face antérieure de l'os ſacrum, en s'avançant juſqu'à ſa partie inférieure, où il ſe termine en communiquant par un cordon transverſal avec l'intercoſtal oppoſé.

La *neuviéme paire* naît entre les éminences pyramidales & les olivaires, elle
ſort du crâne par les trous de l'occipital,
appellés trous condyloïdiens antérieur,
& dès ſa ſortie, elle paſſe devant le premier ganglion de l'intercoſtal, & s'approche en deſcendant de l'angle de la
mâchoire inférieure où elle fait un coude.
Elle communique dans ce chemin avec la
premiere & la ſeconde paire vertébrale,
& fournit un rameau au larynx & un autre plus conſidérable qui paſſe derriere le
muſcle maſtoïdien pour ſe perdre au
muſcle ſternohyoïdien, & au bronchi-
que.

Le cordon de la neuviéme paire gagne
enſuite la langue en s'attachant d'abord à
ſa racine, & ſe continuë preſque juſqu'à
ſa pointe, en ſe ramiſiant de tout côté,
& communiquant avec la portion de la

branche maxillaire inférieure, que j'ai dit se diftribuer auffi à la langue.

La *dixiéme paire* naît antérieurement de la moëlle allongée, vis-à-vis le grand trou de l'occipital, par un plan fimple de petits filets qui fe réüniffent pour paffer tous enfemble par un trou de la dure-mere, prefque vis-à-vis leur naiffance; & ayant traverfé cette membrane ils fe gliffent dans une échancrure creufée derriere les apophyfes obliques fupérieures de la premiere vertébre, & forment un ganglion dont il part des filets qui fe diftribuent aux mufcles droits & obliques de la tête.

Les nerfs *acceffoires*, ou les compagnons de la huitiéme paire, naiffent de chaque côté de la moëlle de l'épine, pour l'ordinaire dans l'endroit qui répond à l'intervalle de la quatriéme & cinquiéme vertébre du col, par un petit filet, lequel groffit en montant par ceux que les trois premieres paires vertébrales lui fourniffent; ces nerfs ainfi groffis entrent dans le crâne par le grand trou de l'occipital, & vont gagner les trous par où fort la huitiéme paire, pour fortir du crâne avec elle, & auffi-tôt après leur fortie. Ces nerfs abandonnent la huitiéme paire, percent les mufcles maftoïdiens, aufquels ils fourniffent

nissent quelques filets, & passant de devant
en arriere sur le releveur de l'omoplate,
ils communiquent avec un rameau de la
seconde paire vertébrale, & se perdent
ensuite dans le muscle trapèze.

Quoique les nerfs de la moëlle de l'é-
pine sortent tous par les trous latéraux du
canal des vertébres, & par les trous antérieurs de l'*os sacrum*, cependant cette
moëlle, comme j'ai déja dit, ne s'étend
pas tout le long de ce canal, car elle se
termine pour l'ordinaire environ la premiere ou la seconde vertébre des lombes
en une pointe mousse, de la circonférence de laquelle se détachent plusieurs
filamens nerveux qui forment ce que les
Anciens ont nommé la queuë de cheval,
laquelle produit ensuite les nerfs lombaires & les sacrés.

Les nerfs qui sortent de la moëlle de
l'épine naissent par paires, de même que
ceux de la moëlle allongée, avec cette
difference seulement que les nerfs de la
moëlle allongée naissent par plusieurs filets qui se réunissent fort près de leur origine, pour former ensuite un cordon nerveux ; & que ceux de la moëlle de l'épine
naissent à leur origine par deux plans ou rangs
de filamens, dont l'un vient de la partie antérieure de la moëlle, & l'autre sort de

fa partie poftérieure : Ces deux plans s'a-
prochent l'un de l'autre, un peu au-delà
du bord ou côté de la moëlle, & fortent
du canal, en s'engageant dans autant de
gaines membraneufes qu'il y a des nerfs
qui fortent de la moëlle de l'épine. Ces
gaines font fournies par la dure-mere, &
elles font percées dans leur commencement de deux petits trous fort près l'un
de l'autre pour le paffage des deux plans
qui ont compofé chacun des nerfs qui
fortent de la moëlle de l'épine ; & ces
deux plans s'uniffent auffi-tôt après l'un
à l'autre, en formant une efpéce de
nœud, appellé ganglion, qui produit
enfin le tronc de chaque nerf.

Les nerfs de la moëlle de l'épine,
connus fous le nom de nerfs *vertébraux*,
font diftingués par paires qui ont reçu
divers noms, tirés des vertébres aufquelles elles répondent ; c'eft pourquoi
on les a nommées paires *cervicales*, *dorfales*, *lombaires* & *facrées*. On compte
fept paires *cervicales*, douze *dorfales*,
cinq *lombaires*, & ordinairement fix
facrées.

La premiere paire *cervicale*, après avoir
donné quelques rameaux par lefquels elle
communique avec le nerf intercoftal, la
dixiéme paire & la feconde *cervicale*,

en fournit un aſſez conſidérable qui va ſe diſtribuer à la partie poſtérieure de la tête , en traverſant ſes muſcles extenſeurs, & le trapèze.

La ſeconde paire *cervicale* fournit trois branches principales qui ſe diſtribuent particulierement à la peau qui recouvre la partie antérieure du col , le derriere de la tête & l'oreille extérieure. Elle donne outre cela des filets aux muſcles extenſeurs de la tête , à ceux du col , & communique enfin avec la premiere & la troiſiéme paire *cervicale* , & même avec la neuviéme de la moëlle allongée.

La troiſiéme paire *cervicale* , après avoir communiqué avec la ſeconde & la quatriéme paire , ſe diſtribuë par un grand nombre de filets , non ſeulement aux glandes jugulaires , mais encore à la peau qui couvre la partie latérale & inférieure du col , la clavicule & le haut du bras ; elle fournit auſſi des rameaux aux muſcles trapèze & ſur-épineux , & communique avec le nerf *acceſſoire* de la huitiéme paire. La troiſiéme paire donne outre cela pardevant un rameau pour la formation du *nerf diaphragmatique.*

Le *nerf diaphragmatique* eſt un cordon aſſez grêle , formé par le concours de trois rameaux fournis par la ſeconde , la troifiéme & la quatriéme des paires *cervicales*. Il entre dans la poitrine en paffant derriere la clavicule, & au-devant de l'artére foû-claviere, & dès fon entrée il reçoit un fi-let de la premiere paire dorfale , & com-munique avec le nerf intercoftal ; il paf-fe enfuite le long de la partie latérale du péricarde, auquel il fe trouve comme col-lé, & dans fa partie inférieure il fe porte un peu en arriere pour fe diftribuer au mufcle fupérieur du diaphragme. Le nerf diaphragmatique du côté gauche fe trou-ve un peu plus long & même plus pofté-rieur, que celui du côté droit.

Les quatre dernieres paires *cervicales* paf-fent entre les portions des mufcles fcalé-nes ; elles font en général plus groffes que les trois premieres. Elles s'uniffent enfem-ble par leurs troncs , en fe portant fous les aiffelles, où elles forment avec la bran-che de communication de la troifiéme paire *cervicale*, & le tronc de la premiere dorfale, une efpece de lacis ou plexus, qui produit cinq cordons confidérables, comme autant de troncs particuliers, lef-quels fe diftribuent au bras, & font en gé-néral appellés *nerfs brachiaux.* Mais ou-tre ces cordons, ces differentes paires four-niffent quelques rameaux aux parties voi-fines, en effet la quatriéme paire donne des

rameaux au muscle scaléne, au releveur
de l'omoplate & au trapèze : Un rameau
assez considérable passe par l'échancrure
de la côte supérieure de l'omoplate pour
se distribuer au muscle sur-épineux ,
sous-épineux & petit rond.

La cinquiéme paire jette antérieurement un rameau qui s'unit avec un de la
sixiéme, & se distribue au muscle scaléne, au grand pectoral & aux tégumens
voisins. Un autre rameau qui communique aussi avec la sixiéme, se glisse sous le
grand & le petit muscle pectoral , & se
distribue du grand dentelé & au sousca-
pulaire, elle va se perdre dans le grand dorsal & aux tégumens voisins.

La sixiéme & la septiéme paires ayant
fourni, comme il a été dit , des branches
pour la formation des nerfs brachiaux ,
donnent aussi plusieurs filets au parties
voisines.

Les cinq *nerfs brachiaux* viennent ,
comme j'ai dit ci-dessus, de l'union des
quatre dernieres paires *cervicales* avec la
premiere paire dorsale. En 1697. le célébre M. du *Verney* donna des noms particuliers à ces nerfs ; il appella les deux
cordons qui font les moins considérables
nerf cutané interne, , & *nerf musculo-cu-
tané* , & nomma les trois autres *nerf cu-*

bital, *nerf radial* & *nerf médian.*.

Le premier cordon, nommé *nerf cutané interne*, defcend le long de la partie interne du bras, s'avance jufqu'à l'avant-bras, & fe continuë même jufqu'à la main, en fe diftribuant principalement dans tout ce trajet à la peau qui recouvre ces parties.

Le fecond connu fous le nom de *nerf mufculo-cutané*, ou de *cutané externe*, vient gagner le mufcle coraco-brachial, au travers duquel il pafle, & fe gliffant enfuite entre le mufcle biceps & le brachial interne, aufquels il fe diftribue, defcend le long du bras, & parvenu au pli du coude, il pafle au côté extérieur du tendon du biceps & fous la veine médiane, & fe termine enfin à la peau qui couvre la partie interne de l'avant-bras.

Le troifiéme cordon, appellé *nerf cubital*, pafle le long de la partie interne du bras, & enfuite entre le condyle interne & l'olécrane, defcend le long de l'avant-bras, étant caché par le *mufcle cubital interne*; & lorfqu'il eft parvenu dans fa partie inférieure, il fe divife en deux branches, dont la plus confidérable entre dans la main, en paflant fur le ligament annulaire interne commun, & fe diftribuë le long des parties latérales internes des doigts annulaire & auriculaire, en donnant des rameaux au muscle hypothénar ; la seconde branche ou la plus petite gagne le dehors de la main pour se distribuer à la partie externe des mêmes doigts.

Le quatriéme cordon, nommé *nerf radial*, se porte de la partie interne du bras à l'externe, en passant entre l'humerus & les muscles de l'avant-bras, appellés le *long*, le *court extenseurs*, & le *brachial externe*, vient gagner la partie supérieure du rayon, étant couché entre le *long* & le *court supinateurs*, ausquels ils se distribue, & se partage en cet endroit en deux branches, dont la plus considérable fournit des rameaux à presque tous le muscles extenseurs du poignet & des doigts, & la plus petite coule le long du rayon, & va se perdre aux parties extérieures du pouce, du doigt indice, de celui du milieu & de l'annulaire.

Le cinquiéme cordon, appellé *nerf médian*, accompagne l'artére brachiale le long du bras, passe avec elle sous l'aponevrose du muscle biceps, descend le long de l'avant-bras entre les muscles sublime & profond, ausquels il se distribue, & étant parvenu au poignet, il passe sous le ligament annulaire interne & commun,

& se partage en huit rameaux, dont l'un va au muscle *thénar*, les autres se terminent au pouce, au doigt indice & à celui du milieu, en se distribuant le long des parties latérales internes de ces doigts, il fournit aussi un rameau pour la partie latérale interne & antérieure du doigt annulaire.

M. *Winslow* fait mention d'un sixiéme cordon brachial, auquel il donne le nom de *nerf axillaire* ou *articulaire*, à cause de son voisinage de l'aisselle & de l'articulation supérieure de l'os du bras; mais comme ce cordon se détache le plus souvent de la partie supérieure du *nerf radial*, nous ne le considererons avec M. *Duverney* que comme une grosse branche de ce nerf, laquelle va se rendre au haut de l'humerus, en s'y portant de dedans en arriere, & en dehors au tour du col de cet os, pour se terminer conjointement avec l'artére humérale, au muscle deltoïde.

Les *paires dorsales*, dont le nombre est de douze, sont connuës sous le nom de *nerfs dorsaux* ou *nerfs costaux* : ces nerfs rampent intérieurement le long des côtes, en accompagnant les artéres & les veines intercostales, & en fournissant dans ce trajet des rameaux, non seulement aux muscles nommés *intercostaux*, mais encore à deux qui sont couchés sur les côtes : Les cinq paires *dorsales* inférieures fourniffent outre cela des rameaux aux muscles du bas-ventre. On doit ajoûter que chaque paire *dorsale*, dès la sortie du canal des vertebres, fournit des filets aux muscles vertébraux, & enfin que la premiere *dorsale* se perd presque entiere dans la formation des *nerfs brachiaux.*

Les *paires lombaires*, dont le nombre est de cinq, ont cela de commun, qu'elles jettent en arriere des filets pour les muscles vertébraux, qu'elles communiquent enfemble, & outre cela avec le nerf intercostal, de même que les paires *cervicales*, & les *dorsales.*

La premiere *paire lombaire* se divife en trois branches principales, une postérieure & deux antérieures; la postérieure perce le muscle quarré des lombes, se distribuë aux muscles du bas--ventre, & s'avance même jufqu'à la peau qui couvre la hanche. Des branches antérieures, il y en a une externe qui perce l'extrémité supérieure du muscle *psoas* & le quarré des lombes, & se gliffe le long de la crête de l'os des iles, en s'avançant jufqu'à son épine antérieure & fupérieure, & donne des rameaux aux muscles du bas-ventre, au *fascia-lata*, aux glandes des aînes & aux tégumens voisins. La branche antérieure & interne ayant percé le muscle *psoas*, s'avance sur le muscle *iliaque*, où s'unissant avec un rameau de la branche antérieure de la seconde paire, elle forme par cette union un nerf particulier qui va gagner le ligament de fallope, & se glissant le long de l'aponevrose de l'oblique externe, sort par l'anneau de ce muscle pour se distribuer dans l'homme aux testicules, & dans la femme aux ligamens ronds ; ce nerf fournit aussi des rameaux aux parties extérieures de la génération.

La seconde *paire lombaire* donne des petits rameaux aux parties voisines du muscle *psoas*, & un gros rameau par derriere, qui, après avoir percé le muscle quarré, se distribuë aux muscles lombaires & vertébraux ; après cela elle fournit une branche menuë qui s'unit avec la branche antérieure & interne de la premiere paire, & de leur union se forme ce nerf particulier que j'ai dit se distribuer aux parties extérieures de la génération. La seconde paire lombaire se termine en contribuant de même que la premiere, la troisiéme & la quatriéme paires lombaires, à la formation du *nerf crural.* Elle s'unit auffi à un rameau de la troifiéme, & à un autre de la quatriéme paire pour la formation du *nerf obturateur.*

La troifiéme & la quatriéme paire lombaire concourent, comme je viens de dire, à la formation du nerf *obturateur* ; mais elles fe perdent prefque en entier à celle du nerf *crural.*

Le nerf *obturateur,* formé par des rameaux de la feconde, troifiéme & quatriéme paires lombaires, fe gliffe tout le long de la partie latérale interne du mufcle *pfoas,* defcend dans le baffin, & va gagner la partie fupérieure du trou ovalaire, par lequel il fort, & fe diftribuë en paffant aux mufcles *obturateurs,* au *pectinæus,* & aux *triceps.*

La cinquiéme paire lombaire, après avoir communiqué avec le nerf *obturateur,* va fe joindre avec les quatre premieres paires *facrées,* pour ne former enfemble de chaque côté, qu'un feul cordon, qui eft le nerf le plus confidérable du corps, connu fous le nom de nerf *fciatique* ; il reçoit auffi un rameau de la quatriéme paire lombaire.

A l'égard des paires *facrées,* leur nombre le plus ordinaire eft de fix : Les quatre premieres qui font les plus confidérables, feperdent prefque en entier dans la formation du nerf *sciatique* ; il faut néanmoins observer que de la seconde & troisiéme paire, se détachent plusieurs rameaux, qui vont se distribuer aux parties renfermées dans le bassin ; sçavoir dans l'homme à la vessie, au rectum, aux vésicules séminaires, aux Prostates, & à *la* verge ; & dans la femme à la matrice, aux trompes de fallope & au clitoris.

La quatriéme paire fournit aussi des filets à la marge de l'anus, au périnée, au scrotum, & aux muscles érecteurs. La cinquiéme paire va aux muscles de l'anus, & la sixiéme au coccyx & à la peau qui le recouvre.

Les principales branches des paires *sacrées* sortent par les trous antérieurs de l'*os sacrum*, les postérieurs ne donnant passage qu'à quelques petits rameaux qui se perdent dans le voisinage.

Le nerf *crural* est formé principalement par trois branches, qui sont fournies par la seconde, la troisiéme & la quatriéme des paires lombaires. Il descend le long de la face interne de l'os des iles, étant couvert en partie par le muscle *psoas*, & vient passer sous l'arcade des muscles du bas-ventre, pour gagner la partie supérieure & antérieure de la cuisse, où il fournit plusieurs branches qui donnent des rameaux aux glandes des aines , & aux muscles voisins, principalement aux *triceps*, au *pectinæus*, au coûturier, & aux extenseurs de la jambe, un rameau assez considérable descend avec le coûturier jusqu'au condyle interne du fémur, en fournissant des filets à la peau, & continuë sa route le long de la partie latérale interne de la jambe, en accompagnant la veine saphéne , & s'avance même jusqu'au-dessus du pied où il se termine.

Le nerf *sciatique* est formé , comme j'ai dit ci-devant, par la derniere paire lombaire , par un rameau de la quatriéme, & les quatre premieres *sacrées*. Ce nerf sort du bassin par l'échancrure nommée *ischiatique*, passe sous le muscle pyriforme, & lui donne des branches, de même qu'aux fessiers : une branche considérable de celles qui vont aux muscles fessiers, fournit des rameaux qui se distribuent à la peau de la partie postérieure de la cuisse, au sphincter de l'anus, & à ses releveurs. Le nerf *sciatique* après avoir fourni ces branches, passe entre la tubérosité de l'ischion & le grand trochanter, descend le long de la partie postérieure de la cuisse, en se glissant entre les muscles flechisseurs de la jambe, ausquels il fournit des rameaux , &

étant parvenu un peu au-deſſus du jarret il ſe partage en deux branches principales, dont la plus conſidérable peut-être nommée *tibiale*, parce qu'elle deſcend le long du tibia pour ſe rendre à la plante du pied ; & l'autre *péroniere*, parce qu'elle va gagner la partie ſupérieure du *péroné*, apres avoir jetté deux rameaux vers le genou qui deviennent cutanés ; & là elle ſe partage en deux rameaux principaux, dont l'un après avoir traverſé le muſcle long péronier dans ſa partie preſque moyenne, ſe porte obliquement en devant, pour deſcendre le long de la partie inférieure de la jambe, n'étant couverte d'aucun muſcle, & ſe continuë ſur le pied, en ſe partageant en pluſieurs filets, dont quelques-uns s'avancent juſqu'aux orteils, & les autres ſe perdent à la peau. Le ſecond rameau traverſe le muſcle long extenſeur des orteils dans ſa partie ſupérieure, va gagner l'artére tibiale antérieure, & deſcendant avec cette artére le long du ligament interoſſeux, vient paſſer avec elle ſous le ligament annulaire externe commun, & après avoir donné un filet ou deux au muſcle court extenſeur nommé *pédieux*, va ſe terminer en ſe diſtribuant le long de la partie latérale externe des orteils, depuis le premier jusqu'au quatriéme. La branche *pé-roniere* fournit encore deux rameaux qui se perdent vers la partie supérieure de la jambe, en se distribuant au muscle jambier antérieur, & au long extenseur des orteils.

La *branche tibiale* fournit immédiatement au-dessus du jarret, un rameau qui s'avance entre les deux têtes des jumeaux, descend lu long de la partie postérieure de la jambe, n'étant couvert que de la peau à laquelle il se distribuë, passe ensuite derriere la malléole externe, & vient s'avancer sur le pied, où il se distribuë aux tégumens & aux muscles voisins, & se termine enfin par des petits filets, le long du quatriéme & du cinquiéme orteils. La branche *tibiale* après avoir fourni ce rameau, descend derriere le muscle poplité entre les muscles jumeaux, ausquels elle fournit des filets, perce ensuite la partie supérieure du muscle *soléaire*, se glisse en bas entre ce muscle, & le long fléchisseur commun des orteils, se continuë jusqu'à la malléole interne, derriere laquelle elle passe sous un ligament particulier, & va gagner la grande échancrure du calcaneum ; dans tout ce trajet, cette branche fournit des filets non seulement aux muscles voisins, mais même à la peau qui les recouvre, & en paſſant dans l'échancrure du calcaneum , elle ſe partage en deux cordons appellés *plantai-res* , qui ſe portent à la plante du pied, en ſe gliſſant entre les fléchiſſeurs des orteils. Le cordon le plus conſidérable , nommé *plantaire interne* , fournit des rameaux au thénar & à la partie latérale interne des orteils, depuis le premier juſqu'au quatriéme ; & le ſecond cordon , appellé *plantaire externe* , ſe diſtribuë à la partie latérale externe du quatriéme orteil & au cinquiéme , de même qu'aux muſcles *parathénars* , & aux *inter-oſſeux*.

SECTION CINQUIE'ME.

De l'Adénologie.

ARTICLE PREMIER.

Des Glandes en général.

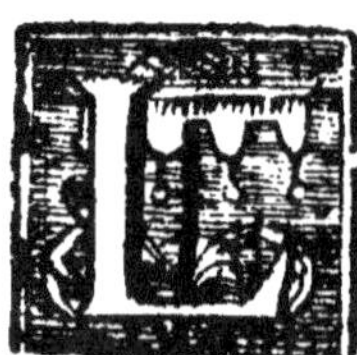'*Adénologie* eſt cette partie de l'Anatomie qui traite des glandes. Les Anatomiſtes appellent glandes certains organes capables de ſéparer du ſang quelque humeur particuliere, ou ſeulement de perfectionner celle que l'on nomme *lymphe* ; ce qui donne lieu de diſtinguer deux ſortes de glandes : les unes ſont nommées *conglomérées*, & les autres *conglobées* ou *lymphatiques*. Comme il èſt néceſſaire, avant de paſſer à la deſcription particuliere des glandes, d'avoir quelque idée des glandes en général, & des ſécrétions qui s'opérent par leur moyen, on peut voir ce

que j'ai dit là-dessus, page 85. à l'occasion
du foye.

Si l'on se rappelle ce qui a été dit des
organes renfermés dans les trois principales cavités du corps , on conviendra sans
peine que le nombre des glandes *conglomérées* , & celui des *conglobées* , est très-
considérable ; & pour mieux en fixer l'i-
dée , je vais en faire une énumération
exacte , en commençant par les glandes
conglomérées qui se remarquent à la face
& dans l'intérieur du crâne.

A R T I C L E   I I.

Des Glandes en particulier.

LA premiere, & en même tems la plus
considérable de toutes les glandes *conglomérées* du corps, est celle qui est renfermée dans l'intérieur du crâne , & qui
comprend comme j'ai dit ailleurs, le *cerveau*, le *cervelet* & la *moëlle allongée*. On
doit compter aussi les glandes du *plexus
choroïde*, & celle que l'on nomme *pituitaire.*

Quant aux glandes de la face , outre
celles que *Stenon* a découvertes dans toute
l'étenduë de la peau, & ausquelles il a donné le nom de *miliaires* &, celles que *Val-*

salva y a aussi reconnuës, & qu'il a nommées *sébacées*, on doit faire attention à la glande *lachrymale*, à celles qui composent en partie la *caruncule lachrymale*, & à celles qui sont placées sur les bords des paupieres, & que l'on nomme *ciliaires*.

On ne considére dans le nez d'autres glandes, que celles qui sont parsemées sur la membrane qui le recouvre intérieurement, communément appellée *membrane pituitaire*.

Les glandes dont les conduits excréteurs répondent dans la bouche, sont en grand nombre ; car outre les *parotides* & les *maxillaires*, on observe encore les *sublinguales*, les *labiales*, les *buccales*, les *palatines*, les *amygdales*, & enfin les orifices des grains *glanduleux* qui sont parsemés, tant sur la surface de la *luette*, que sur celle du *pharynx*.

A l'égard de l'oreille, on n'y rencontre que les glandes *cérumineuses* qui fournissent la cire qui s'amasse dans le conduit extérieur, & quelques glandes *sébacées*, ausquelles on doit néanmoins ajouter les grains glanduleux qui sont parsémés sur la membrane qui tapisse la caisse du tambour & la *trompe d'Eustache*.

La poitrine est la cavité du corps où il se rencontre le moins de glandes conglomérées : Quelques Anatomistes mettent au nombre de ces glandes le *thymus* ; on en soupçonne aussi dans l'épaisseur de la pleure & du péricarde, qui fournissent la liqueur qui s'amasse le plus souvent dans la cavité de cette poche. On ne doit point oublier les *bronchiales*, qui fournissent une humeur lymphatique dans la cavité des bronches, & les *trachéales* dans la *trachée-artére*, ausquelles on doit ajouter celles de l'intérieur du larynx par le rapport qu'elles ont avec les poumons, je veux dire les glandes *aryténoïdiennes*, & celle qui est placée sur la partie convéxe de l'*épiglotte*, ausquelles quelques-uns ajoutent la glande *thyroïdienne*. *Vercelloni*, Anatomiste Italien, prétend que cette glande est un nid à vers, qui passent dans l'œsophage par des conduits qu'il dit répondre dans la cavité, & vont ensuite dans l'estomac pour faciliter la digestion des alimens. Le plus grand nombre des Anatomistes doutent de l'existence de ces prétendus conduits, & regardent cette glande comme conglobée.

Le ventre inférieur est la cavité du corps où les glandes conglomérées se rencontrent en plus grand nombre ; car outre celles que plusieurs admettent dans l'épaisseur du péritoine, l'on y trouve encore le *pancréas*, le *foye*, les *reins*, les *glandes* de l'estomac, celles des intestins qui ont été découvertes par *Peyer* & par *Bruun*; les *capsules atrabilaires*, que plusieurs mettent aussi au rang des glandes conglomérées, les *prostates*, tant supérieures qu'inférieures, & les glandes du tissu spongieux de l'*uréthre*, ausquelles on doit ajouter celles qui fournissent dans la cavité de la vessie & des uréteres une humeur capable de garantir leurs parois de l'impression trop vive de l'urine, & enfin celles de la face interne du *prépuce* & de la couronne du *gland*.

Il y a aussi quelques glandes qui entrent dans la composition des organes de la femme qui sont destinés pour la génération, telles sont celles que quelques Anatomistes admettent dans la face interne de la matrice, celles du vagin, celles qui sont placées sous le plexus *rétiforme*, le corps glanduleux qui embrasse l'uréthre, & enfin les glandes *sébacées* qui se remarquent à la face interne des grandes lévres.

A toutes ces glandes on doit ajouter celles que *Clopton Havers* a nommé *mucilagineuses*, & qui fournissent dans les articulations la liqueur qui entretient la souplesse des cartilages, & à laquelle on a donné le nom de *synovie*.

On n'obferve aucune glande *conglo-bée* dans l'intérieur du crâne, à moins qu'on ne veüile donner ce nom à ces grains glanduleux qui fe remarquent quelquefois le long du *finus* longitudi-nal fupérieur, & que *Pacchioni* a regardé comme de véritables glandes. Il y a une glande conglobée qui touche à la *parotide*, & une autre fur la bafe de la mâchoire inférieure ; ce qui a donné lieu à quelques Anatomiftes de diftinguer les glandes *parotides* & les *maxillaires* en *conglo-bées* & en *conglomérées*. Il y a auffi des glandes *conglobées* qui accompagnent les veines *jugulaires* internes appellées *glandes jugulaires*, & d'autres qui font placées à la partie poftérieure du col, la plûpart près de l'*occipital*; & l'on nomme celles-ci *oc-cipitales* : D'autres en font plus éloignées, & on les appelle *cervicales*.

On ne confidére pour l'ordinaire dans la poitrine d'autres glandes conglobées que celles que l'on nomme *œfophagiennes* ou *dorfales*; elles font pour l'ordinaire au nombre de deux attachées à l'*œfophage*, vis-à-vis la cinquiéme vertébre du dos. *Vercelloni* a la même opinion au fujet de ces glandes, qu'à l'égard de la *thyroï-dienne*, c'eft-à-dire, que ce font des nids à vers qui paffent dans la cavité de l'*œfo-*

phage, pour faciliter la digeftion des alimens.

On a vû les glandes *œfophagiennes* devenir Skirreufes, & fe gonfler à un tel
point, que par leur dureté & par leur gonflement elles ont tellement comprimé les
parois de l'œfophage, que fa cavité en a
été effacée ; ce qui a caufé dans la fuite la
mort au malade, en empêchant l'entrée des
alimens dans le ventricule. On regarde
auffi comme conglobées quelques grains
glanduleux qui font à la bafe du cœur.
Plufieurs modernes mettent encore dans
le même rang le *thymus*.

On trouve dans le ventre inférieur
plufieurs glandes conglobées ; fçavoir,
les *gaftriques* qui touchent à l'orifice fupérieur de l'eftomac ; les *hépatiques* qui
fe remarquent à la partie cave du foye
près de l'entrée de la *veine-porte* ; & d'autres au voifinage du col de la véficule du
fiel ; on nomme celles-ci *cyftiques* : il y en
a auffi qui touchent à la face interne de la
ratte, on les nomme *fpléniques*, & d'autres à la partie fupérieure de l'*épiploon*,
appellées *épiploïques* : enfin il y a les glandes *lombaires* qui font au voifinage du réfervoir du chyle ; les *méfentériques* qui
font répanduës dans toute l'étenduë du
méfentére ; les *iliaques* qui touchent aux

vaiſſeaux qui portent ce nom , & les *ſacrées* qui ſont placées à la ſurface interne de l'os *ſacrum.*

On découvre auſſi des glandes conglobées aux extrêmités du corps. Les premieres ſont les *axillaires* , qui ſont pour l'ordinaire au nombre de trois ; elles ne ſont couvertes que des tégumens communs. On trouve auſſi quelquefois des grains glanduleux au pli du coude, joignant le tendon du muſcle *biceps* ; ces grains glanduleux ſont autant de glandes conglobées.

On trouve encore dans l'aîne quelques glandes conglobées, qui ne ſont couvertes d'aucuns muſcles; elles ſont au nombre de huit à dix , partagées en deux pelotons, qui ſont à un pouce de diſtance l'un de l'autre. On trouve auſſi deux ou trois glandes conglobées environ le milieu de la cuiſſe, que l'on nomme *crurales* ; elles ne ſont couvertes que par le muſcle *coûturier*, & l'on en rencontre enfin quelques-unes au jarret.

Des Vaisseaux Lymphatiques.

Outre les vaiſſeaux *lymphatiques* artériels & veineux , dont j'ai fait mention au commencement de ce traité , & que

j'ai

j'ai dit fe remarquer fur les parties blanches du corps, comme à la peau, à la
membrane de l'œil nommée *conjonctive*,
&c. On en reconnoît une autre efpéce que
l'on nomme *lymphatiques valvulaires*, à
caufe du grand nombre de valvules qui
s'y trouvent, & qui font marquées au-dehors de ces vaiffeaux par autant de petits
nœuds, dont ils paroiffent comme entre-
coupés; ces vaiffeaux fe voyent fur la furface des vifcéres, & principalement fur
celle du foye, où ils forment un réfeau
merveilleux; on les découvre fans peine
le long de fon ligament fufpenfeur. Ils
accompagnent auffi la plûpart des veines,
de même que toutes les glandes conglobées, dans lefquelles ces vaiffeaux femblent aller fe terminer; mais on les voit
fortir de ces glandes par d'autres branches
pour l'ordinaire plus confidérables, que
celles qui y font entrées, & qui vont fe
rendre dans d'autres glandes conglobées
voifines.

Ces vaiffeaux font tranfparens, & ne
paroiffent compofés que d'une membrane
affez mince; leur tranfparence laiffe appercevoir la liqueur claire, légérement
mucilagineufe dont ils font remplis, & que
l'on nomme *lymphe* : Ils fe déchargent de
cette liqueur dans le réfervoir du *chyle*,

dans le canal *thorachique* & dans les principaux troncs de quelques-unes des veines qu'ils accompagnent. La lymphe est reprise par ces vaisseaux dans toutes les parties, & on doit la regarder comme le résidu de celle qui n'a point été employée à leur nourriture ; elle sert en se mêlant avec le *chyle*, à le délayer & à lui fournir les parties nourricieres qu'elle contient.

On ne connoît point assez les premieres sources de ces vaisseaux, non plus que leur distribution dans le corps de l'homme, pour en donner une description exacte. On peut en général les regarder comme autant de veines, qui rapportent de la circonférence du corps vers le centre la liqueur qu'elles contiennent, à quoi servent beaucoup les valvules dont elles sont munies.

La découverte des vaisseaux lymphatiques artériels & veineux, est dûë à l'Anatomie moderne, au lieu que les vaisseaux lymphatiques valvulaires ont été connus dès l'année 1651. & on en attribuë assez communément la découverte à *Thomas Bartholin* & à *Rudbeck*.

$$FIN.$$

TABLE

DES SECTIONS, DES Chapitres & des Articles contenus dans ce second Volume.

SECTION SECONDE.

DE LA SPLANCHNOLOGIE.

TABLE.

TABLE.

SECTION TROISIE'ME.

DE L'ANGIOLOGIE.

Fin de la Table du second Volume.

APPROBATION.

J'Ai lû, par ordre de Monseigneur le Chancelier, un Ouvrage intitulé, *Abrégé d'Anatomie, contenant l'Histoire de toutes les parties qui composent le Corps Humain*, seconde Edition; loin d'y avoir rien trouvé qui puisse en empêcher l'impression, je regarde cet Abrégé comme l'Ouvrage le plus utile qui ait paru jusqu'ici en ce genre. A Paris, ce 20 Février 1739.

Signé, PETIT.

PRIVILEGE DU ROY.

LOUIS, PAR LA GRACE DE DIEU, ROY DE FRANCE ET DE NAVARRE : A nos Amés & féaux Conseillers, les Gens tenans nos Cours de Parlement, Maîtres des Requêtes ordinaires de notre Hôtel, Grand-Conseil, Prévôt de Paris, Baillifs, Sénéchaux, leurs Lieutenans Civils, & autres nos Justiciers qu'il appartiendra ; SALUT. Notre bien amé le Sieur * * * Chirurgien Juré de Paris , Nous ayant fait remontrer qu'il souhaiteroit faire imprimer & donner au Public un Ouvrage de sa composition, qui a pour titre, *Abrégé de l'Anatomie du Corps Humain* ; s'il Nous plaisoit lui accorder nos Lettres de Privilége sur ce nécessaires ; offrant pour cet effet de le faire imprimer en bon papier & beaux caractéres , sui-

vant la feuille imprimée & attachée pour mo-
déle fous le Contre-fcel des Préfentes. A ces
causes, voulant traiter favorablement ledit
Expofant, Nous lui avons permis & permet-
tons par ces Préfentes de faire imprimer ledit
Ouvrage, ci - deffus fpécifié, en un ou plufieurs Volumes, conjointement ou féparement,
& autant de fois que bon lui femblera, & de le
faire vendre & débiter par tout notre Royaume pendant le tems & efpace de fix années con-
fécutives, à compter du jour de la datte defdites Préfentes; faifons défenfes à toutes fortes
de perfonnes, de quelque qualité & condition
qu'elles foient, d'en introduire d'impreffion
étrangere dans aucun lieu de notre obéiffance:
Comme auffi à tous Imprimeurs, Libraires &
autres, d'imprimer, faire imprimer, vendre,
faire vendre, débiter, ni contrefaire ledit Ouvrage ci-deffus expofé, en tout ni en partie, ni
d'en faire aucuns extraits, fous quelque prétex-
te que ce foit d'augmentation, correction,
changement de titre ou autrement, fans la permiffion expreffe & par écrit dudit Expofant,
ou de ceux qui auront droit de lui, à peine de
confifcation des Exemplaires contrefaits, de
trois mille livres d'amende contre chacun des
Contrevenans, dont un tiers à Nous, un tiers
à l'Hôtel - Dieu de Paris, l'autre tiers audit
Sieur Expofant, & de tous dépens, dommages
& intérêts ; à la charge que ces Préfentes feront enrégiftrées tout au long fur le Régiftre
de la Communauté des Imprimeurs & Libraires de Paris, dans trois mois de la datte d'icelles : que l'impreffion de cet Ouvrage fera faite
dans notre Royaume & non ailleurs ; & que

l'Impétrant fe conformera en tout aux Régle-
mens, & notamment à celui du 10. Avril 1725.
& qu'avant que de l'expofer en vente, le Ma-
nufcrit ou Imprimé qui aura fervi de copie à
l'impreffion dudit Ouvrage, fera remis dans le
même état où l'Approbation y aura été donnée, ès mains de notre très-cher & féal Chevalier le Sieur Daguesfeau Chancelier de France, Commandeur de nos Ordres ; & qu'il en
fera enfuite remis deux Exemplaires dans notre
Bibliothéque publique, un dans celle de notre
Château du Louvre, & un dans celle de notre-
dit très-cher & féal Chevalier le Sieur Daguef-
feau Chancelier de France, Commandeur de
nos Ordres, le tout à peine de nullité des Préfentes : Du contenu defquelles, vous man-
dons & enjoignons de faire jouir ledit Sieur
Expofant ou fes ayans caufe, pleinement &
paifiblement, fans fouffrir qu'il leur foit fait
aucun trouble ou empêchement. Voulons que
la Copie defdites Préfentes, qui fera imprimée tout au long au commencement ou à la
fin dudit Ouvrage, foit tenuë pour dûëment
fignifiée, & qu'aux Copies collationnées par
l'un de nos Amés & féaux Confeillers & Sé-
cretaires, foi foit ajoutée comme à l'Original.
Commandons au premier notre Huiffier ou
Sergent, de faire pour l'exécution d'icelles,
tous actes réquis & néceffaires, fans demander
autre permiffion, & nonobftant clameur de
Haro, Chartre Normande & Lettres à ce contraires. CAR tel eft notre plaifir. Donné à
Paris le vingtiéme jour du mois de Mars, l'an
de grace mil fept cens trente-neuf, & de notre
Régne le vingt-quatriéme. Par le Roi en fon
Confeil. Et fcellé. SAINSON.

Régiſtré ſur le Régiſtre X. de la Chambre Royale & Syndicale des Imprimeurs & Libraires de Paris, N°. 197. fol. 180. conformément au Réglement de 1723. qui fait défenſes, Art. IV. à toutes perſonnes de quelque qualité & condition qu'elles ſoient, autres que les Imprimeurs & Libraires, de vendre, débiter & faire afficher aucuns Livres pour les vendre en leurs noms, ſoit qu'ils s'en diſent les Auteurs ou autrement ; & à la charge de fournir à ladite Chambre Royale & Syndicale huit Exemplaires preſcrits par l'Article 108. du même Réglement. A Paris, le 23. Mars 1739.

Signé, LANGLOIS, *Syndic.*

ce liure apartiens a
moy patry eleue en
en chirurgie ceux ou
celles qui le trouue-
ront auront la
bonte de me le
rendre pour la notre
damme de septembre
si me le rend pas
qe me perdre pas
ceux qui liron ca
il diront que cest un
bon garçon qui a
mis ca et en
bourdon 1754